·中国传统医学独特疗法丛书·

中医脐疗大全

ZHONGYIQILIAODAQUAN

高树中 主编

山东城市出版传媒集团·济南出版社

序

在祖国医学这一伟大的宝库中，蕴藏着现代医学所没有的许许多多独特有效的治疗方法，这也正是中医学的独特优势所在。纵观历代名医，如扁鹊、华佗、张仲景、葛洪、孙思邈、张从正、李时珍、吴师机等莫不重视之。回首我从医至今，已近六十载，益信扁鹊所语“医之所病，病道少”，诚为至理名言。但由于种种历史原因，这些独特的治疗方法一直没能得到应有的继承和发扬，殊为憾事。

1991年夏，山东中医学院高树中硕士以其所著《中医脐疗大全》索序于我，并谈及他有全面系统地整理研究中医学中一些独特疗法的设想，我深以然之，并深为赞许，因为我知道这是一件很有意义的事情，也是一件工作量很大、难度很大的事情。没想到仅时隔二年余，他们十几位青年中医博士、硕士就以《中国传统医学独特疗法》丛书洋洋数百万言的近十本专著示余并即将陆续出版了。

该丛书是医学理论和临床实践相结合的重要研究成果，具有重要的历史价值，各分册大都分别为各治疗方法的第一部专著，填补了各治疗方法研究的空白。该丛书首次对各治疗方法的古今文献进行了全面系统的整理，并在此基础上对各治疗方法的理论进行了开创性的研究，探幽索奥，大胆阐微，新意迭出，发前人所未发，明前贤所未明，非思维深邃、学识渊博之士所不能为。相信该丛书的出版，将使各独特疗法的理论和临床研究提高到一个新的水平，为保持和发扬中医特色，为祖国医学走向世界做出贡献。

吾以为该丛书为巨著也，也可预卜为传世之作也，更感到了他们这些年轻人的志大谋远和蓬勃朝气，不禁喟然叹曰：“后生可畏也！”吾垂然老矣，力不从心，然窃思树中诸君，不正亦杏苑之希望乎？爰不计工拙，欣然命笔而为之序。

周凤梧 时年八十三岁

于泉城四乐斋

再版前言

1992年出版的《中医脐疗大全》(第一版),自面世以来受到了广大读者的热烈欢迎与抬爱。一些中医和外治专家认为,该书对古老脐疗法的挖掘和完善起到了积极的推动作用,在一定程度上填补了中医脐疗系统理论探讨与文献整理的空白;全国各地的中医爱好者发邮件告诉我,中医脐疗方法内容有趣,易学易会,疗效可靠,应该大力推广。在感恩各位前辈、读者如此支持与关注中医传统疗法的同时,我也感到身上担子的重大。

之所以有这么大的压力,是因为,历代医家关于脐疗的论述与应用颇多,理论基础与作用机理还存在很多不明确之处,我等所进行的某些研究与探索,还需要进一步用科学方法和临床实践来证实。古人留给了我们这么好的宝贵遗产,我辈应当努力继承发扬与增光添彩,决不能误解先贤或误导后人。在本书即将第四次再版付梓之际,该如何继续深入发掘脐疗古义,并结合现代研究进展和临床报道进行修订,着实让我费了一番心思。

好在近几年来,我们已进行了很多不懈努力与积极探索,也取得了一点成绩,这给脐疗的修订工作提供了很好的认识基础。比如,我曾多次应邀在全国及国际针灸学术会议上作"脐疗的进展与操作"讲座,不仅好评如潮,还广泛获得国内外中医同行、专家对脐疗研究的指导与建议。2006年,我们与中国中医科学院合作,成功举办全国首届脐诊脐疗培训班,学员反馈良好,并在应用方法上提出了一些建设性意见。同年,"脐疗的临床应用"被批准为"卫生部面向农村和城市社区推广适宜技术十年百项推广计划",使脐疗方法走向基层,回归民间。2007年,"脐疗防治疾病的临床疗效评价和机理研究"又有幸获批了国家"973"计划中医理论专项课题资助,脐疗从"草根"走上了"大雅之堂",也给我们继续深入研究脐疗理论与应用提供了一个很好的平台,这在中医外治历史上,也应该具有一个重要里程碑的作用。从另一方面也说明了国家对中医特色疗法的重视。

基于以上工作基础，本次再版，上篇理论部分就脐疗著作、论文、科研、产品、推广等方面增加了“脐疗的研究进展”，以便让大家对脐疗有一个纵向发展的认识；个别有争议的内容，如《周易》太极及中医气化理论，由于未见更为合理的分析与研究，再版采取保留原探讨、期待进一步深化的修订方案；临床应用部分，新增加了近几年来相关杂志运用脐疗方法治病的报道；新增附录部分，是我的历届研究生进行脐疗临床或实验研究的课题摘要，可以为中医脐疗研究者提供一些参考思路。拙著虽是第四次再版，仍需要大家的更多的批评、指教，中医脐疗方法的传承和光大，离不开各位同仁、读者的继续支持与关爱。

脐疗方法是具有简、便、验、廉、捷等优点的中医特色疗法，更是绿色疗法。我想，随着广大老百姓健康意识的不断提高，再加之目前仍存在看病难看病贵的现实，效优价廉的脐疗法当会拥有更加光辉灿烂的明天。

中医传统特色疗法的发扬光大是大势所趋，绿色保健医疗的推广与发展是民心所向，那么脐疗的宣传与积极应用当是众望所归，而《中医脐疗大全》的再版也就应运而生了。

在本书再版的增订过程中，一些前辈、老师都提出了很多宝贵的意见与建议，笔者的几位研究生也做了大量的工作，在此一并表示感谢。

高树中

2008年11月15日

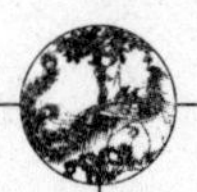

目 录

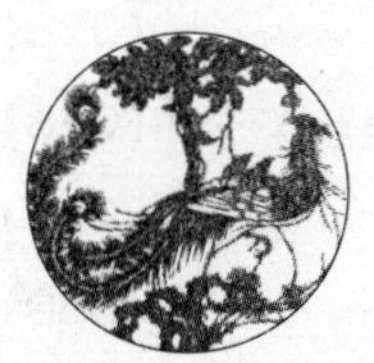

上 篇 脐疗概论

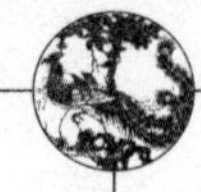

中 篇 脐疗的临床应用

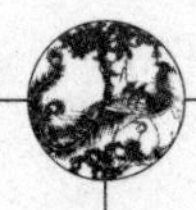

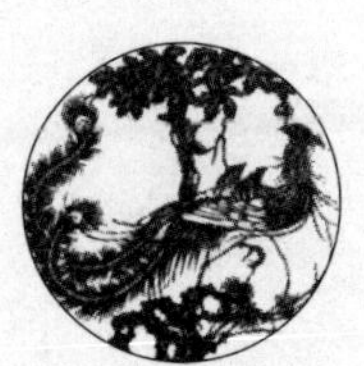

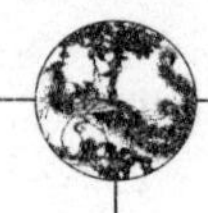

目录

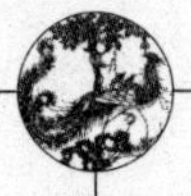

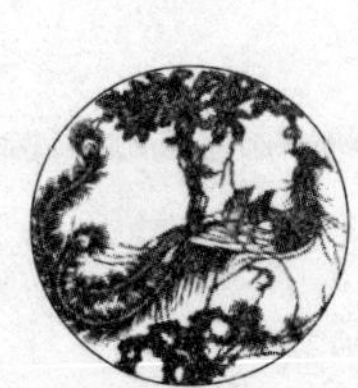

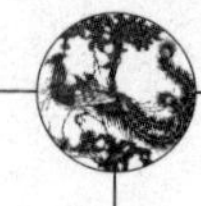

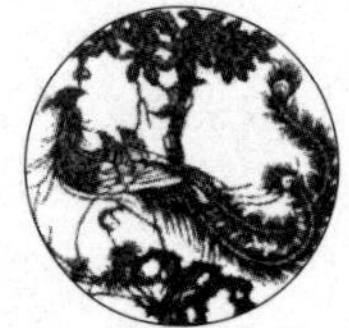

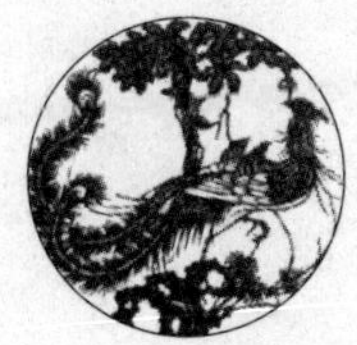

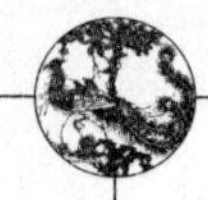

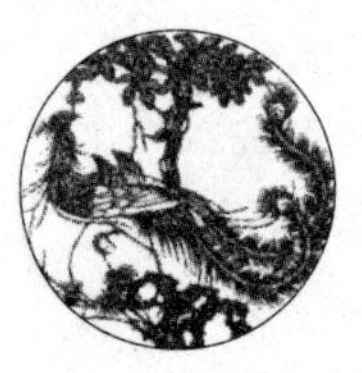

下 篇 脐疗古今文献选编

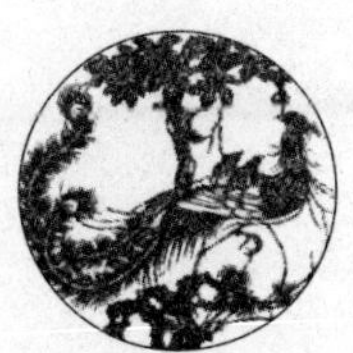

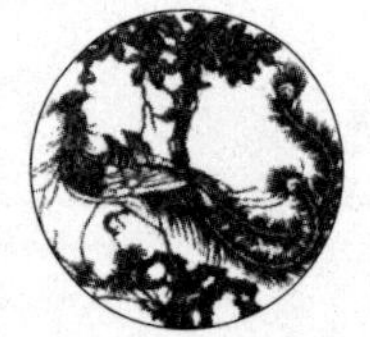

上篇

脐疗概论

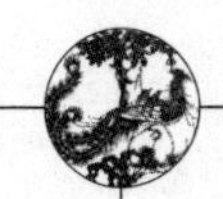

第一章　脐疗简介

外治法是祖国医学宝库中的宝贵遗产，其历史悠久，内容丰富多彩，方法众多，备受历代医家的重视。如清代外治大师吴师机曾盛赞外治法曰："神奇变幻，上可以发泄造化五行之奥蕴，下亦扶危救急层见叠出而不穷。且治在外则无禁制，无窒碍，无牵掣，无沾滞。世有博通之医，当于此见其才。"

脐中疗法属中医外治法之一种，简称脐疗或脐疗法。脐疗是指将药物做成适当剂型（如糊、散、丸、膏等）敷于脐部，或在脐部给以某些物理刺激（如艾灸、针刺、热熨、拔罐等）以治疗疾病的方法。换言之，脐疗是以脐（即神阙穴）处为用药或刺激部位，以激发经气，疏通经络，促进气血运行，调节人体阴阳与脏腑功能，从而防治疾病的一种方法。

脐疗是祖国医学的瑰宝，源于古代，在历代的中医文献中有大量的散见记载，并在民间广泛流传，至今已有数千年的历史。实践证明，它具有简、便、验、廉、捷等特点，是中医学的一个重要组成部分。

现在，针灸及穴位外治疗法已经成为国内外同行研究和关注的热点，尤其是穴位的无创伤、无疼痛疗法，已经成为外治疗法的一大研究趋势。脐疗便是具有强大生命力和发展前景的无创痛穴位外治疗法中的一朵奇葩。

在所有的针灸穴位中，神阙穴（即肚脐）是结构最特殊、定位最明确的腧穴，其特殊性及与整体联系的广泛性是其他任何体穴所无法比拟的。如祖国医学认为，神阙为五脏六腑之根，神元归藏之本；经络学说认为，脐通五脏六腑，联络于全身经脉；气功理论认为，脐下（当指脐之深部）为下丹田之所在；现代医学则证明，脐为腹壁最后关闭和最薄处，最有利于药物渗透与吸收；现代数学理论则证明，脐恰好位于人体的黄金点上，是调整整体的最佳作用点；几千年的临床实践也证明，脐疗可广泛应用于全身100多种疾病，并有着较好的疗效。

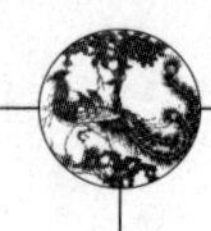

近代，人们已经注意到现行用药方式所存在的问题，如口服用药，药效只能维持数小时或更短时间，致使病人不得不一日多次服药；因药物经口服进入消化道后，部分有效成分往往被破坏，不得不加大剂量甚而近于中毒剂量，威胁着病人安全。注射给药，既给患者带来一定痛苦，也有许多不便之处。因此，近年来国内外医学界寻找新的给药途径，已成为有关医药研究工作者的重要课题，而祖国医学的脐疗法便是一种较理想的给药途径。

可见，脐疗已显示出越来越广阔的前景，很值得我们去挖掘、整理、研究、探索和普及推广，使这一祖国医学明珠，发出更耀眼的光彩。

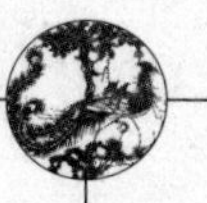

第二章　脐疗的历史沿革

脐疗法有着悠久的历史，它是在古代药熨、敷贴的基础上发展起来的。在原始社会里，人们用树叶、草茎、兽皮、泥灰、唾液等涂敷伤口，治疗与猛兽搏斗的外伤；用砭石刺血治病；用树枝、干草燃烧取暖御寒，这便是外治法的起源。

根据民间传说及后世医籍的记载推测，脐疗法早在商殷时期便已开始应用了。商殷时期，巫医盛行，有巫医太乙真人和巫医彭祖，分别创有太乙真人熏脐法和彭祖蒸脐法，以防治疾病，养生延年。彭祖因此竟寿至八百。此说的真实性虽值得考虑，但熏脐、蒸脐之法，能防治疾病，益寿延年却是可信的。

1973年在湖南马王堆三号汉墓出土的帛书《五十二病方》，一般认为成书于春秋战国时期，书中共有283方，其中外治法竟达一半以上。在外治用药中，有熏、浴、洒、沃、浞、傅、涂、膏、封、安、印等用法，其中又以傅法的方剂最多，约占全书的1/4。值得一提的是，在以上诸法中，就包括有肚脐填药、敷药、涂药及角灸脐法。

从战国至秦汉，脐疗法已开始从初步运用逐渐转向了理论上的初步探索。成书于战国时期的经典著作《黄帝内经》，对脐的论述颇多，其中有脐与十二经脉之间的联系，脐与五脏六腑之间的相互关系，以及脐的生理、病理、诊断、治疗和预后等，为脐疗法初步奠定了理论基础（详见下篇第一章《黄帝内经》论脐与脐疗）。

《黄帝内经》之后的《难经》，对脐周部位与五脏六腑的对应关系进行了论述，为脐诊法奠定了基础。并明确指出脐下肾间动气，为“五脏六腑之本，十二经脉之根，呼吸之门，三焦之原”，“主通行三气，经历于五脏六腑”，这是对脐疗理论的重大贡献。

晋代，皇甫谧在其所著的我国第一部针灸专著——《针灸甲乙经》中，明确指出脐中禁刺，并运用灸脐法治疗不孕症、水肿、腹水、脐疝、腹痛、肠鸣、气上冲心等病症，至今仍有临床指导意义（详见下篇第一章《针灸甲乙经》论脐与脐疗）。晋代

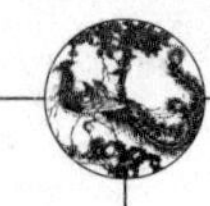

医家葛洪在《肘后备急方》中，已经开始运用常见的药物（如食盐、人尿等）填入脐部以治疗疾病，如用“令人骑其腹，溺脐中”的方法治疗“卒腹痛”；“（霍乱）苦烦闷凑满者……以盐内脐中灸二七壮”。这实际上是开创了隔药物灸脐法的先河。

至隋唐时期，孙思邈《千金要方》《千金翼方》，王焘《外台秘要》等书籍，广泛地记载了脐疗。如《千金要方》治疗“少年房多短气……又盐灸脐孔中二七壮”“气淋，脐中著盐，灸之三壮”等，皆有实效。并继葛洪之后，继续用脐疗救治危急病症，如：“治子死腹中不出方，以牛屎涂母腹上，立出。”“落水死，解死人衣，灸脐中，凡落水经一宿犹可活。”此外，孙思邈还擅长应用脐部以诊断疾病和判断预后等，足资我们临床借鉴。在隋唐时期，还发明了许多脐疗膏药，如至今沿用的“紫金膏”“太乙膏”“阿魏化痞膏”等均源于此时。

宋金元时期，应用脐疗者更是不乏其人。在《太平圣惠方》《圣济总录》《本事方》《扁鹊心书》《南阳活人书》等医籍中，对脐疗的记载颇多，其填脐药物应用之广，方剂之多，以及应用脐疗的医家之众，是前所未有的。如《本事方》治癃闭发作欲死，用葱白熨脐即通。《南阳活人书》用葱白烘热敷脐上治“阴毒腹痛；厥逆唇青卵缩，六脉欲绝者”。《太平圣惠方》治“卒中不知人，四肢厥逆，附子研末置脐上，再灸之，可活人”。《针灸资生经》则认为：“若灸溏泄，脐中第一，三阴交等穴，乃其次也。”这说明宋金元时期，脐疗已得到了较普遍的应用。

明代，脐疗的应用更加活跃。如龚廷贤《万病回春》中载有“彭祖小接命熏脐秘方”和“益寿比天膏”，盛誉熏脐法“灸之百脉和畅，毛窍皆通，上至泥丸，下至涌泉”，能祛病延年。李时珍在《本草纲目》中，载有大量的脐疗方剂，用于许多疾病。如治“小儿盘肠，内钓腹痛，用葱汤洗儿腹，仍以炒葱捣贴脐上，良久，尿出痛止”；有“气肿满，大蒜、田螺、车前子等分，熬膏摊贴脐中，水从便漩而下，数日即愈。象山民人患水肿，一卜者传此，用之有效”；“下元虚冷，日令童男女，以时隔衣进气脐中，甚良。凡人身体骨节痹痛，令人更互呵熨，久久经络通透”。张介宾《类经图翼》，对脐的生理及重要性作了理论上的阐述，并载有一些脐疗验方，如隔盐、川椒灸脐治不孕症等。此外，李中梓《医宗必读》、彭用光《简易普济良方》、杨继洲《针灸大成》等书均有关于脐疗的论述或记载。这表明明代对脐疗的应用更加普遍，方剂日益增多，内容不断丰富。

清朝，脐疗已得到了空前普遍的应用。在由清朝政府组织编写的大型医学丛书《医宗金鉴》中，明确指出神阙穴能“主治百病”，并用葱白捣烂加麝香少许敷脐，加以冷热刺激，治疗小便癃闭点滴难出之证。足见脐疗在当时已被宫廷所接受。赵学敏的《串雅内编》和《串雅外编》，广泛搜集了民间走方医的治疗经验，其中便有不少脐疗验方，具有方简、效验的特点，至今仍被临床所沿用。

刊行于1805年的《急救广生集》（程鹏程纂辑，又名《得生堂外治秘方》），是

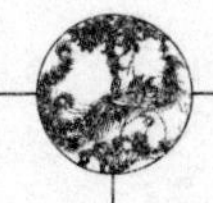

我国第一部外治专书(早《理瀹骈文》59年),该书内容相当丰富,大致总汇了清代嘉庆前千余年的外治经验和方法,其中脐疗的方剂颇多,如何首乌贴脐治自汗,五倍子贴脐治盗汗等,皆具简、便、廉、验之特点。此外,吴师机的《理瀹骈文》、陆晋笙的《鲟溪外治方选》、邹存淦的《外治寿世方》等,都是专门论述外治法的专著。尤其值得一提的是,清代外治宗师吴师机的专著《理瀹骈文》的出现,使脐疗发展到了更臻于完善的境界。在脐疗理论方面,吴师机对脐疗的作用机理、药物选择、用法用量、注意事项及辨证施治等方面,都从理论上作了系统的阐述,使脐疗形成了独特的理论体系。认为"中焦之病,以药切粗末炒香,布包敷脐上为第一捷法"。此法可"转运阴阳之气",因而"此法无论何病,无论何方,皆可照用。"在临床治疗方面,记载有贴脐、填脐、纳脐、涂脐、敷脐、掺脐、蒸脐、熏脐、灸脐等疗法的验方达数百首之多,并用以通治一切内、外、妇、儿、五官、皮肤科等疾患。吴师机对脐疗的精辟见解和宝贵经验,是对脐疗的重大贡献,至今仍有不可磨灭的指导意义,欲学习和研究脐疗者,《理瀹骈文》可谓第一必读之书。

近世,张锡纯用葱白和醋热熨脐部治疗阳结的方法,至今仍被许多临床医生或在民间仿效使用。

新中国成立以后,随着中医事业的发展,脐疗在理论探讨和临床应用等方面都有了不少发展和创新。但在20世纪70年代以前,却较少有人问津,至70年代后期和80年代初,人们才又逐渐重新发现和注意到了这一宝贵遗产,尤其是近年来,越来越多的人开始意识到了脐疗的优越性,有关脐疗的文献呈现出了爆炸式增多的趋势。据笔者的统计,已达400篇之多。

综观近年来脐疗的动态发展,主要是基层医务工作者将流传于民间的单一脐疗方法或自己治疗单一疾病的临床经验进行了总结报道,广泛涉及了内、外、妇、儿、五官、皮肤等科100多种疾病的防治,内容丰富多彩。

虽然脐疗已有数千年的历史,并且近年来发展很快,但是,还有一些问题尚待解决:一是,在脐疗古今文献的全面整理和发掘方面,还没有系统进行,基本上尚属空白(本书便是进行了这方面的尝试和探索,如能对此有所小补,莫大之幸事矣);二是,在脐疗理论研究方面,多偏重于运用解剖学知识及中医理论作泛泛解说,对机理的研究还不深入;三是,在脐疗的实验研究方面,基本上尚属空白。上述问题,一旦获得解决,脐疗的面目将会迥异于今天。

第三章 脐疗的理论基础

几千年的历史与临床实践证明，脐疗可以治疗全身几百种疾病，并有预防和养生保健的作用，这一事实，就足以告诉我们脐疗应该并且也必须有其充实的理论基础。

一、经络学说

脐疗大体上可归属于祖国医学“灸法”的范畴，同针灸疗法一样，它是根据祖国医学经络学说的理论而形成的。

经络学说认为，经络是特有的人体结构和组成部分之一，是人体运行气血的通道，是沟通内外、上下的一个独特系统，它内属于脏腑，外络于肢节，无处不到，遍布全身，将人体脏腑组织器官联系成为一个有机的整体。经络系统包括十二经脉、奇经八脉、十二经别、十五络脉，及其外围所连系的十二经筋和十二皮部。其中十二经脉是其主体，奇经八脉具有沟通、联络和统率十二经脉的作用，可以主导调节全身经脉、脏腑气血的盛衰。

脐，即是奇经八脉之一“任脉”上的一个重要穴位，又名脐中、气舍、维会、命蒂、前命门等。脐既与十二经脉相联，也与十二脏腑和全身相通。其通路如下：

1.脐通过奇经八脉与十二经脉相通

奇经八脉指督、任、冲、带、阴跷、阳跷、阴维、阳维8条经脉，其中，有4条经脉直接到脐。一是任脉。二是督脉，《素问·骨空论》：“其少腹直上者，贯脐中央，上贯心，入喉……”三是带脉，《灵枢·经别》：“当十四椎，出属带脉。”《经络学》：带脉“横绕腰腹周围，前平脐，后平十四椎。”四是冲脉，《素问·骨空论》：“冲脉者，起于气街，并少阴之经，挟脐上行，至胸中而散。”

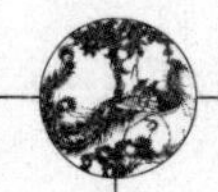

任脉为“阴脉之海”，能“总任诸阴”，对全身阴经脉气有总揽、总任的作用，其脉气与手足各阴经相交会。足三阴与任脉交会于关元、中极，阴维与任脉交会于天突、廉泉，冲脉与任脉交会于阴交，足三阴经脉上交于手三阴经脉，故任脉联系了所有阴经。也就是说，脐通过任脉与全身的阴经相联通。

此外，据《奇经八脉考》，任脉会足少阳于阴交，会手太阳、少阳、足阳明于中脘，会手足阳明、督脉于承浆。即：脐又可通过任脉与小肠经、三焦经、大肠经、胆经、胃经、督脉等相联通。

督脉为“阳脉之海”，能“总督诸阳”，它的脉气多与手足三阳经相交会（大椎是其集中点）；又，带脉出第二腰椎，督脉与阳维脉交会于风府、哑门。故脐可通过督脉与诸阳经相联系。

带脉横行腰腹之间，能“约束诸经”，足部的阴阳经脉都受带脉的约束。又由于带脉出自督脉，行于腰腹，腰腹部是冲、任、督三脉脉气所发之处。故脐可通过带脉与足三阴经、足三阳经以及冲、督相联系。

冲脉上至头，下至足，贯串全身，为“十二经之海”“五脏六腑之海”，能调节十二经气血，其脉气在头部灌注诸阳，在下肢渗入三阴，并与肾、胃经相并上行。故脐可通过冲脉与十二经脉相通。

总之，任、督、冲“一源而三岐”，任、督、冲、带四脉脉气相通，共同纵横贯串于十二经之间，具有调节正经气血的作用，故神阙穴可通过奇经八脉通周身之经气。

2.脐与五脏及其经脉相通

脐与心相通。《灵枢·经筋》：“手少阴之筋……下系于脐。”《素问·骨空论》：督脉“其少腹直上者，贯脐中央，上贯心”。《会元针灸学》：“神阙（脐）者，神之舍也，心藏神，脐为神之舍。”《经穴名的考察》：“神阙：神是心灵、生命力，阙是君主居城之门（树中按：心者，君主之官。），为生命力居住的地方。”可见，脐与心脏、心经相通。

脐与肝相通。《灵枢·营气》：“上行至肝……其支别者，上额，循巅，下项中，循脊入骶是督脉也，络阴器上过毛中，入脐中。”又据解剖学：脐下腹膜有丰富的静脉网，联结于门静脉（肝脏）。在胎儿时期，脐静脉直达肝脏。可见脐与肝通。

脐与脾相通。《灵枢·经筋》：“足太阴之筋……聚于阴器，上腹结于脐。”冲脉挟脐上行，脾经之公孙穴通于冲脉。又，脾为后天之本，而脐为后天之气舍。

脐与肺相通。《灵枢·营气》：“故气从太阴出……入脐中，上循腹里，入缺盆，下注肺中，复出太阴。”又，肺脉属肺，下络大肠，而《灵枢·肠胃》曰：“回肠当脐。”另据经脉循行，足少阴肾经挟脐上行，入肺中。此外，脐属任脉，而肺经之络穴列缺通于任脉。故脐与肺脏、肺经相通。

脐与肾相通。《灵枢·经别》：“足少阴之正……上至肾，当十四椎，出属带脉。”

而带脉前平脐部，故肾与肾经可通过带脉通脐。又，肾脉挟脐上行。肾为先天之本，脐也为先天之本。《道藏》曰：神阙“为心肾交通之门户”。

3.脐与六腑及其经脉相通

表里脏腑经脉之间的络属关系，决定了脐既然与五脏相通，也就与六腑相通。

脐与胃相通。脐当胃下口。《灵枢·经脉》：“胃足阳明之脉……下挟脐。”《难经·二十七难》：“冲脉者，起于气冲，并足阳明之经，夹脐上行，至胸中而散也。”脐属任脉，《奇经八脉考》曰：任脉“会足阳明于中脘”。

脐与胆相通。脐属任脉，任脉会足少阳于阴交；督脉贯脐中央，督脉会足少阳于大椎；带脉过脐，会足少阳于带脉、五枢、维道，且足少阳胆经的足临泣穴通过于带脉。故脐可通过任、督、带脉与胆腑及胆脉相通。

脐与大肠相通。脐之深部直接与大肠连接。《灵枢·肠胃》：“回肠当脐。”《幼科大全·论脐》：“脐之窍属大肠。”

脐与小肠相通。《灵枢·肠胃》：“小肠后附脊，左环回周迭积，其注于回肠者，外附于脐上。”脐属任脉，《奇经八脉考》曰：任脉“会手太阳于中脘”。督脉“贯脐中央”，会手太阳于大椎，且手太阳小肠经的后溪穴通于督脉。故脐与小肠腑、小肠经相通。

脐与三焦相通。《难经·六十六难》：“脐下肾间动气者，人之生命也，十二经之根本，故名曰原。三焦者，原气之别使也，主通行三气，经历于五脏六腑。原者，三焦之尊号也，故所止辄为原。”《难经·三十一难》：“中焦者……其治在脐旁；下焦者……其治在脐下一寸，故名曰三焦。”脐属任脉，《奇经八脉考》曰：任脉“会手少阳于中脘”。故脐与三焦腑、三焦经相通。

脐与膀胱相通。《灵枢·经别》：足少阴经别，“别走太阳而合……出属带脉。”带脉过脐，故足太阳膀胱经可通过带脉与脐相通。督脉“贯脐中”，《奇经八脉考》曰：督脉“与太阳中络者合少阴上股内廉”，故脐可通过督脉与膀胱腑、膀胱经相通。

4.经络感传证明脐直接与全身经脉相通

有人在经络敏感人身上针刺其神阙穴时发现，针刺神阙穴能引出不少感传路线，其大体可分为三类：一是纵行的主干，呈双向贯注循行任脉通督脉；二是横行双向贯注的环形路线，为沟通神阙穴与命门穴的一条捷径；三是由神阙穴向胸腹壁斜行双向贯注的放射状路线。这些感传路线分布严正，排列规则，分布联系范围广泛。这说明脐与全身经脉相通。

综上所述，脐乃经络的总枢，经气的汇海。

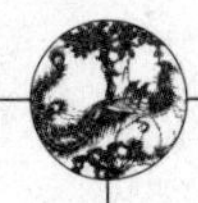

二、现代医学理论

解剖学表明：脐在胎儿时期，表面包有羊膜，内有一对脐动脉、一条脐静脉以及结缔组织。胎儿出生切断脐带包扎后，脐动脉与脐静脉逐渐封闭。脐静脉在脐到肝的一段成为肝圆韧带，肝后缘到下腔静脉间的一段成为静脉韧带。脐动脉封闭后所残存的遗迹居脐外侧壁之中，成为脐外侧韧带。脐的结构从外至内依次为皮肤、致密瘢痕组织、脐筋膜和腹膜壁层。内部是小肠。脐部腹壁下有动脉、静脉分支。脐区是受第十肋间神经的前皮支的内侧支支配着。

随着皮肤生理、生化和理化研究的进展，人们发现肚脐具有皮肤菲薄、敏感度高、含有大量微血管、渗透性强、吸收力快等特点。脐在胚胎发育过程为腹壁最后闭合处，表皮角质层最薄，屏障功能较差，且脐下无脂肪组织，皮肤筋膜和腹膜直接相连，故渗透力强。药物分子较易透过脐部皮肤的角质层，进入细胞间质，迅速弥散入血而通达全身。

从解剖部位看，脐部靠近腹腔和盆腔，此处有腹腔丛、肠系膜间丛、腹下丛及盆腔丛等植物神经的主要神经丛存在，还有最主要的神经节，如腹腔节、肠系膜节、主动脉肾节、肠系膜下节等。它们支配腹腔和盆腔内所有的脏腑器官和血管。

可见，脐部既是人体最重要的部位，也是最敏感、最有利于药物吸收的部位。

三、气功理论

古今中外的医家或气功家都认为“丹田”的部位在“脐下”，而对“脐下”两字却有不同的理解。一部分认为是仰卧位的“脐下”，即脐的深部，如道家气功多以脐为丹田，现在的“脐密功”等也以脐为丹田。另一部分认为是站立位的脐下，此又有分歧：或曰脐下1.5寸气海穴为丹田，或曰脐下2寸石门穴为丹田，或曰脐下3寸关元穴为丹田。我们认为，以脐的深部为丹田是正确的，经络感传现象便雄辩地证明了这一点。如有人为了探索丹田的部位，在针灸实践中发现多次接受扎针的经络敏感人，其经络感传速度快，感传部位远，且有针一穴能同时贯通诸经的现象。于是选择3例经络敏感人作观察对象分别对气海、石门、关元和神阙等穴，进行了反复的针刺（深度为1寸）探测。发现针刺前3穴时，除激发循任脉的感传线外，未发现其他感传路线。而在针刺神阙穴时，却可引出许多感传路线（详见前）。从而提示“脐下”即神阙穴的深部，这样，练功导气就能通过神阙穴的感传路线而通达全身，起着对整个机体的调节作用。

《道藏》曰：“脐为后天之气舍。”古人又曰：“真阳在，人命在，真阳散，人即死，故脐为命之蒂。”此之真阳，即婴儿出生断脐后从母体带来的一点先天之气（元气），此气在人生后即归入脐内，所以，练气功者就是要意守脐部练这点先天之气。

意守脐部（丹田），可诱导大脑入静，再则，由于脐部解剖部位的重要性，意守脐部能改善腹部血液循环，促进腹式呼吸甚至胎息的形成，以调整植物神经和内脏的活动，从而强壮身体，防治疾病。

在脐部外敷药物或给予某些刺激（如艾灸、激光照射、按摩等），实际上也是间接地起到了意守丹田的作用。

四、《周易》太极及中医气化理论

《周易·系辞上》曰："易有太极，是生两仪，两仪生四象，四象生八卦。"此之太极，就是天地未形成前的浑沌状态，气、形、质浑为一体，清浊未分。后来由于太极运动产生阴阳二气，气之轻清者上浮为天，气之重浊者下降为地。这一过程可用太极图来表示：

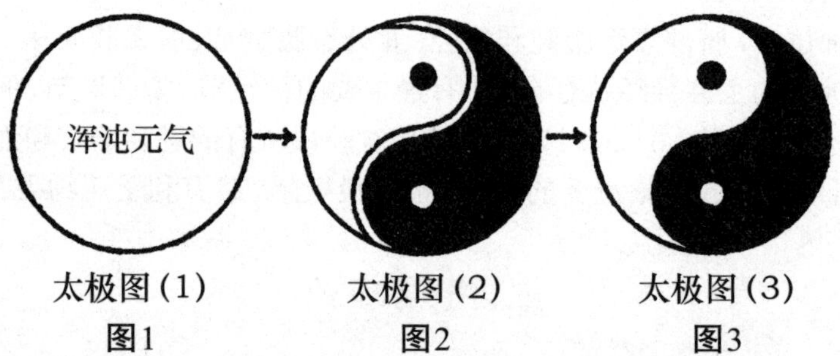

太极图（1）　　太极图（2）　　太极图（3）

图1　　图2　　图3

一般所言的太极图，多以图3为准。太极图高度概括了宇宙间一切事物的变化规律，是一个具有高深哲理和分析探索事物规律的模型。太极图是一个圆圈，中间以一个"s"形的曲线分开，左白（阳）右黑（阴），恰似黑白两条鱼，故俗称为阴阳鱼，白鱼在左，头向上，属阳；黑鱼在右，头向下，属阴。阴阳鱼回互环抱，象征阳升阴降，阴阳互根，进退消长。太极图最外层的圆圈，为太虚或无极，表示宇宙万物是由元气化生的，同时又在运动和循环。

又有学者认为：太极图包括天地人三部。它的阳方代表天部，阴方代表地部，中间的曲线代表人部。太极图是一个研究天地万物共同规律的法象图。此即孟康所言："太极之气，含三为一。"亦即老子《道德经》："道生一，一生二，二生三，三生万物，万物负阴而抱阳，冲气以为和。"

宋·朱熹说："太极者，可以指夫天地万物之根也，合而言之，万物统一太极也；分而言之，一物各具一太极也。"（《周子全书·太极图说上》朱注）。又说："人人有一太极，物物有一太极。"（《朱子语类》）。那么，人的太极在哪里呢？

肚脐部位便恰是人体太极之所在。对此，历代医家都有论述，如《难经·八难》

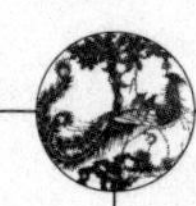

曰：“诸十二经脉者，皆系于生气之原。所谓生气之原者，谓十二经之根本也，谓肾间动气也。此五脏六腑之本，十二经脉之根，呼吸之门，三焦之原。”《难经·六十六难》亦曰：“脐下肾间动气者，人之生命也，十二经之根本也。”《类经附翼·大宝论》曰：“人之初生，生由脐带，脐接丹田，是为气海，即命门也。所谓命门者，先天之生我者由此而受，后天之我生者由此而栽也。夫生之门即死之户，所以人之盛衰安危皆系于此者，以其为生气之原，而气强则强，气衰则病，此虽至阴之地，而实元阳之宅。”《医学秘旨》曰：“脐带与母之真气相连，如果生枝也，乃一身之根本也。”《医学原始》曰：“人之始生先脐与命门，故为十二经脉之主。”《会元针灸学》曰：“神阙者，神之所舍其中也。上则天部，下则地部，中为人部，两旁有气穴、肓俞，上有水分、下脘，下有胞门、横户，脐居正中，如门之阙，神通先天。父母相交而成胎时，先生脐带形如荷茎，系于母之命门。天一生水而生肾，状如未放莲花，顺五行以相生，赖母气以相转，十月胎满，则神注于脐中而成人，故名神阙。”又，“名气舍者，后天胃气谷气舍入，先天之精气舍出。”此外，印度医学也曾一度把脐看成是一切血管和神经的发端。由以上论述可见，脐即人身之太极所在部位。

太极是宇宙阴阳气化的缩影，而肚脐“居中立极”，是人体阴阳气化的总枢。如《素问·至真要大论》曰：“气之上下何谓也？岐伯曰：身半以上，其气三矣，天之分也，天气主之；身半以下，其气三矣，地之分也，地气主之。以名命气，以气命处，而言其病。半，所谓天枢也。”王冰注曰：“当伸臂指天，舒足指地，以绳量之，正中当脐也，故又曰半，所谓天枢也。天枢，正当脐两旁同身寸之二寸也。”张志聪注曰：“夫所谓枢者，上下交互而旋转也。故在天地乃上下气交之中名天枢。在人身以身半之中名天枢也。”《素问·六微旨大论》亦曰：“天枢之上，天气主之；天枢之下，地气主之；气交之分，人气从之，万物由之。”可见肚脐部是人体气机升降出入的总枢，故《理瀹骈文》亦曰：“（在肚脐）炒熨、煎抹与缚之法，可以升降变化，分清浊而理阴阳。”“炒熨、煎抹与缚之法枢也，在中兼表里者也，可以转运阴阳之气也。”

运用太极、气化理论研究脐疗，是一个古老而又新生的课题，很值得进一步深入探索，相信会有新的发现。

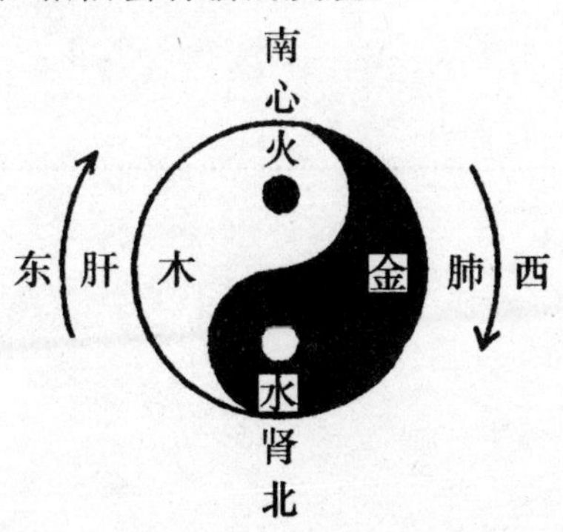

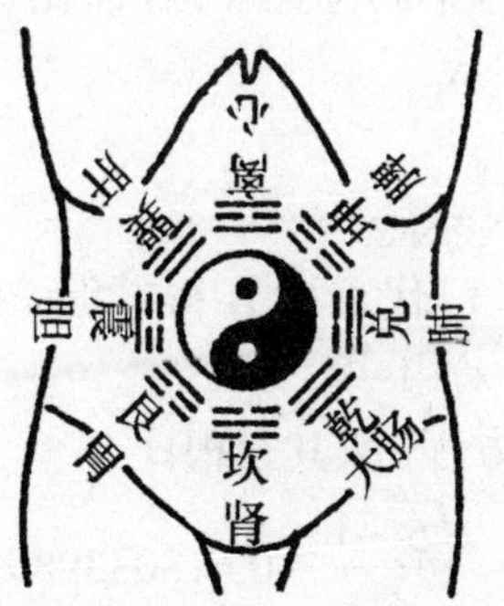

中医脐疗大全

013

五、数学理论(黄金律)

提到黄金律(又称黄金分割比),人们不禁会想到0.618。这真是一个奇妙的数字,无论是古埃及的金字塔、古希腊的帕特农神庙、印度的泰姬陵、巴黎的埃菲尔铁塔,还是我们身边的每一片树叶……处处都蕴含着这种比。

在我国,很多人都还记得著名科学家华罗庚教授曾推广了“优选法”,为工农业生产和科学实验的发展作出了贡献。实际上,“优选法”就是根据2000年前古希腊誉为“黄金律”的0.618数字而来的。据《气功与科学》1990年第3期报道,医学界有人用“黄金律”来测量人体,结果有了惊奇的发现:从肚脐到脚的长度,与肚脐到头顶长度的比值,恰好等于0.618,也就是说,肚脐正位于人体的“黄金点”上!

按照数学理论,“黄金点”是调整人体的最佳作用点。其数学证明如下:

我们把(0, 1)比作人体,在(0, 1)上选择寻找对人体的最佳调节穴位(点)。先取一点 x_1 做试验,再取点 x_2 做试验,比较结果好坏,沿“坏点”剪去一段,范围缩小了,而最好点不会丢掉。问题是 x_1 和 x_2 取在哪里最好。当只做过 x_1 和 x_2 的试验,x_1 和 x_2 的结果哪个好还是不知道的,也即 x_1 点比 x_2 点好和 x_2 点比 x_1 点好的可能性是相同的。因此,去掉$(0, x_2)$段和去掉$(x_1, 1)$段的可能性是相同的,这便要求它们一样长:

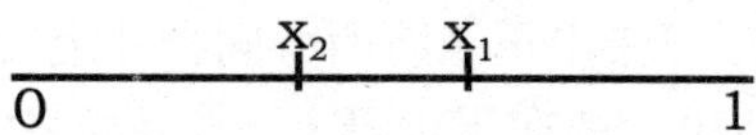

$x_2=1-x_1$ ……………………………………………………………………(1)

意即 x_2 是(0, 1)依中对折时 x_1 的对折点。

另外,先做 x_1,再做 x_2 后,如果 x_2 点好,则留下$(0, x_1)$段,其中 x_2 点已做过试验,它与原来(0, 1)中已做过 x_1 点试验的情况相仿。也就是说,x_2 在$(0, x_1)$中的位置,与 x_1 在(0, 1)中的位置一样,即比例相同:

$$\frac{x_1}{x_2}=\frac{x_1}{1}$$

或 $x_2=x_1^2$ ……………………………………………………………………(2)

将(1)代入(2),得方程:

$x_1+x_1-1=0$

解方程,取其正根:

$$x_1=\frac{\sqrt{5}-1}{2}=0.618033989\cdots$$

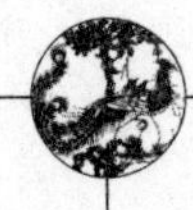

且：$\frac{x_2}{x_1}$=0.6180333989…

六、系统论

系统论是20世纪四大科学成就的主要内容之一，运用系统论来研究中医，是20世纪80年代以来开辟的一个新的研究领域，对其重大意义。著名科学家钱学森教授说："把中医固有理论和现代医学研究用系统论结合起来，那么，在马克思主义哲学指导下，（中医）一定能实现一次扬弃，搞一次科学革命。"

系统论认为，人是有机的自然系统，是在"自己运动"中自我完成的，人这一系统的有序稳定的建立、维持和破坏，是系统（人）在内外涨落的推动下"自己运动"的表现和结果。所以，"中医治疗的一个首要特点，是重视和依靠机体的自主性，在发病过程中，一切外来致病作用都要经过机体自组织过程的主体性'加工'，才反应出病、不病、何病；同样，一切外来的治疗手段，也要通过机体自组织过程的主体性'加工'，才反应出效、不效、何效。故治疗的中心环节，应是如何调动、增强机体的自组织能力，通过其主体性和有'目的'地恢复有序稳定的活动，达到病愈的目的。"（祝世讷《中医系统学导论》）

脐疗实质上便是一种外加的人工涨落，主要是通过触发、推动机体的自主性自组织活动而实现的，其本质是推动机体进行自我调节。由于脐部是经络的总枢，是人体的太极，是人体的黄金点，与整个机体具有非常密切的联系，是调节机体功能和气机升降的最佳作用点，所以从系统论的角度看，脐疗可以治疗全身的疾病，并有较好的疗效，而几千年的临床实践则恰好证明了这一论点的正确性。

七、全息生物学

全息生物学是山东大学张颖清教授于20世纪70年代创立的一门新学科，全息生物学的核心是全息胚学说。

所谓"全息"，是指生物体部分与部分、部分与整体之间信息全等的一种自然属性。而包含有整体全部信息的"相对独立的部分"，张颖清称之为"全息元"或"全息胚"。全息胚学说认为：生物体由处于不同发育阶段的，具有不同特化程度的全息胚组成。其中，发育程度较高的全息胚由发育程度较低的全息胚组成。在多细胞生物体，细胞是发育程度最低的全息胚。全息胚在不同程度上是整体的缩影。我们身体上的眼、耳、鼻、口、唇、舌、手、足等部分都是全息胚，都在不同程度上是整体的缩影，故运用耳针、眼针、舌针、手针、足针等这些微针系统可以诊治全身的疾病。

“脐”是初生儿脐带脱落后遗留的一个瘢痕样组织，但它是不是一个一般的瘢痕组织呢？我们认为，“脐”的存在并不是孤立的，而是与整个机体和脏腑器官从功能上一直保持着某种形式上的特殊联系的。在胎儿期，脐带是胎儿生活营养的唯一途径，也是母子之间信息相通的最重要途径，即，脐部在胎儿期与胎儿整个机体是信息全等的。当胎儿发育成熟后自然分娩，故有“瓜熟蒂落”的说法，因此古人又称“脐”为“命蒂”。胎儿出生后，脐带脱落，原来的形式已不存在，但实际上它不过是换了另一种形式继续存在着与整体的联系。正如古井氏所说：“已经发育成熟的成人经络，就包含着自从发生到完成个体之间的各种分化、退化、变化的一切历史过程。所以像韧带，以其已经退化而看作没有价值了，这是个错误。不过换了个目的而生活着的。”脐部是一个具有独特的解剖结构和独特作用的整体的一个相对独立的部分，它与整体有广泛性联系，因而“脐”就是一个全息胚。

实质上，早在《难经·十六难》，就已经对五脏在脐部的全息对应部位有了明确记载。我们在临床实践中已发现，在脐部确实存在着一个微针（诊）系统，可以诊治全身各部的疾病。

综上所述，脐疗有其充实的理论基础，但现在这方面的研究还很不够，尤其是在用中国传统文化思想（如经络学说、太极气化学说、气功理论）和现代科学成果（如现代医学、现代系统论、控制论、信息论、现代数学、全息生物学等）的有机结合方面，还甚少有人涉及。

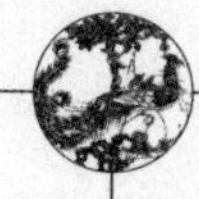

第四章　脐疗的作用机理

脐疗的作用机理可能有如下三个方面：一是穴位的刺激与调节作用，二是药物吸收后的直接作用，三是两者的综合作用。实际上在第三章里，我们就已经涉及了脐疗的机理这一问题。

一、穴位作用

脐名神阙，为经络之总枢，经气之汇海，通过任、督、冲、带四脉而统属全身经络，联系五脏六腑。在正常情况下，任督冲带经气相通，阴阳相济，调节各脏腑、经脉的正常生理活动。若各部气血阴阳发生病理改变，通过刺激神阙穴调整任督冲带的功能，可达到“阴平阳秘，精神乃治”的目的。

从历代针灸文献看，神阙穴的主治病症非常广泛，如《医宗金鉴》言神阙穴能“主治百病”，彭祖小续命蒸脐法盛赞灸脐能“功能百脉和畅，毛窍皆通，上至泥丸，下至涌泉……”根据“经脉所通，主治所及”的原则，神阙穴能通全身，故刺激神阙穴就能对全身起调节作用，从而治疗全身的疾病。

从现代医学观点看，刺激神阙可能通过神经体液的作用而调节神经、内分泌和免疫系统，从而改善各组织器官的功能活动，促使其恢复正常。如有报道认为，神阙穴有抗炎、灭菌、增强机体免疫功能的作用。最近的实验结果表明：隔盐壮灸神阙穴，确能增强机体的免疫监视功能，提高小鼠NK细胞（自然杀伤细胞）活性水平，并认为灸神阙穴之所以能够起到抗病以及强身保健作用，其机理之一可能是通过提高NK细胞活性实现的。（《针灸学报》1990年第4期）又如，灸脐可治晕厥、昏迷、休克，说明刺激神阙有兴奋大脑、强心和改善微循环的作用；药物敷脐可治各种虚汗、神经性呕吐等症，说明刺激神阙有调整植物神经功能失调的作用；可治阳痿、不孕等病，说明刺激神阙可调节内分泌紊乱；拔火罐可治荨麻疹和过敏性哮喘，提示刺激神阙可作用于免疫系统，抑制过敏反应……

二、药物作用

药物脐疗法是将药物敷于脐窝而防治疾病的一种疗法，属于皮肤给药途径的范畴。对于药物经皮肤吸收，清•徐大椿曰："汤药不足尽病"，"用膏贴之，闭塞其气，使药性从毛孔而入其腠理，通经贯络，或提而出之，或攻而散之，较服药尤为有力。"《理瀹骈文》则说："外治之理，即内治之理；外治之药，亦即内治之药；所异者，法耳！"又说："昔人治黄疸，用百部根放脐上，酒和糯米饭盖之，以口中有酒气为度。又有用干姜、白芥子敷脐者，以口辣去之。则知由脐而入，无异于入口中。"脐联系于全身经脉，药物经脐部皮肤吸收后，可循经络贯穿全身，直达病所而起治疗作用。

现代医学已证明：药完全可以从皮肤吸收。皮肤分表皮、真皮，皮下有脂肪组织；表皮又可分为五层，最外层为角质层。药物经皮吸收包括两个时相：①穿透相：药物通过皮肤表面结构角质层和表皮，进入细胞外间质；②吸收相：药物分子通过皮肤微循环，从细胞外液迅速地弥漫散入血循环。穿透相比较复杂：角质层是皮肤主要屏障功能，它能防止化学物质的穿透；角化细胞含有结构脂质及水溶性物质，能缓慢地吸收水分；细胞间隙充满着板层结构样脂质，控制着水溶性溶质的扩散。由此可见，水溶性和脂溶性药物可经被动弥散、穿透角质渐渐被吸收。此外，皮肤附属器汗腺、毛囊皮脂腺也是药物吸收的通道，尤其是一些高分子物质。

不同体表部位的皮肤结构有一定差异，以致药物吸收程度也不一样。脐部皮肤结构的特点最有利于药物吸收。脐在胚胎发育过程中为腹壁最后闭合处，表皮角质层最薄，屏障功能最弱，药物最易穿透弥漫，并且脐下无脂肪组织，皮肤和筋膜、腹膜直接相连，故渗透力强。

脐皮肤除了一般皮肤所具有的微循环外，脐下腹膜还布有丰富的静脉网，浅部和腹壁浅静脉、胸腹壁静脉相吻合，深部和腹壁上下静脉相连。腹下动脉分支也通过脐部，可见药物在脐皮肤经过穿透相后，直接扩散到静脉网或腹下动脉分支而入体循环。所以药物经脐皮肤吸收比较迅速。脐动脉结构也有特殊之处，如 Horsh 等在动脉粥样硬化病人的动脉内膜，用 14C 亚油酸和 14C 胆固醇为底物测定胆固醇酯化发现，该酯只分布在动脉壁细胞内外胆固醇堆积处，脐动脉壁细胞没有这种酶进行的胆固醇酯化作用，可见动脉粥样硬化病人的脐动脉壁没有胆固醇堆积，认为脐动脉结构特殊，这种特殊结构可能为药物迅速吸收的有利条件。

上述脐静脉网向后向上，由附脐静脉联结于门静脉，药物吸收经脐静脉网，有

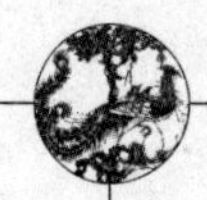

可能通过附脐静脉经门静脉到达肝脏，药物经脐皮肤吸收进入肝被代谢分解可以认为是很少的，所以药效也不致降低。

此外，药物调敷脐部后，外加胶布等固封，可增强药和皮肤的水合作用而有利于吸收。脐疗用药多以“气味俱厚”者炒香研末，“炒香则气易透”，可促使吸收。[以上参考《药物脐方法机理初探》一文，李忠，《河南中医》(6)：42，1983]

三、综合作用

一般情况下，内服某药能治某病，用某药敷脐同样治某病。如内服芒硝可治便秘，用芒硝敷脐也能治便秘。但有时也有例外，即外用某药敷脐能治某病，但内服药却不能治某病，如葱白敷脐可治便秘，但葱白内服却不能治便秘；又如用苍术、白芷、川芎3味药等量研末内服治疟疾效果欠佳，但外用敷脐3次后疟虫消失率可达100%。我们还发现，治疗同一种疾病，在脐部用药不同，疗效也有差异，只艾灸脐部和敷药后再艾灸脐部，病人的反应也常有不同。这说明，药物贴脐，既有药物对穴位的刺激作用，又有药物本身的作用，而且在一般情况下，往往是两种作用的综合，是在触发、调动和增强机体的自组织能力的前提下或同时而实现的，其实质是一种综合的调节作用。

第五章 脐疗的常用方法

脐疗的方法很多，古今的名称很多，分类也很不一致。我们认为大体可分为以下几种方法。

一、贴敷脐部法

即指将药物制成一定的剂型（如散、膏等）外敷于脐部的方法，是脐疗的最主要和最常用的方法，又简称为贴脐法。贴脐法又可分为以下数法：

1.**填法**：将药物填于脐内。多用散剂或丸、丹剂，用药部位一般局限于神阙穴（脐孔）内。如附子填脐法。

2.**敷法**：将鲜药（一般用植物药或虫类药）捣烂敷于脐部；或用干的药末用水（或用蜜、酒、唾液等）调和成膏状敷于脐部。用药部位可不局限于脐孔内，较填法范围大。

3.**覆法**：将用量较多的药物捣烂或研末或调糊膏，覆盖在脐部及脐周围，用药部位较大，已不局限于神阙穴。

4.**涂法**：将药汁、药膏、药稀糊等涂擦于脐部。如软膏涂脐法。

5.**滴法**：将药汁（或煎汁或捣烂取汁，或用水等）根据病情需要温热或冰凉后，一滴滴徐徐滴入脐内，以达治疗目的，称为滴（脐）法。如冷水滴脐法。

6.**熨法**：用药物切粗末炒热布包，乘热外熨脐部。如平胃散熨脐法。

7.**罨法**：罨通“掩”，遮盖之意。罨法是将药物罨盖于脐部并加以固定的方法。可分为干罨和湿罨二种。

8.**贴法**：将药物制成膏药贴于脐部，如暖脐膏贴脐法。从广义上讲，凡用药物外敷于脐部的各种方法统称为贴脐法。

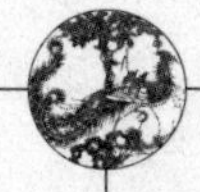

9.**掺法**：将药物少许研细末掺于膏药上，外贴于脐部的方法。

二、灸疗脐部法

灸，是灼烧的意思。灸疗，是利用燃烧某些材料产生的温热，或利用某些材料直接与皮肤接触来刺激身体的一定部位（穴位）而防治疾病的一种方法。因灸用材料多用艾，故可分为艾灸法和非艾灸法。在脐部运用灸疗的方法，称为灸疗脐部法，简称灸脐法。灸脐法又可分为以下数法。

1.**悬起灸**：点燃艾条，手持之在脐部上方悬起灸之，距离以脐部觉温热但又能耐受为度。根据手法不同，又可分为温和灸、回旋灸和雀啄灸。

2.**隔物灸**：先在脐部或脐内放置药物，再放艾炷或艾条（一般多用艾炷）灸之，即艾炷与脐部皮肤之间有药物间隔。脐疗常采用隔物灸，如隔盐灸脐法、隔姜灸脐法、隔附子饼灸脐法、隔葱灸脐法等。

3.**蒸脐法**：又称为熏脐法、炼脐法、温脐法。是将药物（多为复方）研细末填满脐部，上置艾炷灸的一种方法（古人用时多在艾炷与药物之间放置槐皮）。多用于虚证、泌尿生殖系统疾病和用于养生保健。如太乙真人熏脐法、彭祖小接命蒸脐法、温脐种子法等。确切地说，蒸脐法也属隔物灸法。

4.**熨灸**：将艾绒平铺于脐部，再盖几层布，用熨斗在上面熨之，可发挥热熨及艾的双重作用。常用于虚寒、痿、痹等证。

5.**日光灸**：将艾绒平铺在脐腹部，在日光下曝晒的方法，既有日光浴，又有艾的作用。常用于虚寒腹痛、慢性虚弱疾病、小儿缺钙、皮肤色素变性等。据记载，此法有效。如《续名医类案》："赵从先治保义郎顿公，苦冷疾，时方盛暑，俾就屋开三天窗，于日光下射处使顿公仰卧，操艾遍铺腹上，约数斤，移时日光透脐腹，不可忍。俄而腹中雷鸣下泻，口鼻皆浓艾气乃止。明天复为之。如是一月，疾良已。乃令满百二十，气宿痾如洗，壮健如少年时。赵曰：此乃真人秘诀也……日者，太阳真火，艾即遍腹，徐徐照射，入腹之功极大。"

6.**温灸器灸**：用专门制作的灸疗器械在脐部施灸。温灸器械的种类很多，可根据不同的情况选择使用。

以上6种方法都是用艾作为灸用材料的，均属于艾灸法。

7.**天灸**：又名自灸，近代称为发疱疗法。最早见于宋·王执中《针灸资生经》。天灸脐部法是用对皮肤有刺激性的药物敷贴脐部，使局部充血、起疱有如灸疮，以其能发疱如火燎，故名曰灸。常用的药物有：白芥子、吴茱萸、甘遂、蓖麻子、蒜泥等。如用白芥子末敷脐治腹痛，甘遂末敷脐治疟疾等。

我们发现，在运用隔物灸或天灸时，若先在脐部涂上一层凡士林，则可避免灸

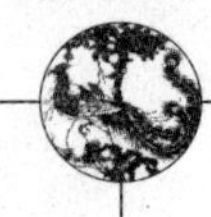

后起疱。

三、拔罐脐部法

是在脐部拔火罐的方法，因拔罐古称角法，故拔罐脐部法又称为角脐法。角脐法是通过罐内负压，使被拔的脐部皮肤充血、淤血，以达到防治疾病的目的。

角脐法的方法很多，常用的有：

1. **闪火法**：用镊子夹酒精棉球一个，点燃后放罐内绕1～3圈（勿将罐口烧热），然后将火退出，并迅速将罐扣在脐部。

2. **架火法**：用不易燃烧和传热的物体，如瓶盖、小酒盅等，置于脐部，然后滴入95%的酒精数滴，或放入一酒精棉球，用火点燃后，迅速将罐扣于脐部。如无小酒盅等，也可用五分硬币一个，用一张64开大小的软纸一张包绕，上面捻成长条状，在其尖端醮少许95%的酒精（不可醮太多）后放置于脐部，用火点燃后再将罐扣下。

以上是两种最常见的方法，此外还有滴酒法、贴棉法、投火法等。

角脐法可用于治疗荨麻疹、哮喘、胃痛、腹痛、腹泻等病症。但脐部拔罐时间不宜太长，脐部皮肤松弛者慎用此法。

四、按摩脐部法

是运用推拿手法刺激脐部，以防治疾病的方法。常用手法有：

1. **揉脐法**：用拇指指端或食指、或中指、或掌根部按附于脐部或脐周，作轻柔和缓的回旋揉动。

2. **摩脐法**：用手掌掌面或食、中、无名指指面附着于脐部或脐周围，以腕关节连同前臂作环形的有节律的抚摩，摩动时要和缓协调，每分钟30～120次。关于旋转方向，古有左补右泻之说。

3. **按脐法**：用拇指或食指或中指的指腹部向下垂直按压脐部或脐周围（以有酸、胀、痛为度），一按一放，有节奏地按压100～300次。

按摩脐部法简便可行，可让病人自己进行按摩。

五、意守脐部法

意守脐部法是一种气功锻炼方法，又称为养脐法或练脐法。意守时，可采取坐式或立式，也可采取卧式，全身放松，二目微闭，或状如垂帘，鼻端对准脐中，舌抵上腭，意守脐部。可同时默念或小声念口诀（唵（ǎn）！南无脐！和神气，复无极！）。每次

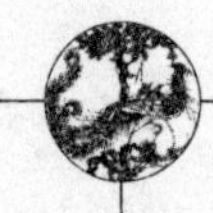

20分钟，并可逐渐增长至1小时左右，每天1~3次。可强身健体，益寿延年。

六、针刺脐部法

是在脐部或脐周进行针刺的方法。据《素问·气穴论》载："脐一穴……凡三百六十五穴，针之所由行也。"说明了三百六十五穴都是可以行针的，而没有挑出来"脐一穴"是禁针穴。但自《甲乙经》以来，历代医家一直把脐之神阙穴列为禁针穴，并一直延续到现在的教科书中，认为"刺之令人恶疡溃，矢出者，死不治"。但据钱志云等介绍，自1969年以来，针刺神阙穴治疗各类疾病患者500人次，未见一例医疗事故，故确认神阙穴是可以针刺的。但我们认为针刺神阙穴应严格消毒，慎重用之。

现在临床上多采用以脐旁穴位（如气海、天枢等）透刺神阙穴的针法，既便于消毒、进针，又能增强疗效，扩大治疗病种，易被患者接受。

此外，脐疗的方法还有激光照射脐部法、神灯照射脐部法、药物注射脐部法等。

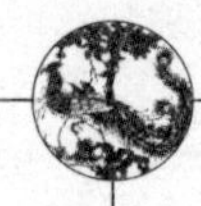

第六章 脐疗的用药特点及剂型

一、脐疗的用药特点

脐疗是常用的外治疗法。吴师机在《理瀹骈文》中对外治用药的特点有精辟论述，堪为脐疗用药之准则，因其与内服药物有异，故概述如下：

1.必须配伍善于通经走络、开窍透骨、拔毒外出之品为引。如常用的有姜、葱、韭、蒜、白芥子、花椒、蓖麻子、凤仙草、轻粉、冰片、麝香等，可根据不同情况酌选1～3味即可。

2.脐疗用药，一般应是气味俱厚之品，或力猛有毒之药，且多生用，如半夏、苍术、吴萸等。因其药力从外而入，气味轻淡之品不易收效。

3.多用温通、有芳香气味的药物，如丁香、乳香、樟脑等，以有利于药物吸收和促进气血流通。如吴师机曰："须知外治者，气血流通即是补。"

4.脐部给药，热药较凉药效果好，攻药较补药见效快。

5.若用膏药贴脐，选用补药时多用血肉有情之品，如羊肉、猪肾、牛胞衣等。

二、脐疗的用药剂型

1.**散剂**：将药物制成细末。使用时取适量填脐内，外用纱布、胶布固定。

2.**糊剂**：将药物研细末，再用适当的溶剂（如水、醋、酒、唾液、鸡蛋清、凡士林、蜂蜜等）调成糊状，外敷脐部，上盖纱布，胶布固定。

3.**饼剂**：将药物研末后，加少许溶剂（多用水）调成饼状（比糊剂硬）；或将药物研末后，加用一些鲜药（如葱白或其他新鲜植物药的茎叶、根茎等）捣在一起，制成药饼，然后贴敷脐部。

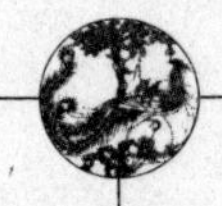

4. 膏剂：是将药物碾成细末配合香油、黄丹等炼制而成（具体方法详见附录：膏药的制法）。用时烘热烊化贴脐部。

5. 丸剂：把药物研细末后，依法制成圆球形大小不一的药丸（如水丸、蜜丸等）。用时取药丸填脐内。

此外，还有丹剂等，现已少用。

第七章 脐疗的功用及适应症

脐疗的临床功用及适应症非常广泛，根据古今文献和我们临床应用的体会，脐疗对消化、呼吸、泌尿生殖、神经、心血管等系统均有作用，并能增强机体的免疫力，可广泛用于内、外、妇、儿、皮肤、五官等科100多种疾病的治疗，并可用于养生保健。概括说来，其功用如下：

1.回阳苏厥，息风固脱：张介宾曰，脐“虽至阴之地，而实元阳之宅”。人有阳气则生，无阳气则死，故灸脐部对虚脱、昏厥、中风昏迷等急症，每有回阳救急之功。一般多用隔盐灸脐法。

2.健脾和胃，升清降浊：脐居中焦，位于大腹中央，为经络和气化的总枢，脐疗可增强脾胃的机能，使清阳得升，浊阴下降，故临床上对胃痛、痞满、呕吐、泄泻、痢疾、纳呆等病症有较好疗效。

3.调理冲任，温补下元：脐通任、督、冲、带四脉，冲为血海，任主胞胎，冲任督带与生殖及妇女的经、带、胎、产息息相关。故脐疗在临床上可用于遗精、阳痿、早泄及妇女月经不调、痛经、崩漏、带下、滑胎、不孕等疾患。

4.通调三焦，利水消肿：三焦为水火气机必通之道，脐居中主枢，可转运阴阳之气，激发三焦的气化功能。临床上可治疗小便不通、腹水、水肿、黄疸等病症。

5.通经活络，理气和血：脐通全身经脉，脐疗可使全身经络通畅、气血调和。临床上可治疗痹证及诸痛证。

6.敛汗安神，固精止带：脐疗能收敛人体的精、气、神、津。临床上常用于治疗自汗、盗汗、遗精、滑精、惊悸、失眠、带下等。

7.扶正祛邪，养生延年：脐为先天之命蒂，又为后天之气舍，具补脾肾、益精气之功，为保健要穴。脐疗可增强人体抗病能力，有祛病保健、益寿延年之功。临床上可用于虚劳诸疾和预防保健。

第八章　脐疗的研究进展

脐疗作为中医药宝库里的一朵奇葩，以其悠久的历史与深厚的临床积淀，使越来越多的人加入到对它的研究中来。特别是近20年，更是形成了空前的脐疗研究热潮。笔者仅就以下几方面论之，以管窥并展望脐疗发展的美好明天。

一、脐疗著作

迄今发现脐疗最早的一部著作为刘毅东的《填脐疗法》，未正式出版。自20世纪80年代至今20多年的时间内，已陆续有20余部脐疗专著问世。在不断出版的诸多脐疗著作中，绝大部分都是对脐疗的有关文献进行了整理，有的首次对脐疗从理论上进行了较深入的系统探讨，其中不乏佳作，但也有几部著作有抄袭之嫌。笔者个人认为较好的脐疗专著有：《中医药物贴脐疗法》（谭支绍）、《中医鼻脐疗法》（程爵棠）、《中医脐疗》（魏振装）、《常见病药物脐疗法》（李忠）以及笔者拙著《中医脐疗大全》等。

二、相关论文

中文科技期刊数据库维普资讯1989～2006有关“脐”的论文：总共有11352篇，其中“敷脐”766篇，“神阙”474篇，“脐疗”422篇，“脐部”339篇，“贴脐”103篇。论文主要分为临床报道、理论探讨、实验研究、文献研究等，其中绝大部分为临床报道，内容广泛涉及了内、外、妇、儿、五官等各科100多种疾病的治疗，尤以儿科病症报道为多。其次是理论探讨，约有百余篇论文，但大多泛泛而谈，尚待深入研究。实验研究先天不足；文献研究少之又少，且存在以误传误现象。

三、科研进展

自20世纪80年代开始，南京中医药大学、中国中医研究院、山东中医药大学等已有研究生将脐疗作为硕士论文课题进行研究。如南京——脐疗治疗小儿腹泻，北京——脐疗的古代文献研究（陶晓华，导师：余瀛鳌），山东——脐疗治疗溃疡性结肠炎的临床与实验研究（高树中，导师：王秀英）等。近年来，有关脐疗的科研报道屡见不鲜。

现介绍一下近年来我们对脐疗的科研进展情况。1993年笔者拙著《中医脐疗大全》（即本书）第一版荣获山东省教委科技进步理论成果三等奖。1999年由笔者主要负责的《脐疗的临床与实验研究》课题荣获山东省医学科技进步二等奖，达国内领先水平。2002～2005年我们又陆续完成了脐疗的省厅级及校级科研课题多项，如"隔药灸脐法治疗排卵障碍性不孕症临床机理研究""熏灸神阙对肾虚衰老患者T细胞亚群及衰老症状的影响""隔药灸脐法对衰老模型大鼠脑内单胺类神经递质的影响"等。2007年，由我们主持的"脐疗防治疾病的临床疗效和机理研究"有幸获批国家973计划中医专项课题资助。本课题是中医外治领域里为数不多的科技部973中医课题之一。它使脐疗的科学研究日臻成熟与完善。

在笔者指导的研究生中，有8人的硕士毕业论文是对脐疗的研究，他们分别是：刘存志《熏脐法治疗男性勃起功能障碍的临床研究》，马玉侠《隔药灸脐法治疗痛经的临床研究》，王军《隔药灸脐法抗衰老的临床研究》，邱建成《隔药灸脐法治疗慢性前列腺炎的临床研究》，郑君《熏灸神阙对肾虚衰老患者T细胞亚群及衰老症状的影响》，郭闫萍《隔药灸脐法治疗排卵障碍性不孕症临床机理研究》，吕庆超《巴布贴敷脐治疗原发性痛经的临床研究》，田丽莉《隔药灸脐法对衰老模型大鼠脑内单胺类神经递质的影响》。上述毕业论文及相关课题均得到山东乃至全国针灸及外治专家的广泛认可。

四、产品与技术

由于脐疗方法具有坚实的理论基础与良好的临床疗效，故不断有脐疗产品问世，并大都取得了较好的社会和经济效益。比如505神功元气袋、荣昌肛泰、胃康宝、宝宝一贴灵等皆是根据脐疗理论研制而成，这些产品都是对传统脐疗方法的现代应用、改进与推广，像荣昌肛泰，它结合了国际流行的浓缩、透皮、缓释三大技术，也是世界首创的脐融缓释制剂。另外，某些地区或医院还开展了脐疗新技术，比如四川省南充市中心医院开创脐孔腔镜阑尾切除术已有4年，它是一种准确、安全、

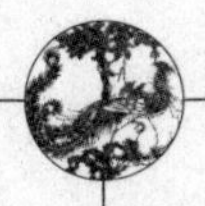

整齐、快速切开脐内侧皮肤并进行阑尾切除的微创新技术，所用刀具被称为“周氏脐刀”。我们根据多年的临床经验，也研制出一些脐疗的产品或半成品，如“痛经巴布贴”，以其优效便捷之特点，深受广大门诊患者与痛经学生的欢迎。

五、教学与推广

2001年始，山东中医药大学在全国率先开设《中医外治学》选修课，脐疗是重点内容之一。该课程由笔者主讲，教材主要以著名外治专家吴震西《中医外治求新》以及笔者之《中国传统医学独特疗法丛书》为蓝本，正式教材在编写中。该课程所授中医各种外治方法尤其是脐疗方法，因其实用有效，深受莘莘学子的喜爱与欢迎。2006年，我们又与中国中医科学院培训中心合作，成功举办了首届全国脐诊脐疗培训班，重点推广熏脐灸脐疗法，掀起脐疗美容、保健热潮。同年，由笔者主持的“脐疗的临床应用”被批准为卫生部面向农村和基层推广适宜技术十年百项计划推广项目，该项目现已在全国多个省市开展。另外，笔者还多次应邀在全国及国际针灸（中医外治）学术会议上介绍脐疗的发展与临床应用。

近年来，随着人们健康意识的不断提高，以及西方发达国家对中医药的逐步接受与喜爱，脐疗也遇到了新的发展条件和机遇。我们只有在保持中医传统特色的基础之上，不断创新，不断开拓思路，使脐疗方法逐步客观化、规范化，才有可能使其拥有更广阔的发展空间，并使脐疗这朵中医的奇异之花在异国他乡也开得一样绚丽无比。当然中国国内的老百姓也更需要脐疗这种绿色保健医疗的精心呵护。

第九章 脐疗的优点及注意事项

一、脐疗的优点

1.脐疗的操作方法非常简便，一看便懂，一听便知，一用便会。除急性病症外，一般3～7天换药1次，省去了煎药、服药等的麻烦，医者可用，患者也可自疗，便于推广普及。

2.脐疗的适应症很广，对于内、外、妇、儿等临床各科的常见病和多发病大都可以应用，并且具有奏效快、疗效高的特点，不仅一方可治多病，而且一病可用数方。

3.脐疗给药途径特殊，患者无痛苦，避免了口服及注射给药的缺点，对于那些打针怕痛、针灸怕针、吃药怕苦、服药易吐的患者，以及不能服药的病症，尤为适宜。

4.脐疗所用药物大都是普通中草药和家庭常备的食物（如葱、姜、花椒等），药源广泛，取材方便，且每次用量很小（一般1～10克），故价格低廉，节省药材。

5.脐疗属于外治方法，一般无毒副作用，即使在治疗中万一发生意外反应，也可随时去掉或更换药物，所以比较安全可靠。

6.脐疗常用方药可配好贮存备用，一旦需要，随时可用，故有利于危急病症的抢救与治疗。

二、脐疗的注意事项

1.一般宜采取仰卧位，充分暴露脐部，以方便取穴、用药和治疗。

2.脐孔内常有污垢，应用脐疗时，一般应先用75%的酒精棉球对脐部进行常规消毒，以免发生感染。

3.脐疗用药虽有自己的特点，但一般情况下仍宜辨证用药，方能提高疗效。

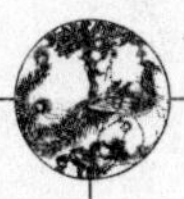

4. 脐部皮肤娇嫩，在用有较强刺激性的药物时，或隔药灸脐法壮数较多时，宜先在脐部涂一层凡士林后再用药或治疗，可避免脐部皮肤起泡。在给小儿用药时尤应注意这一点。

5. 脐疗给药时一般用胶布或伤湿止痛膏等固封，个别患者会对胶布等发生过敏反应，可见局部瘙痒、红赤、丘疹等现象，可暂停用药，外涂肤轻松软膏，待脱敏后再继用，也可改用肤疾宁贴膏或纱布包扎固定。

6. 由于脐部吸收药物较快，故用药开始几天内，个别患者（尤其用走窜或寒凉药物时）会出现腹部不适或隐痛感，一般过几天会自行消失。

7. 慢性病和预防保健应用脐疗药物时，宜采取间断用药的方法，如二次换药之间宜间隔数小时或1天，每个疗程间可休息3～5天。一般不应长期连续使用，以免引起脐部过敏反应。

8. 孕妇若非治疗妊娠诸病，宜慎用脐疗，有堕胎或毒副作用的药物更当慎用或禁用。

中　篇

脐疗的临床应用

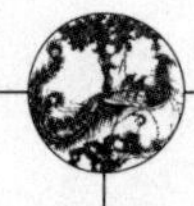

第一章　传染病

一、细菌性痢疾

1方（诸葛行军散）

【药物】生姜1.5克，硝石1克，牛黄15克，雄黄25克，硼砂13克，冰片15克，麝香15克，珍珠15克。

【制法】共研为细末，装瓶密封备用。

【用法】脐孔常规消毒后，取上药适量，填入脐中，以填满为度，上置姜片一枚（中央用细针钻数小孔），用枣核大艾炷放姜片上灸5～9壮。灸毕，药末用膏药固定脐内。

【疗效】据盛燮荪等介绍，用此法治疗痢疾疗效颇为满意，一般灸5～7壮，患者即感腹部鸣动，有如一股暖气，始自脐部窜动，渐至满腹，全身感微汗而舒适无比，口鼻中自感有一股药味，此时，若原有四肢厥冷、转筋等症状者，即可渐次缓解，腹痛亦由缓而止。

【验案】患者，男，22岁，痢疾1天。腹痛腹泻，里急后重，大便红白相杂，从昨天下午至今晨已解10余次。查体温39.4℃，精神不振，呻吟不安，脉象濡数，舌苔白腻根厚。腹诊：脐周及少腹有压痛。

当即针曲池、足三里以退热止痛，隔药灸神阙穴7壮，腹痛由缓而止。次日复诊，灸后解黏冻样大便4次，解时仍有腹痛，但较轻，体温37.8℃，继用上法灸治3次而愈。

【出处】《江苏中医》（12）：15，1963。

【备注】此法治泄泻效亦佳。《中医外治法集要》也收载此方。

2方（狗皮膏）

【药物】乳香15克，没药15克，木鳖子10个，柳枝49节如筯大，杏仁49个，桃枝42

指9节长。

【制法】用香油210克，将木鳖子以下4味药入油内炸枯，去渣，用黄丹90克熬成膏。

【用法】将乳香、没药研细末，加麝香0.3克，搅匀入膏中，以狗皮摊膏贴脐上。

【疗效】龚廷贤称此方治泻痢如神。

【出处】《万病回春》。

3方（泻痢膏）

【药物】赤石脂120克，诃子120克，米壳120克，干姜200克，龙骨60克，乳香15克，没药15克，麝香3克。

【制法】各研为细末。用麻油1120克熬前4味药，熬去120克，剩1000克时，再入黄丹500克熬成黑色且滴水成珠时，将后4味药入内搅匀，退火出火毒，摊成膏备用。

【用法】用此膏贴脐上。

【出处】《万病回春》。

【备注】冬月可加肉豆蔻15克。

4方

【药物】苦参8克。

【制法】烘干，研为细末，用温开水调成糊状或制成饼。

【用法】敷脐上，盖以铝纸或纱布，用胶布固定，每日换药1次。

【疗效】解放军201医院用此法治疗痢疾100例，治愈率为87%。

【出处】《新医药通迅》（5）：11，1972。

5方

【药物】巴豆3粒，黄蜡9克，麝香1克。

【制法】将前两味药共捣成膏。

【用法】先将麝香放脐内，再将捣成的膏敷脐上，用绢帛缚住（或用胶布固定），等脐部有痒痛感时取下。

【疗效】此法治小儿噤口痢不能食者，半日即愈。

【出处】《增广验方新编》。

【备注】据浙江省萧山县所前卫生院周明道介绍，用本法（不用麝香）对赤白痢疾均有效。贴药后无灼痛感，可敷一天取下。取下后如起小水泡，可在脐下方挑破一孔，让黄水外流，一般3天可愈。[《陕西中医》（针灸增刊）：39，1981。]

6方（红药丸）

【药物】硫黄9克，母丁香3克，麝香0.9克，独头蒜数枚。

【制法】独头蒜捣如泥，再入前3味研匀和丸如梧子大，以飞过朱砂为衣。

【用法】取药丸敷脐上。孕妇忌用。

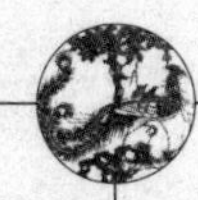

【疗效】吴庚生曰："予尝以红药丸3克加肉桂3克为散，每用0.6～0.9克置脐眼上，用寻常膏药盖之，重者更以艾火安于膏药上灸之，或以茶壶熨之神效。"

【出处】《串雅内编》。

7方

【药物】母丁香4粒，土木鳖1个，麝香0.3克。

【制法】上药研末，用唾液调为丸如芡实大。

【用法】纳脐中，外用膏药贴之。

【疗效】治水泻白痢。小儿痢疾尤验。

【出处】《串雅内编》。

8方（痢疾塞肚方）

【药物】绿豆7粒，胡椒7粒，麝香0.03克，胶枣1枚。

【制法】共捣烂，放瓶内，包好。

【用法】患者取1丸，贴脐上。

【出处】《串雅外编》。

【备注】胶枣，说法有二：一说为山东胶州产的大枣，一说为"枣瓤蒸熟"者（见《本草纲目》）。

9方（宁和堂暖脐膏）

【药物】香油500克（或用麻油），生姜500克（切片），黄丹（飞过）150克。

【制法】熬成膏。

【用法】摊布贴脐上。孕妇忌用。治白痢。

【出处】《串雅内编》。

10方

【药物】胡椒1岁1粒（打碎），大鲫鱼1个（去头尾骨肠）。

【制法】将胡椒研末放入鱼内共捣。

【用法】敷脐上。用于痢疾。

【出处】《增广验方新编》。

11方

【药物】硫黄15克，蓖麻仁7个。

【制法】共为细末。

【用法】纳脐中，以衣隔热汤煲之，止乃已。治虚寒下痢。

【出处】《仁存方》。

12方

【药物】田螺。

【制法】取适量捣烂。

【用法】涂脐中，治噤口红白痢，倾刻效。

【出处】《经验良方》。

13方

【药物】田螺1个，麝香0.03克，吴茱萸0.03克。

【制法】共研捣为细末。

【用法】掩脐上，治产后吐痢。

【出处】《增广验方新编》。

14方

【药物】大田螺1枚，麝香1克。

【制法】将田螺捣烂，入麝香作饼。

【用法】治噤口痢疾，上药烘热贴脐间，半日，热气下行，即思食矣，甚效。

【出处】《本草纲目》。

15方

【药物】水蛙1个，麝香2克。

【制法】将水蛙并肠肚捣碎，瓦烘热，入麝香作饼。

【用法】治毒痢噤口，上药饼贴脐上，气通即能进食也。

【出处】《本草纲目》。

16方

【药物】生大附子1个。

【制法】切片。

【用法】治噤口痢，用附片贴无根火上，俟热贴病人脐上，冷则再换，立愈。

【出处】《增广验方新编》。

17方

【药物】黄瓜藤适量（经霜之藤更妙）。

【制法】烧灰存性，香油调。

【用法】治噤口痢，敷脐上，极效。

【出处】《增广验方新编》。

18方（平胃散）

【药物】苍术、甘草、陈皮、厚朴各等份。

【制法】制成粗末。

【用法】治噤口痢，用布包之，放在肚上，将熨斗盛火熨布上，逼药气入腹。病者觉腹中爽快，即将药放枕头下，以受药气。1日连熨3～5次，痛痢渐止，口中即饮食矣。

【出处】《种福堂公选良方》。

19方

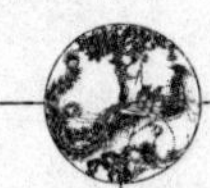

【药物】大蒜适量。

【制法】捣烂成泥状。

【用法】治泄泻暴痢或小儿下泄痢，贴脐上，或贴两足心。

【出处】《千金方》。

20方

【药物】斑蝥1个，雄黄0.6克。

【制法】共研细末，取膏药一张，加温撕开，撒布药末在中部。

【用法】贴于脐上，5～6小时后起泡，挑破水泡，去黄水，外涂红汞。

【出处】《常见病验方研究参考资料》。

21方（参莲膏）

【药物】黄连3克，人参0.9克，田螺适量，麝香0.3克。

【用法】治噤口痢百药不效，先以田螺捣烂，入麝香，纳脐中引热下行，不吐然后将黄连、人参煎服，下喉即愈。

【出处】《经验广集良方》。

22方（虫糖散）

【药物】五谷虫，黑糖，金蟾。

【用法】治噤口痢，五谷虫炒黄为末，黑糖拌匀，新汲水送下；先以金蟾捣膏贴脐引热下行即愈。

【出处】《经验广集良方》。

23方（五爪藤散）

【药物】五爪藤茎、叶（经霜者）。

【制法】烧灰，香油调。

【用法】治痢疾，纳脐中即效。

【出处】《医宗金鉴》。

24方（灸脐法）

【药物】艾绒适量。

【制法】制成艾炷。

【用法】灸脐中稍稍二三百壮，治一切痢。

【出处】《千金方》。

【备注】灸神阙治痢疾，《针灸易学》《针灸集成》《世医得效方》《针灸逢源》等皆有记载，壮数从7壮至数百壮不等。

25方

【药物】芥菜籽末，面粉各等份。

【制法】加温水调匀成糊状。

【用法】治噤口痢，贴小腹与脐上，如觉热难忍，即取下。

【出处】《常见病验方研究参考资料》。

【备注】《本草纲目》用芥子同生姜捣膏封脐治痢疾。《理瀹骈文》单用芥末贴小腹并脐。

26方（玉抱肚法）

【药物】针砂22.5克，官桂3克，枯矾3克。

【制法】为末，以凉水调。

【用法】治虚寒下痢，肠滑不禁，将上药摊脐上下，缚之，当觉大热，以水润之。可用3~4次，名玉抱肚。

【出处】《本草纲目附方分类选编》。

27方

【药物】白胡椒6克，吴茱萸6克。

【制法】研末，和蒸饭同捣烂制成圆饼两块。

【用法】轮换敷在脐上。4小时后腹中可起雷鸣，7小时后思饮食。

【备注】又方，敷脐上，再以大艾炷灸之，治寒痢。

【出处】《常见病验方研究参考资料》。

28方

【药物】吴茱萸15克，黄连9克，木香6克。

【制法】上药共研细末，放瓶内密贮备用。

【用法】取适量，用开水调成糊膏，敷脐部，胶布固定。用于赤白痢疾。

【出处】《常见病中草药外治疗法》。

29方

【药物】肉桂适量。

【用法】研末填脐。治寒痢。

【出处】《鲟溪外治方选》。

30方

【药物】吴茱萸适量。

【用法】研末敷脐，治寒痢。

【出处】《鲟溪外治方选》。

31方

【药物】巴豆霜、胡椒、灵脂、乳香、没药、麝香、糯米饭各等份。

【制法】制成丸，朱砂为衣。

【用法】治寒痢，纳脐中，上用暖脐膏盖。

【出处】《理瀹骈文》。

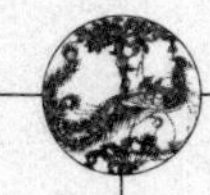

【备注】上方再加木香、丁香、百草霜、杏仁霜、肉蔻霜丸，即治冷积泻痢方。虽用巴豆不泻，可悟用药之法。

32方

【药物】大黄适量。

【制法】研末，水调成丸。

【用法】治热痢，纳脐中。

【出处】《理瀹骈文》。

33方

【药物】大黄120克，苍术120克，生香附120克，熟香附120克，生灵脂120克，熟灵脂120克，羌活0.6克，川乌30克，黄柏30克，延胡30克，黄芩30克，枳壳30克，槟榔30克，青皮30克，陈皮30克，当归30克，酒白芍30克，皂角30克，菖蒲30克，车前子30克，黑丑（煅）15克，黄连15克，吴萸15克，木香15克，姜黄15克，僵蚕15克，滑石120克，生姜60克，萝卜子60克，巴仁12克，（一方加木鳖、山甲）。

【制法】用麻油熬，黄丹收膏。

【用法】治热痢，贴脐上。此方行气而不泄。

【出处】《理瀹骈文》。

34方

【药物】吴茱萸、六一散（滑石、甘草）适量。

【制法】混合，共碾碎为细末。

【用法】敷脐（可用水调成膏状，胶布固定）。用于白痢。

【出处】《理瀹骈文》。

【备注】据报道，用吴萸120克、滑石90克、甘草15克，共研细末，贮瓶备用。用时取药末1克敷于神阙穴和止泻穴，脐布封严固定，数日一换，连敷2个月，治疗慢性菌痢36例，治愈24例，显效8例，好转2例，无效2例，总有效率为94.5%，显效率为88.9%。（《中国灸法集萃》）

35方

【药物】蒜头7份，葱头7份，文蛤15克，黄丹9克，姜3片，麝香0.75克。

【制法】共捣烂。

【用法】贴脐上即愈，用于噤口痢。

【出处】《妇人科杂证医方》。

36方

【药物】细辛9克，肥皂9克，葱3根，酒药子半个，大田螺1个。

【制法】共捣成泥状。

【用法】治噤口痢，敷脐上，候干揭去，热毒既解，自思饮食。

【出处】《理瀹骈文》。

37方

【药物】木鳖仁6个，热面烧饼1个。

【制法】木鳖仁研泥，分作两份；面烧饼切作两半。

【用法】只用半饼作一窍，纳药在内，乘热敷在病人脐上。一时再换半个热饼，其痢即止，遂思饮食。用于截痢。

【出处】《串雅内编》。

【备注】《理瀹骈文》治噤口痢，用木鳖和飞面敷脐。

38方

【药物】乌梅500克，蜗牛数个（寒者加附子）。

【用法】治噤口痢，乌梅同蜗牛共捣在一起敷脐。或用乌梅煎汤乘热坐熏肛1周部，只用蜗牛捣烂敷脐。

【出处】《理瀹骈文》。

39方（回春泻痢膏）

【药物】诃子肉120克，干粟壳120克，赤石脂120克，煅龙骨60克，乳香15克，没药15克（冬加肉蔻末）。

【用法】熬膏贴脐。初起勿用。

【出处】《理瀹骈文》。

40方（泻痢圣饼子）

【药物】黄丹、定粉、陀僧、硫磺、轻粉。

【制法】用面和捣。

【用法】贴脐甚妙。如加入泻痢膏中作收亦良。

【出处】《理瀹骈文》。

41方

【药物】大葱（连根须）1.5公斤，麻油250毫升，铅粉120克。

【制法】先把大葱洗净泥土，晾干，再切成小段；另把麻油倒入锅中，加热10余沸，把切碎的小段大葱入油内炸枯，去渣过滤；再将葱油熬至滴水成珠时，徐徐投入铅粉收膏。再将熬成的膏药投入清水中浸24小时，以去火毒。

【用法】治湿热痢，用膏药少许，摊贴神阙穴、止泻穴。1～2日换1次，2～3日即愈。孕妇忌贴。

【出处】《中医外治法集要》。

42方

【药物】酸石榴子适量。

【制法】捣烂，拧出汁熬膏。

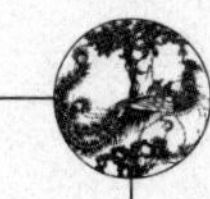

【用法】敷神阙穴，治寒湿痢。

【出处】《中医外治法集要》。

43方（止痢散）

【药物】黄连10克，滑石50克，车前子50克。

【制法】混合碾成粉末，过筛。

【用法】治急性菌痢，取1～2克填脐中，胶布固定，1日换药1次，重者2次。

【疗效】18例中，治愈17例，另1例好转自动出院。治愈率94.4%，一般3～5天可愈。

【出处】《四川中医》（9）：22，1989。

44方（金仙膏）

【药物】苍术、白术等共100多味药，详见原书。

【制法】略。

【用法】痢疾无论老少皆用金仙膏，随症糁药，一贴脐上，一贴胸口。

【疗效】轻症半日腹响泄气，小便通利，胸中廓然即愈。重症逐渐轻减，不过数日亦愈。此二症（指痢、疟）夏秋最多，余治愈不止万人。

【出处】《理瀹骈文》。

45方

【药物】党参、黄芪、酒制大黄、白芍等量。

【制法】研为细末，装瓶备用。

【用法】敷药前应先用75%酒精将脐部擦拭干净，然后取药末适量，用蜂蜜调为糊状，填入脐中，盖上塑料纸，以胶布固定，以免药物流失、滑脱而影响疗效，每天换药1次。14天为1个疗程，观察孕2个疗程。用于慢性细菌性痢疾。

【出处】《新中医》37（4）：56，2005。

二、流行性乙型脑炎

1方

【药物】朱砂0.6克，雄黄0.3克，癞蛤蟆1个。

【制法】将朱砂和雄黄为末，放在癞蛤蟆肚腹内。

【用法】将癞蛤蟆敷于患者肚脐上（腹面贴脐）。

【疗效】治疗乙脑40例，除1例有后遗症外，其余39例均治愈。

【出处】《陕西新医药》（4）：49，1979。

【备注】另据介绍，活癞蛤蟆剖腹敷肚脐半天，能降低体温。（《黑龙江医药》2：61，1979）

2方

【药物】中等大活蚯蚓10余条，白矾末少许。

【制法】将活蚯蚓放入75%的酒精或白酒内浸泡约3分钟，取出，撒少许研极细的白矾末。

【用法】治乙脑高热，把蚯蚓卷曲成团状，直接敷肚脐上，外面覆盖塑料薄膜，绷带围腰包扎，2小时左右取下。若体温不降，可重复敷贴。

【出处】《内病外治精要》。

三、疟 疾

1方（疟疾膏）

【药物】阿魏3克，细辛2.4克，干姜3克，白胡椒3克，肉桂1.5克，白芥子6克，中等大膏药2张。

【制法】共研细末，瓶贮备用。

【用法】用中等大膏药2张，取上药粉1.8克，分撒2张膏药内，每张0.9克。再用斑蝥2只，去头、足、壳，压碎，每张膏药放1只。疟疾发作前6小时贴神阙、命门穴，贴24小时后揭下，如第1次未愈，可再贴1次。

【疗效】治疟疾70例，疗效满意。

【出处】《江苏中医》（7）：40，1964。

2方（截疟膏）

【药物】草果、山柰、胡椒、百草霜4味等份。

【制法】共研细末，贮瓶备用。

【用法】于疟发前4～6小时，取清凉膏（即无药物的小膏药，江浙一带药店有售）2枚，入上述药末少许（如黄豆大），外贴神阙、大椎穴各1枚。无不良反应，局部也无发疱现象。

【疗效】据江苏省常熟县城南卫生院徐叔衡介绍，本方来自民间，临床应用40年，证实对截止疟疾发作和抗复发均有一定效果，但不宜于仅热无寒的瘅疟和温疟。

【出处】《中医杂志》（7）：30，1981。

3方（贴脐截疟丸）

【药物】胡椒、雄黄精各等份。

【制法】研末，将饭研烂为丸，如桐子大，外以朱砂为衣。

【用法】将一丸放在脐中，外以膏药贴上，疟即止，亲验。

【出处】《种福堂公选良方》。

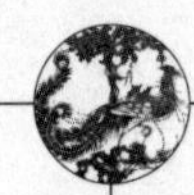

【备注】也见于《串雅外编》《外治寿世方》。《北京中医》1953年11期也有用此方治疟疾的介绍。

4方（治疟方）

【药物】桂心0.3克，麝香0.09克，川椒7粒，雄黄0.21克。

【制法】共研极细末。

【用法】纳脐中，外以膏药贴之，虚寒疟更效。孕妇忌贴。

【出处】《种福堂公选良方》《医学从众录》。

5方（截疟丹）

【药物】荜拨9克，雄黄精6克。

【制法】研细和匀，用膏药两张，取药1克用生姜汁合作二饼。

【用法】一贴脐上，一贴项后天柱骨下第一节，均以膏药盖之。

【出处】《串雅内编》。

6方

【药物】甘草，甘遂各等份。

【制法】研极细，贮瓶备用。

【用法】用0.6克药粉（小儿用0.5克），于疟疾发作前3小时，撒于脐内，外用胶布固定，24小时取下。

【疗效】治疟疾34例，治愈率为97.06%，有效率为100%。

【出处】《江苏中医》（12）：40，1965。

7方

【药物】苍术、白芷、川芎各等份。

【制法】研细末，各用玻璃瓶贮。

【用法】临用每种取等份，共1厘米，用普通纱布四层包裹成约2厘米的药球；塞入脐窝部，胶布封紧（膏药亦可），隔3天1次，9天为1疗程。

【疗效】用药第1次疟原虫大量消失，第2次消失率为100%，为巩固疗效可用第3次。

【出处】《中医杂志》1959年4期。

8方

【药物】桃仁7个（向天者），独头蒜7个，胡椒49粒，五家棕尖。

【制法】五月五日午时共捣为丸，雄黄为衣。

【用法】扎肚脐内，一周即愈。

【出处】《增广验方新编》。

9方

【药物】陈皮3克，当归3克，川芎3克，防风3克，甘草3克，苍术3克，杜仲3克，槟

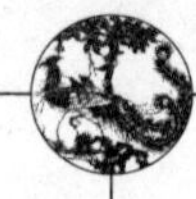

椒3克，草果3克，半夏3克，常山3克，荆芥3克，知母3克，乌梅（烧熟打碎）15克。

【制法】将药共研末，放锅内炒热。

【用法】于疟未发时用稀布包裹捆于脐上，脐内先以药末1克填满。

【疗效】捆后其发必轻，再炒再捆，无有不效。间日疟者更效，轻者一次，重者两次必愈。年老人不肯服药者，用此最效。

【出处】《增广验方新编》。

【备注】《理瀹骈文》《急救经验良方》等书也有类似记载。

10方（截疟膏）

【药物】草果3粒，白胡椒3粒，砒霜少许。

【制法】共研细，置药上。

【用法】贴脐上及脉窝和第七颈脊突。

【出处】《中医验方交流集》。

11方

【药物】山柰、甘松各3克。

【制法】研末。

【用法】用时纳少许于脐内，外以膏药贴之，是日即不复发，惟愈后须隔一星期方可揭去膏药。

【出处】《万病验方大全》。

【备注】也见于《常见病验方参考资料》。

12方

【药物】威灵仙。

【用法】研末贴脐截疟。

【出处】《外科薪传集》。

13方（八宝红灵丹）

【药物】朱砂15克，硼砂15克，麝香3克，青礞石3克，雄黄9克，火硝6克，大赤金30张。

【制法】共研细末，装瓷瓶内封固。

【用法】治单日、间日疟，发3～4次后，未发一时许，放药0.15克于脐内，盖金不换膏。再将药少许撒膏药上，贴背骨第三节间即愈。

【出处】《清太医院选方》。

14方

【药物】白胡椒15克，辰砂3克。

【制法】共研细末，面糊为丸，黄豆大。

【用法】于疟发前2小时用1丸置膏药上，灼热贴脐中。

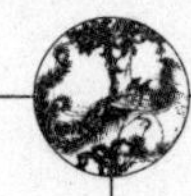

【出处】《中药外治法》。

15方

【药物】生知母、生贝母、生半夏各等份。

【制法】共研细末，装瓶贮。

【用法】发病前1～2小时之间，先将肚脐洗净，用生姜汁擦数次，然后将药末敷上，用胶布贴上即可。

【出处】《中药外治法》。

16方

【药物】白胡椒适量（或加草果、巴豆，或加威灵仙、吴茱萸、丁香、官桂）。

【用法】研末，贴脐，并贴背上第3骨节效。按截疟只用白胡椒一味已效，兹录多方者，以见用去之无穷，所以启人之悟也。

【出处】《理瀹骈文》。

17方

【药物】大黄3克，生姜3克。

【制法】大黄研成细末，与生姜同捣成泥膏状。

【用法】在疟发前2小时贴脐上。

【出处】《常见病验方研究参考资料》。

18方

【药物】青蒿15～24克。

【制法】鲜者捣烂。干者研细末。

【用法】敷脐，每日1次。

【出处】《常见病验方研究参考资料》。

19方

【药物】阿魏少许，普通膏药1张。

【制法】阿魏研细末，置膏药上。

【用法】在发作前2～4小时贴肚脐上，发作过后去掉。

【出处】《常见病验方研究参考资料》。

【备注】阿魏用量多为0.6～1.5克，个别用3～15克，有的与雄黄或草果或大葱或樟脑同用。

20方

【药物】白胡椒末1克，砂糖少许（或加雄黄1克或朱砂1克）。

【制法】用饭作成小饼。

【用法】贴脐中。

【出处】《常见病验方研究参考资料》。

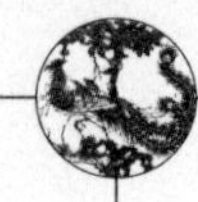

21方

【药物】丁香3～5个。

【制法】研为细末。

【用法】发病前将药末填入肚脐中，用膏药盖上。亦可用生姜汁调敷。

【出处】《常见病验方研究参考资料》。

【备注】又方（1）加葱头；（2）加细辛、荜拨各等份，共研末贴脐中。

22方

【药物】荜拨5克，细辛3克。

【制法】混合，烘干，共研细末。

【用法】填入脐眼，以膏药贴盖，或用布带裹腹24小时。连用2～3次。

【出处】《常见病验方研究参考资料》。

23方

【药物】荜拨9克，生姜30克。

【制法】捣成泥状，摊在布上。

【用法】发作前90分钟贴脐，用带扎紧。

【出处】《常见病验方研究参考资料》。

24方

【药物】牙皂、细辛各等份。

【制法】用高粱酒适量，制成饼子。

【用法】扎在肚脐上。

【出处】《常见病验方研究参考资料》。

25方

【药物】生半夏3克。

【用法】研末，放脐上，用小膏药贴盖。

【出处】《常见病验方研究参考资料》。

【备注】有的加生甘遂（或草果）3克，共研，用药末0.6～0.9克敷脐如上法。

26方

【药物】巴豆仁适量。

【用法】研细末，敷贴肚脐上。

【出处】《常见病验方研究参考资料》。

27方

【药物】巴豆1粒，肉桂1克。

【用法】捣研为细末，贴肚脐及第3胸椎（身柱穴）。

【出处】《常见病验方研究参考资料》。

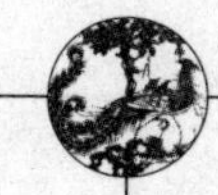

28方

【药物】苍耳嫩叶少许。

【用法】捣烂搓成圆形，贴脐上，1天后取下，治小儿疟疾。

【出处】《常见病验方研究参考资料》。

29方

【药物】胡椒0.6克，斑蝥1只，小膏药1张。

【制法】胡椒研细末；斑蝥去头、足、翅，研为细末，放在膏药中央。

【用法】贴肚脐中。

【出处】《常见病验方研究参考资料》。

【备注】可加用下列任一项配伍：(1)加白芥末少许；(2)加雄黄少许；(3)加红娘1个；(4)加信石、黄丹少许；(5)加丁香2粒；(6)加草果2粒。

30方

【药物】川芎、白芷、桂枝、苍术各等份。

【制法】混合，烘干，共研细末，瓶贮。

【用法】治小儿疟疾，取0.9克放膏药上，疟发前贴肚脐。

【出处】山西《常见病验方选》。

31方

【药物】雄黄3克，大蒜2枚，生姜15克。

【制法】雄黄研细末，与大蒜、生姜共捣烂。

【用法】敷肚脐或大椎穴。

【出处】《穴敷疗法聚方镜》。

32方

【药物】生甘遂、生半夏各等份，雄黄6克。

【制法】共研细末，瓶贮备用。

【用法】用药末0.6～0.9克敷脐，用膏药盖贴。

【出处】《穴敷疗法聚方镜》。

33方

【药物】生半夏3克，红辣椒3克，桃叶3克。

【制法】生半夏研细末，同后两味药共捣如泥。

【用法】放脐眼上，用小膏药贴盖。

【出处】《穴敷疗法聚方镜》。

34方

【药物】桃树叶适量。

【制法】桃叶煮水留冷却，用纱布包裹挤出汁，再将挤出之汁熬成膏，摊在布上。

【用法】发前2小时贴脐。

【出处】《安徽单验方选集》。

35方

【药物】白胡椒15克，硫黄0.21克，火药0.21克。

【制法】共研极细末，用陈醋和匀成饼。

【用法】敷脐，外用暖脐膏盖贴，务须过3～4次者，方可用之，早恐变证。

【出处】《慈禧光绪医方选议》。

36方

【药物】辣椒叶30克，食盐适量。

【用法】共捣烂，敷脐。

【出处】《中医外治法集要》。

37方

【药物】威灵仙6克，大葱适量。

【制法】威灵仙烘干，研为细末，过筛，再和大葱共捣为丸，纱布包裹。

【用法】敷脐，外用胶布固定。

【出处】《中医外治法集要》。

38方

【药物】僵蚕适量。

【制法】研为细末，过筛，用开水调成膏。

【用法】纱布包上膏，敷神阙穴，外用胶布固定。

【出处】《中医外治法集要》。

39方（雄黄散）

【药物】雄黄3克，威灵仙3克，胡椒6克。

【制法】将以上3味粉碎成细粉，备用。

【用法】取药粉0.3克，加水调匀，于发作前2小时敷于脐部，用布包扎固定。

【疗效】应用本方治疗疟疾13例，其中12例1次痊愈。

【验案】患者，女，30岁，孕妇。产前发作3次。产后当日用本法1次痊愈。

【出处】《山东中草药验方选》。

40方（常山饮）

【药物】常山（酒炒）、槟榔、草果、知母、乌梅肉各6～9克，煨姜3片，大枣4枚。

【制法】共切粗末，炒热。

【用法】布包敷脐上，其发必轻，再发再捆，数次必愈。

【出处】《理瀹骈文》。

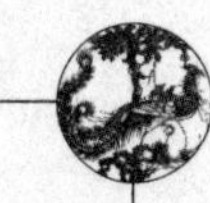

41方

【药物】青蒿15克，草果3克。

【制法】洗净，捣烂。

【用法】发作前2小时敷脐上，每日1次，连敷数日。用于疟疾。

【出处】《常见病民间传统外治法》。

42方（梅花针针脐法）

【用法】慢性疟疾已见贫血，消化无力，不思饮食，甚或肚腹奇硬，于脐中进梅花针，重灸中脘、脐中、三里、三阴交等穴，其效始著。

【出处】《儿科针灸治疗经验》。

43方（劳疟膏）

【药物】醋炙鳖甲125克，川芎、当归、青皮、陈皮、白芍、半夏、茯苓、乌梅、生姜各30克。

四、麻　疹

（一）预防方剂

1方

【药物】阿魏0.2～0.4克。

【用法】研细贴肚脐。

【出处】《内病外治精要》。

（二）治疗方剂

1方

【药物】大葱若干。

【制法】捣烂，纱布包裹。

【用法】敷神阙穴，并擦五心（即手心劳宫穴，足心涌泉穴，肘窝尺泽穴，腘窝委中穴，前心从天突擦至剑突，后心从大椎擦至腰部），2小时擦1次。用于麻疹前驱期，麻疹应出不出，或疹出不齐。

【出处】《中医外治法集要》。

2方

【药物】葱白（带根须）不拘量，胡椒7粒，红糖10克。

【制法】胡椒研细末，葱白切碎。3味共捣烂。

【用法】敷肚脐，3小时左右。

【出处】《内病外治精要》。

3方

【药物】莜面1握，莜子1握，高粱2握。

【用法】（1）莜面水调煎粑贴肚脐上；（2）后两味在锅内炒黑色水煎服。用于疹出1天即没，疹色乌黑者。

【出处】四川《宜宾市中医采风录》。

4方

【药物】商陆根，葱白各适量。

【用法】共捣敷脐上。用于疹发时腹痛。

【出处】《鲟溪外治方选》。

5方

【药物】皮硝3克，冰片3克，雄黄3克。

【用法】共研末，水调敷脐中。用于麻疹后腹痛甚者。

【出处】《常见病验方研究参考资料》。

6方

【药物】柑子叶30克。

【制法】炒焦，研细末，用米酒调成膏。

【用法】敷脐。用于疹后气喘。

【出处】湖北省《中医验方选集第一辑》。

7方

【药物】活鸡1只。

【用法】先将鸡肛门周围的毛拔掉，由患儿家长或护士把持鸡两翅及两爪，使鸡肛门对准患儿肚脐坐上，方向是鸡头朝着患儿下肢，鸡即安坐不动，约经20～30分钟，鸡出现萎靡不振或张口喘促的现象，这时患儿体温渐渐下降或抽搐减轻，有安然入睡之趋势，一般可持续罨放2～3小时，然后将鸡取下，频饮以清水，使其恢复健康状态再用，每天可1～2次，1次2～3小时。

【出处】《哈尔滨中医》（2）：5，1961。

8方

【药物】活鸡1只，雄黄，灯芯各适量。

【制法】急用活鸡剖腹，纳雄黄、灯芯于鸡腹内。

【用法】热敷胸脐。用于麻疹气喘。

【疗效】药后俄顷即可疹出神清，足温热退。

【出处】《湖南中医杂志》（4）：10，1988。

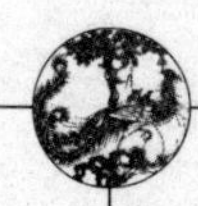

五、白　喉

1方

【药物】茗叶细辛（马兜铃科植物杜衡）、米饭各16克。

【制法】共捣烂。

【用法】包脐眼。用于白喉。

【出处】《贵州民间方药集》。

六、病毒性肝炎

1方

【药物】甜瓜蒂60克，秦艽60克，青皮30克，紫草30克，黄芩50克，丹参30克，铜绿15克，冰片6克。

【制法】除甜瓜蒂、冰片另研外，余药混合研粉，合并过60目筛，装入3×5厘米大小的薄膜塑料袋，每袋约1.5克，密封备用。

【用法】取75%酒精或温开水将脐内污垢洗净拭干，将药粉倒入脐内，约填满2/3，用4×4厘米胶布棱形贴封脐部，周围不可有空隙，否则药物漏出影响疗效。成人每次用量为0.15克左右，小孩每次用量为0.1克左右，每48小时换药1次，3个月为1疗程。本法适用于肝炎谷丙酶升高患者。

【疗效】治疗150例，满意（谷丙酶降至正常，症状基本消失）77例，显效（降酶幅度在50%以上，症状明显减轻）15例，有效（降酶幅度在25%～50%之间，症状有改善）27例，无效（降酶幅度在25%以下或升高，症状变化不明显或加重）31例。有效率79.33%。

【出处】《浙江中医杂志》（3）：9，1978。

【备注】用药后3～5天可能肝脾区疼痛加重，1个月左右谷丙酶可暂时升高，应继续用药。

2方

【药物】桃仁30克，杏仁30克，栀子15克，桑椹15克。

【制法】烘干，共研为细末，醋调成糊状。

【用法】纱布包裹上药，贴肚脐中，每两天换药1次。用于慢性肝炎。

【疗效】中国人民解放军总医院治疗病毒性肝炎50例，有效率为70%。在用药开始1～2周内，个别病人的肝功比原来更差一些，只要坚持治疗，可以好转。

【出处】《常用新医疗法手册》。

3方

【药物】黄芪、当归、熟地、柴胡、桃仁、三棱等(具体药味及用量不详)。

【制法】制成外用膏药。

【用法】敷贴在神阙穴、期门穴,每天换1次,共观察3个月。用于肝炎后肝硬化。

【疗效】据上海市针灸经络研究所黄琴峰等介绍,用本法治疗肝炎后肝硬化34例,患者的主要症状、体征和化验结果均有明显改善。贴敷1个月后,腹胀、肝脾区胀痛、纳差等症状缓解,继续治疗2个月后,上述症状基本消失,乏力、腹水、牙龈出血、鼻衄等症状明显好转。

【出处】华东地区针灸学术会议论文,1990年于济南。

4方

【药物】发疱药物任选一种。

【用法】敷于脐部。发疱后流黄水,黄疸很快消退,肝功能化验渐趋正常。

【出处】《俞穴敷药疗法》。

5方

【药物】栀子15克。

【制法】研为细末,加面粉适量(约1/3),醋或水调膏。

【用法】用纱布包裹上药,敷神阙穴。

【出处】《中医外治法集要》。

6方

【药物】火纸(或麻纸)、白蜡(或黄蜡)。

【制法】将火纸铺于热石板或热铁皮上,白蜡(或黄蜡)趁热熔于纸上,再卷成卷子。

【用法】有二:①平放于脐上,用艾炷灸之;②点燃后,直接竖立于脐上灸之,直烧至局部有痛感时去掉。可以连用5~6支。此法能退黄疸。

【出处】《中医外治法集要》。

7方

【药物】茵陈30克,栀子30克,大黄30克,芒硝30克,杏仁6克,常山12克,鳖甲12克,巴豆霜12克,豆豉10克。

【制法】加水,连煮3次,过滤,混合,再浓缩成膏。

【用法】纱布包裹,敷神阙穴。

【出处】《中医外治法集要》。

8方

【药物】百部。

【制法】烘干,研为细末,用酒调膏。

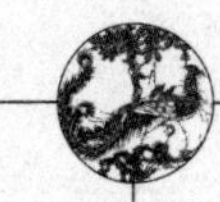

【用法】纱布裹之，敷神阙穴，再用少量糯米饭，纱布覆盖，胶布固定。用于黄疸型肝炎，可退黄疸。

【出处】《中医外治法集要》。

9方

【药物】南星。

【制法】烘干，研为细末，过筛，用醋调膏。

【用法】纱布裹之，敷神阙穴，外用胶布固定。

【出处】《中医外治法集要》。

10方（平胃散）

【药物】陈皮、厚朴各5克，苍术8克，炙甘草3克（或加香附、青皮、皂矾、莪术、黄连、苦参、白术各1克）

【制法】烘干，研为细末，过筛，用醋调膏，纱布包裹，压成饼状。

【用法】敷神阙穴及其周围，外用胶布固定。

【出处】《中医外治法集要》。

11方

【药物】砂仁30克，白糖50克，白矾10克，青背鲫鱼1条（连肠杂用）。

【制法】先把砂仁研为细末，过筛；然后，用白矾、白糖、鲫鱼共捣一起。

【用法】纱布包裹，敷神阙穴和至阳穴（第七胸椎脊突下，平肩胛骨下缘），外用纱布覆盖，胶布固定，1日换药1次。用于黄疸型肝炎，黄色鲜明，尿赤便结者，一般2～3天见效。

【出处】《中医外治法集要》。

12方

【药物】胡椒（按年龄，1岁1粒），麝香0.9克，雄鲫鱼1条（只取背肉2块）。

【制法】先把胡椒研为细末，和鲫鱼共捣在一起。

【用法】纱布裹之，敷神阙穴。敷前，先洗净皮肤，用麝香少许，置于脐内，外盖鲫鱼药饼，再盖以纱布，胶布固定，1日1换，也可加敷肝俞、脾俞穴。用于黄疸型肝炎，黄色晦暗，畏寒便溏者，一般2～3次见效。

【出处】《中医外治法集要》。

13方

【药物】阿魏，硼砂各等份。

【制法】研为细末，酒调为稠膏。

【用法】纱布包裹，敷神阙穴。用于肝脾肿大者。

【出处】《中医外治法集要》。

七、肺结核

1方

【药物】川乌、乳香、没药、续断、朱砂各15克，雄黄10克，麝香0.5克。

【制法】先将川乌、续断烘干，研为细末；再将乳香、没药、雄黄、朱砂分别研为细末，然后，混合调均匀，再研一遍，瓶贮备用。

【用法】取麝香1/3，纳神阙穴，再取药末15克，撒于麝香上面，盖以槐树皮（用中国槐），上放预制的艾绒炷点燃灸之，至病入腹中作响，大便下涎物为止，灸后，药末用胶布固定。2天1次。灸后只服米汤，食白粥，饮少量黄酒，以助药力，至愈为止。

【出处】《穴位贴药疗法》。

2方

【药物】五倍子2～3克，飞辰砂1～1.5克。

【制法】五倍子及朱砂均研成细末，加水适量调成糊状。

【用法】将药涂在纱布上敷于脐窝，用胶布固定，24小时换1次。用塑料薄膜代替纱布可使药物保持湿润，疗效更佳。用于肺结核盗汗。

【疗效】治30例，其中轻度盗汗6例，中度11例，重度13例，用药1～6次有效者25例，占83.3%。

【出处】《浙江中医学院学报》（3）：18，1989。

3方

【药物】五倍子。

【用法】研细粉敷脐。

【疗效】治疗结核、矽肺等盗汗者61例，一般1～3次可生效。

【出处】《中药大辞典》。

4方（敛汗丹）

【药物】五倍子1.5克，飞辰砂0.3克。

【制法】共研细末，冷开水调成糊状。

【用法】临睡前塞肚脐外固定之，次晨揭去，连用两晚。

【疗效】共治肺结核病盗汗18例，药后汗止。

【出处】《内病外治精要》。

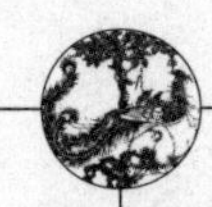

八、百日咳

1方

【药物】五倍子15克。

【制法】焙干，研细。

【用法】敷于肚脐上，用于百日咳后体虚终自流汗不止者。

【出处】《常见病验方研究参考资料》。

九、蛔虫病

1方

【药物】臭草、清油。

【制法】清油煎臭草。

【用法】捣敷脐上。用于小儿腹部蛔虫。

【出处】《本草纲目拾遗》。

2方

【药物】白杨树皮、石蒜各30克。

【制法】共捣烂。

【用法】敷包脐眼。用于蛔积。

【出处】《贵州民间方药集》。

3方

【药物】白杨30~60克。

【制法】捣绒。

【用法】敷肚脐。

【出处】《贵州草药》。

4方

【药物】花椒15克，贯众、苦楝皮各30克。

【制法】加水熬成膏。

【用法】外包患儿脐眼，即下蛔虫。用于蛔积。

【出处】《贵州民间方药集》。

5方

【药物】火葱30克，蜂蜜15克。

【制法】共捣烂。

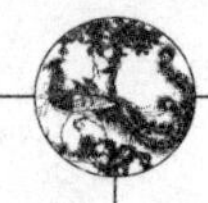

【用法】包脐眼，每日1次，蛔虫自下。用于蛔积。

【出处】《贵州民间方药集》。

6方

【药物】梧桐树皮60克，吴萸树根皮15克。

【制法】共捣烂。

【用法】包脐眼，蛔虫由大便下，包时不得超过3个小时，否则有损中气，引起惊厥。

【出处】《贵州民间方药集》。

7方

【药物】韭菜蔸10个，葱蔸10个，鲜苦楝根皮125克，艾叶15克，花椒10克，橘叶30克，莪术6克，芒硝15克，酒药子1粒。

【制法】先将艾叶、酒药子、花椒、莪术、芒硝研成细末，再将鲜韭菜蔸、鲜葱蔸、橘叶、鲜苦楝根皮切碎，之后，二药混合，加酒炒热。

【用法】敷于脐部及患处（胆道蛔虫敷剑突下），外用包巾固定缚紧。敷药要保持37℃以上的温度，可用暖水袋或盐水瓶保温。药干后再加酒炒热重敷。每日1剂，重者可用2剂。用于蛔虫病腹痛。

【疗效】治疗408例（胆道蛔虫病157例，蛔虫性肠梗阻91例，肠蛔虫160例），除1例蛔虫性肠梗阻，肠壁血运障碍，并发腹膜炎敷药1剂无效外，其余全部治愈，敷药最少者1剂，最多者4剂，平均1.5剂。其中大便排出蛔虫者217例。

【出处】《湖南中医杂志》（6）：31，1987。

8方（苦楝树皮合剂）

【药物】鲜苦楝树皮150克，鲜葱白100克。

【制法】共捣烂，加醋适量调匀，用面粉少量制成团状药饼。

【用法】外敷腹部脐周。待药物干燥后换药，直至腹痛缓解，肛门排气并排出蛔虫为止。但一般不超过48小时。伴失水酸中毒者，应同时补液予以纠正。用于蛔虫性肠梗阻。

【疗效】治30例，24小时以内症状缓解者20例，48小时以内者8例，48小时以上者2例。药后排出蛔虫时间在24小时以内者9例，48小时以内者11例，48小时以上者10例。

【出处】《湖南中医杂志》（2）：50，1986。

9方

【药物】雄黄适量，鸡蛋1个。

【制法】雄黄研末，用鸡蛋清调成糊膏。

【用法】贴脐。用于虫痛。

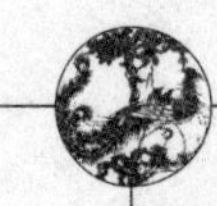

【出处】《上海中医药杂志》(10):25，1990。

10方

【药物】槟榔10克，苦楝皮10克，使君肉6克。

【制法】研碎，调湿。

【用法】敷于脐上。用于蛔虫病。

【出处】《乡村医学》(11):45，1986。

十、霍　乱

1方(隔盐灸)

【药物】食盐、艾绒各适量。

【制法】食盐研细末，艾绒制成艾炷。

【用法】盐放脐中，艾炷放盐上灸2～7壮。

【出处】《千金方》。

【备注】隔盐灸神阙治疗霍乱，许多医籍如《世医得效方》《奇效良方》《万病回春》《医学正传》《神灸经纶》《针灸集成》《霍乱论》等均有记载，并盛赞其效，认为有起死回生之功。

2方

【药物】丁香、肉桂各适量，麝香少许。

【制法】前两味药研细末。

【用法】填脐内，并艾灸7壮。用于霍乱螺瘪目陷，神气已失者。

【出处】《新针灸学手册》。

3方

【药物】半夏适量。

【制法】研细末。

【用法】填脐内，能通阴阳。

【出处】《理瀹骈文》。

4方

【药物】苍术、藿香、陈皮、半夏、青皮、枳壳、桔梗、苏叶、厚朴、甘草节各15克，晚蚕砂60克，生姜、葱白各9克。

【制法】共为粗末，炒热。

【用法】布包熨脐腹部。治霍乱吐泻腹痛。

【出处】《理瀹骈文》。

5方

【药物】白芥子适量。

【制法】研细末。

【用法】填脐内。治霍乱绞肠（腹部绞痛），立效如神。

【出处】《理瀹骈文》《增广验方新编》。

6方

【药物】郁金、乌药、细辛、木香、降香、沉香、砂仁各适量。

【制法】研细末，制成丸。

【用法】纳脐，治霍乱腹部绞痛。

【出处】《理瀹骈文》。

7方

【药物】蒜、盐各适量。

【制法】共捣烂。

【用法】敷脐，用于霍乱转筋。

【出处】《理瀹骈文》。

8方

【药物】朱砂6克，黄蜡90克，烧酒适量。

【制法】用烧酒煎前两味药。

【用法】熏脐部及口鼻。用于霍乱转筋已死，心下尚温者。

【出处】《理瀹骈文》。

9方

【药物】盐适量。

【制法】炒热。

【用法】布包置脐上，以碗覆之，腹痛即止。

【出处】《理瀹骈文》。

十一、急性肠炎

1方

【药物】上海卫生材料厂产的消炎解痛膏。

【制法】剪成1.5×1.5厘米大。

【用法】将选穴处皮肤以酒精洗净擦干后贴上药膏。贴穴：神阙、天枢、气海、大肠俞、足三里，如合并急性胃炎可加贴中脘，药膏保留2天后取掉。皮肤对膏药过敏者不宜用。

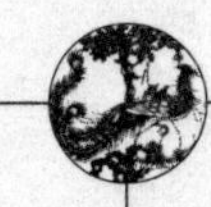

【疗效】治52例（有3例合并急性胃炎），24小时内痊愈者45例，48小时以内痊愈者5例，有效1例，无效1例。总有效率98%。

【验案】患者，男，28岁。因受凉而腹痛、腹泻稀水便已12小时，1夜间腹泻10余次，脱水征明显。给予穴贴治后数小时即痛止泻愈。

【出处】《新疆中医药》（1）：60，1985。

【备注】天枢穴在脐旁2寸，气海穴在脐下1.5寸，大肠俞在第4腰椎旁开1.5寸，足三里在膝下3寸，胫骨前脊外开1横指。

2方

【药物】五倍子适量。

【制法】研成细粉，醋调成膏。

【用法】敷脐。

【出处】《河北科技报》1978年3月2日。

3方

【药物】艾叶少许。

【制法】切碎，酒炒。

【用法】布包热熨脐中。用于肠胃炎。

【出处】《辽宁中医杂志》（11）：37，1980。

4方

【药物】仙人掌根适量。

【制法】捣烂。

【用法】敷脐。用于急性肠胃炎。

【出处】《辽宁中医杂志》（11）：37，1980。

5方

【药物】白胡椒2克，白芥子4克，生姜30克。

【制法】前两味药研为细末，加生姜捣如饼状。

【用法】敷脐。用于肠胃炎腹痛。

【出处】《辽宁中医杂志》（11）：37，1980。

6方

【药物】白芷60克，小麦粉15克。

【制法】白芷研细末，加入小麦粉，用食醋调成糊状。

【用法】敷脐。用于肠胃炎腹痛。

【出处】《辽宁中医杂志》（11）：37，1980。

7方

【药物】葱白适量。

【制法】切碎或捣烂，炒热。

【用法】熨脐。用于急性胃肠炎。

【出处】《常见病验方研究参考资料》。

8方

【药物】黄连、香附、良姜各适量。

【制法】共捣汁。

【用法】填脐。用于急性肠炎。

【出处】《上海中医药杂志》(10)：25，1990。

十二、破伤风

1方

【药物】川椒适量。

【制法】研为细末，裹煨，热透为止。

【用法】覆脐取汗。

【出处】《理瀹骈文》。

【备注】亦治腹痛。

2方

【药物】左龙炒(即野鸽粪)、江鱼鳔、烧白僵蚕各15克，雄黄3克，蜈蚣6克，天麻6克，巴霜1.5克(或加大黄、黄芩各6克，川芎3克)。

【制法】研细末，防风煎汤调丸。

【用法】纳脐内。治破伤风入里，发搐，目直视，自汗，二便秘，用此法下之。

【出处】《理瀹骈文》。

3方

【药物】独头紫皮蒜适量。

【制法】捣烂。

【用法】敷脐，上加艾灸，以患者鼻出气有蒜味为度。用于婴幼儿破伤风。

【出处】《浙江中医杂志》(5)：233，1980。

十三、脊髓灰质炎及其后遗症

1方(艾灸神阙法)

【用法】先用凡士林涂脐中，再用麻纸盖于穴上，纸中央(即穴中心)放二分厚的小颗粒青盐，然后用压舌板压平，放置大艾炷(下阔3~5分，高5分)灸之。壮数多

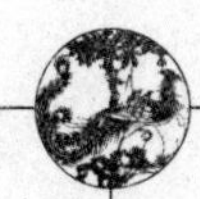

少宜根据年龄大小、病的久暂、轻重及病人的耐受程度而灵活运用。用于小儿麻痹。

【验案】患者，男，5岁，1970年1月4日诊。患儿1月前因患麻疹，遂左下肢不能站立。经市某医院诊断为“脊髓灰质炎”。用西药治疗未效，后又服中药收效甚微。当时来医疗队求治，检查左下肢肌张力0级，左下肢不能站立。小儿精神萎钝，面唇色白，汗出清冷，四肢欠温，左下肢发凉、色青、怕冷，小便清长，舌淡，脉沉细。经艾炷大灸神阙20次，左下肢活动如常。2年后随访，左下肢行走跑跳如健侧。

【出处】《陕西中医函授》(3):30，1986。

十四、慢性乙型病毒性肝炎

1方

【药物】黄芪、冬虫夏草、苦参，加芳香开窍之品。

【制法】依法制成软膏。

【用法】每次2克，填入肚脐，外用橡皮膏固定，每5天换药1次

【疗效】治疗56例，治愈2例，显效18例，好转30例，无效5例，总有效率92%。对肝功能影响：治疗前：血清丙氨酸转移酶增高26例，治疗后复常25例，未复常1例后诊断为肝癌。血清胆红素增高4例，治疗后复常4例。

【出处】《陕西中医》25(1):31，2004。

2方（乙肝转阴散）

【药物】吴茱萸、苍术各3克，川椒2克，肉桂、丁香各1克。

【制法】研极细末，过60目筛。

【用法】用上等卫生纸包裹，敷于神阙穴上，夜敷昼停，连用7夜后更换，再重复之，3个月为1疗程。

【出处】《新中医》30(12):36，1998。

3方（清肝散）

【药物】丹参20克，黄芩15克，五味子10克，虎杖15克，茵陈15克，大黄10克颗粒剂(广东省一方药厂生产)。

【制法】少量水调匀，铺在麝香止痛膏(广州敬修堂药厂生产)上，约8×8厘米。

【用法】在患者神阙、肝区、肝俞穴交替敷药，每天换1次，90天为1疗程。

【出处】《中医外治杂志》8(6):10，1999。

第二章 内科病症

一、感 冒

预防方

【药物】细辛8~10克。

【制法】以沸水冲泡后沥去水分。

【用法】不烫手时敷在肚脐上（神阙穴），外用塑料纸覆盖，保持湿润，再用绷带包扎固定12h后揭去。每周1次，可连用2~4次。

【出处】《中医外治杂志》8（3）：18，1999。

1方

【药物】葱白、生姜、食盐、豆豉各适量。

【制法】共捣烂，或炒热，纱布包。

【用法】敷脐。用于风寒感冒。

【出处】《辽宁中医杂志》（11）：38，1980。

2方（杏苏散）

【药物】苏叶、杏仁、生姜、桔梗、茯苓、半夏、甘草、前胡、陈皮、枳壳、大枣各适量。

【制法】为细末，加适量白蜜，连须葱、生姜打烂，生萝卜汁合大枣煎汤，上药调成药饼。

【用法】敷脐。用于风寒感冒。

【出处】《上海中医药杂志》（10）：25，1990。

3方

【药物】白芥子100克，鸡蛋清适量。

【制法】白芥子研末，鸡蛋清调成膏。

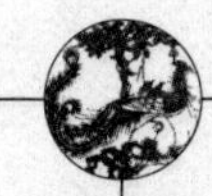

【用法】贴敷神阙穴，可同贴大椎、涌泉穴。用于风寒感冒。

【出处】《陕西中医》（11）：35，1984。

4方

【药物】葱白、生姜、豆豉、食盐各适量。

【制法】共炒热。

【用法】布包掩脐上。散风寒，理积滞。

【出处】《理瀹骈文》。

5方

【药物】苍术、枯矾、良姜、葱白各适量。

【制法】切粗末，与葱白同捣，炒热。

【用法】涂手心，掩脐静卧，手须窝起，勿使药着脐。一手兜住外肾前阴，女子亦如之。服绿豆汤催汗。一手掩脐一手兜肾，丹诀也。用于风寒感冒无汗者。

【出处】《理瀹骈文》。

6方

【药物】芥菜籽末少许。

【制法】温水调稠。

【用法】填脐内，隔衣以壶盛热汤熨之，汗解。用于风寒感冒头疼。

【出处】《本草纲目》《理瀹骈文》。

7方

【药物】胡椒、葱白、百草霜各适量。

【制法】胡椒研末，3味共捣丸。

【用法】纳脐中可发汗，用于风寒感冒无汗者。

【出处】《理瀹骈文》。

8方

【药物】桑菊感冒片或银翘解毒片（均为成药）适量。

【制法】研细末，水调或姜汁调膏。

【用法】敷脐，胶布固定。用于风热感冒。

【出处】《辽宁中医杂志》（11）：38，1980。

9方

【药物】桑叶、菊花、杏仁、连翘、桔梗、甘草、薄荷各3克。

【制法】上药研细，加葱白5根、白蜜1匙，共调为饼。

【用法】外敷脐中，治感冒无不效。

【出处】《国医论坛》（4）：47，1986。

10方

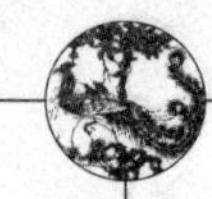

【药物】淡豆豉30克，连翘15克，薄荷适量。

【制法】研细末，共捣泥状。

【用法】贴敷神阙穴，可加贴大椎、风池穴。

【出处】《陕西中医》(11):35，1984。

11方

【药物】活蚯蚓10余条，白矾少许。

【制法】将蚯蚓清水洗净后，放在白酒内稍浸一会取出，再撒上少许研细的白矾末。

【用法】直接敷于肚脐上，2小时以上至半天时间取下。用于感冒及流感初起的发热，一般敷2次即可退热。

【出处】《黑龙江医药》(2):61，1979。

12方

【药物】活癞蛤蟆1只。

【用法】直接将其肚皮对准患者的肚脐贴上，过1小时解开。用于感冒或流感发热，半天后即可降低体温。

【出处】《黑龙江医药》(2):61，1979。

13方(脐丹粉)

【药物】防风、黄芪、肉桂各等份(辨证加减略)。

【制法】共研细末备用。

【用法】先用75%酒精棉球消毒神阙穴，趁湿撒药粉0.5克，胶布或绷带固定，每隔3日换药1次，5～7次为1疗程，可连续用2～4疗程。孕妇慎用。用于体虚经常感冒者的预防和治疗。

【疗效】预防52例，痊愈2例，显效11例，有效39例，总有效率100%。防治96例，痊愈21例，显效36例，有效39例，总有效率100%。

【出处】《陕西中医》(1):33，1989。

【备注】亦可用于防治急慢性支气管炎和咽炎。

14方

【药物】葱白30克，连翘15克。

【制法】共捣烂。

【用法】用纱布包好敷脐上，等到将要出汗时，急喝白开水一杯，以加速发汗。用于风热感冒。

【出处】《中医简易外治法》。

15方

【药物】生姜10克，葱白30克，麻黄6克。

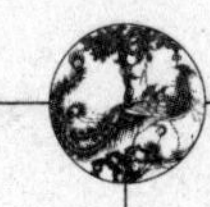

【制法】共捣烂如泥状。

【用法】敷脐部，热水袋熨之，盖被取汗。用于风寒感冒。

【出处】《韩明本医案》。

16方

【药物】淡豆豉30克，连翘15克，薄荷9克。

【制法】共研细末备用。

【用法】每用药粉15克，冷水调为糊，填脐上，外甩纱布、胶布固定，3～8小时去药，每日1次。可加贴大椎、风池穴。用于风热感冒。

【出处】《穴位贴药疗法》。

17方

【药物】炒麻黄、附片、吴茱萸。

【制法】研粗末。

【用法】热敷脐部。另用樟树叶煎水外洗。用于表寒深闭。

【疗效】一般药后不多时，即可汗出而解。

【出处】《湖南中医杂志》(4)：10，1988。

二、中　暑

1方

【药物】仁丹（中成药）15克。

【制法】研粉，温水调糊。

【用法】填脐内，外用胶布固定。用于中暑。

【出处】《中医简易外治法》。

2方

【药物】痧药（中成药）3克。

【制法】研粉末。

【用法】填脐，外用胶布贴之固定。用于中暑。

【出处】《中医简易外治法》。

3方（田中干泥圈脐方）

【药物】田中干泥适量。

【制法】取田中干泥做一圈。

【用法】堆在病人肚上，使少壮人撒尿于泥圈肚脐中，片时即得生矣。苏醒后不可饮冷汤，须进温米汤。用于中暑昏眩、烦闷欲绝者。

【出处】《种福堂公选良方》《医学实在易》。

【备注】《增广验方新编》《万病回春》《理瀹骈文》等书均有类似记载。如《增广验方新编》："夏天道路受热忽然昏倒，名中热，又名中暍，切不可误用冷水喷灌，一受寒冷则不可救。急用稻草节结为长带，曲盘肚脐外，用热土搓碎围之，使人撒尿其中，令温气入腹，久之自愈。……又方，用布蘸滚水，更换熨之，熨脐与脐下3寸为要，醒后仍忌饮冷水，饮之复死。"

4方（中暑糊）

【药物】硫黄15克，硝石15克，明矾8克，雄黄8克，滑石8克。

【制法】诸药混合粉碎为末，过筛，以白面50克加水掺药末调如糊状。

【用法】将药分别涂布神阙、天枢（脐旁2寸）、气海（脐下1.5寸）、关元（脐下3寸），干后另换，1日不间断。用于中暑。

【出处】《穴位贴药疗法》。

5方（灸脐法）

【药物】食盐、艾绒各适量。

【制法】食盐研细末，艾绒制成艾炷。

【用法】将盐填满脐部，上置艾炷灸之。用于中暑汗出脉绝者，在急救时应用。

【出处】《针灸学简编》《针灸学》。

三、支气管炎

1方（复方桂枝散）

【药物】桂枝、干姜、杏仁、芍药、甘草、桔梗各5克，葱汁适量。

【制法】将上述中药除杏仁外研成细粉，混匀，加入到已捣成泥状的杏仁中，研匀，用大葱2根，榨汁，过滤，葱汁加至上述药物中，做成药饼。

【用法】药饼敷脐，外以橡皮膏固定，隔日换药1次。

【出处】《中国民间疗法》（5）：8，1996。

2方（苍桂粉）

【药物】苍耳、苍术、细辛、白芥子各5份，公丁香、肉桂、半夏各3份，麻黄10份，人造麝香1份。

【制法】共研极细粉，瓶贮备用。

【用法】贴脐。10次为1疗程，连用3个疗程，隔48小时换药1次，疗程间可休息数天。

【疗效】治慢性支气管炎354例，临控率为56.78%，显效以上83.61%，并随着病情的好转，检查患者的细胞免疫学指标（T淋巴细胞比值，SK-SD试验）也由低水平逐渐恢复或接近正常。

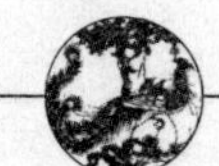

【出处】《浙江中医杂志》（5）：233，1980；《人民军医》（11）：39，1978。

【备注】也可用于支气管哮喘。

3方

【药物】①组方：公丁香0.5克，肉桂5克，麻黄5克，苍耳子3克；②组方：①组方加白芥子4克，半夏3克。

【制法】上药研细末，酒精调成膏。

【用法】敷神阙穴，胶布固定，48小时换药1次，10次为1疗程，连用2疗程，两疗程间亦可休息5～7天。

【疗效】成都军区机关第一门诊部用①组方治疗112例，临床控制34例，占30.4%；显效40例，占35.7%；好转33例，占29.5%；无效5例，占4.4%；总有效率95.6%。②组方治疗200例（其中35例用该组药熬成的膏药），临床控制97例，占48.5%；显效58例，占29%；好转34例，占17%；无效11例，占5.5%；总有效率94.5%。可提高免疫功能。

【出处】《新医药学杂志》（12）：30，1977。

4方（理中散加味）

【药物】党参10克，白术7克，干姜5克，炙甘草3克。

【制法】混合烘干，碾面备用。

【用法】用上药200毫克，加入热参浸膏10毫克，用一软纸片覆盖，再加棉花，外用胶布固定封好，3～7天换药1次。

【验案】患者，男，54岁，1980年9月17日就诊。慢性支气管炎10余年，时轻时重，肢体困重，食欲不佳，喜热饮，咳嗽痰稀，偶有黏痰，大便稀薄，脉滑无力，舌淡稍胖，苔薄白。按本法治疗两周，诸症稍减轻，又治疗两周，咳嗽大减，食欲增进，大便正常，又继治两周，基本痊愈。半年后咳嗽吐稀痰，同法用药控制。

【出处】《河南中医》（1）：39，1981。

5方

【药物】朱砂8克，甘遂5克，轻粉1.5克。

【制法】共研末，取少许温开水调成糊。

【用法】上滴香油敷脐。用于寒咳气喘。

【出处】《辽宁中医杂志》（11）：37，1980。

6方（硫甘三白散）

【药物】硫黄粉50克，甘草50克，白芍20克，白术20克，白矾粉10克，热参总碱150克。

【制法】先将草、芍、术用水煎煮两次，煎液混合一起浓缩成稠膏，加入硫、矾烘干研末即得，最后加入热参总碱，混匀，备用。

附热参总碱制法：热参500克，用95%乙醇（含0.1盐酸）渗滤，渗滤液回收乙醇，浓缩至稠膏约60克，加淀粉等量混合烘干，研末即得。

【用法】先将脐用温水洗净擦干，取上药200毫克敷于脐窝中，盖以软纸片，上用药棉，轻轻压紧，外以胶布固封，5~7天换药1次。用于慢性支气管炎咳嗽。

【验案】患者，男，42岁，工人。患支气管炎多年，经常咳嗽，时重时轻，痰多稀白或偶有黏痰，胸闷，饮食欠佳，大便时溏，脉滑，舌淡红苔白。用本法治疗两周，咳嗽大减，胸闷消除。继用两周，咳止纳增，大便正常。

【出处】《辽宁中医杂志》（9）：46，1982。

【备注】也可用于支气管哮喘。

7方（脐丹粉）

【药物】防风、黄芪、肉桂各等份（辨证加减略）。

【制法】共研细末备用。

【用法】先用75%酒精棉球消毒神阙穴，趁湿撒药粉0.5克于穴位上，外贴胶布（4×4厘米）固定，胶布过敏者改用棉纱外贴，绷带固定。每隔3天换药1次，5~7次为1疗程，可连续用2~4疗程。用于急慢性支气管炎的预防和治疗，孕妇慎用。

【疗效】经200例临床观察，预防总有效率为97.2%，防治总有效率96.9%。

【出处】《陕西中医》（1）：33，1989。

【备注】也可用于防治感冒、咽炎等。

8方

【药物】白芥子、细辛、甘遂、洋金花等（具体药物及用量不详）。

【制法】共为细末，用姜汁调成膏状，再将胶布剪成1方寸，用膏2克放在胶布中心。

【用法】贴在脐周对症穴位上（脐周穴位是以脐周方位配八卦九宫人体脏腑，以脐为中心周开1.5寸），对症选穴，以肺（新洛宫）为主穴，肾虚者加（肾-叶蛰宫），脾虚者加（脾-玄委宫），必要时可配适当的体穴。用于气管炎防治，每年冬至开始贴3次，夏至开始贴3次，每次间隔10天。

【疗效】治疗320例，痊愈31例，占9.6%；显效198例，占61.8%；好转87例，占27%；无效4例。总有效率为98.9%。

【出处】《中国针灸》（3）：10，1988。

【备注】肺-新洛宫在脐左上方1.5寸，肾-叶蛰宫在脐上1.5寸，脾-玄委宫在脐左下方1.5寸。

9方（艾炷隔姜敷药灸）

【药物】白芥子3克，半夏3克，公丁香0.5克，麻黄5克，细辛2克，麝香少许。

【制法】麝香另研，余共研细末，瓶贮备用。

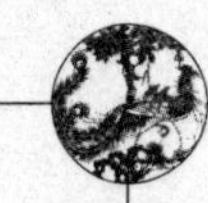

【用法】先将脐内放麝香，再放余药，隔姜灸，每次3～5壮，10天为1疗程。

【疗效】治疗慢支125例，临床控制57例，占45.6%；显效30例，占24%；好转31例，占24.8%；无效7例。总有效率94.4%。无效者脾虚型1例，肾虚型6例。

【出处】《中国灸法集粹》。

10方

【药物】二丑15克，大黄30克，槟榔8克，木香5克，轻粉少许。

【制法】轻粉另研。余药均烘干，研为细末，过筛，加轻粉，调均匀，再研一遍，炼蜜调膏。

【用法】敷神阙穴。用于支气管炎偏热者。

【出处】《中医外治法集要》。

11方

【药物】罂粟壳适量。

【制法】研细末，糁膏。

【用法】贴于脐部。用于久嗽不止者。

【出处】《理瀹骈文》。

【备注】也可治疗久泄不止。

12方

【药物】五倍子适量。

【制法】研细末，糁膏。

【用法】贴脐。用于久嗽不止。

【出处】《理瀹骈文》。

【备注】也可治疗盗汗、久泄、遗精、遗尿。

四、支气管哮喘

1方（苍桂粉）

【药物】详见“支气管炎”第2方。

【制法】略。

【用法】略。

【疗效】治疗支气管哮喘30例，显效率约80%，止喘效果明显，15岁以下疗效尤佳。

【出处】《浙江中医杂志》（5）：233，1980。

2方（拔火罐法）

【用法】于脐部拔火罐，每次10～30分钟，以脐部轻度充血为度，1～3天1次。

【疗效】有一省外青年患者在苍桂粉敷脐疗法的启发下，改于脐部拔火罐治疗本人的哮喘和过敏性鼻炎，后据告知每次拔罐半小时即可控制发作，而以往服其他药均无此效果。

【出处】《浙江中医杂志》（5）：233，1980。

3方

【药物】麻黄、杏仁、甘草各等份，葱白头3根。

【制法】前3味药碾成细末，同葱白头共捣烂如泥。

【用法】敷贴脐孔，盖上不透水的油纸或塑料薄膜，胶布固定，半天取下，下午再敷，1天2次。用于因风寒、饮食等外因引起的哮喘。

【出处】《陕西中医》（针灸增刊）：39，1981。

【备注】如感冒、流感初起发热时，本法亦有退烧作用。

4方（硫甘三白散）

药物、制法、用法详见“支气管炎”第6方。

【验案】患者，男，63岁。患支气管哮喘20余年，形体消瘦，喘促短气，咳吐白稀痰，夹白黏痰。偶有自汗出，渴喜热饮，食欲不佳。脉微紧，舌质淡，苔白稍腻。按本法先单用热参总碱治疗2周，喘咳减轻，痰易咯出，胸前喉部有热感。继治2周，诸症悉除，基本痊愈。再用热参总碱合硫甘三白散依法治疗1月，以巩固疗效。

【出处】《辽宁中医杂志》（9）：46，1982。

5方（大灸神阙）

【药物】艾绒适量。

【制法】制成大艾炷（下阔3～5分，高5分，呈圆椎状）备用。

【用法】先用凡士林涂脐中，再用麻纸置于穴上，纸中央（即穴中心）放二分厚的小颗粒青盐，然后用压舌板压平，放置大艾炷。施灸时应根据患者年龄大小、病的久暂、病情的轻重、耐受程度而灵活运用。用于虚喘证。

【验案】患者，男，66岁，1981年7月20日初诊。患者喘息20年，每遇烦劳加重，气短而不续，喘息时伴大汗出，经常怕冷。初诊时仍穿棉衣。平素形体消瘦，精神疲倦，面色青黯，面部、目窠略有浮肿，舌质淡，脉沉细，予大灸神阙2次大汗辄止，6次后喘息顿减，经20次如法施灸即能平卧，精神和体力明显好转，经年冬季亦无犯病。

【出处】《陕西中医函授》（3）：29，1986。

6方

【药物】当归30克，白芥子15克，冬虫夏草15克，肉桂20克，熟地20克，高丽参20克，麝香3克，黄芪18克。

【制法】将中药粉碎，用水和成饼状约6×6厘米大，粗针扎无数小孔。

【用法】先往肚脐部放入麝香，盖上药饼，再用艾卷在药饼上灸疗，1次10个艾

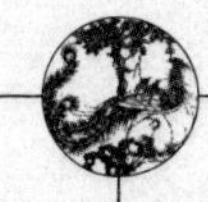

卷，15天治疗1次为1疗程。

【出处】《陕西中医》16（10）：438，1995。

五、肺　炎

1方

【药物】二丑（半生半炒）、熟大黄各30克，槟榔、木香各8克，轻粉0.03克。

【制法】前4味药，烘干，研细末，过筛，装瓶密封备用。

【用法】取药粉适量，蜂蜜调膏，纱布包裹，敷神阙穴（先将轻粉纳脐内）。外盖铝纸、纱布，胶布固定（有轻微腹泻）。

【出处】《中医外治法集要》。

2方

【药物】葱白、艾叶各6克。

【用法】共捣烂，包脐眼。另取一份，在虎口上刺出微血后将药包上，烧退即去药。用于小儿肺炎。

【出处】《贵州民间方药集》。

3方

【药物】白毛夏枯草、青蒿各31克。

【制法】共捣烂。

【用法】包脐眼，热退后去药。用于小儿肺炎。

【出处】《贵州民间方药集》。

六、呼吸道易感症

由于体质虚弱，而易反复出现呼吸道感染的患者，一般简称易感症，临床并非少见。

1方（温肾健脾脐贴膏）

【药物】吴茱萸1份，红参5份，海马5份，鹿茸3份，炙甘草1份。

【制法】共为细末，配以香油、凡士林等软膏基质调制成膏。

【用法】先用热毛巾将肚脐擦拭干净，然后敷贴温肾健脾贴膏，胶布敷盖。若用热水袋局部热敷，可增强疗效。3天换药膏1次，1个月为1疗程。

【疗效】治70例，用药1个疗程，近期治愈29例，占41.4%；有效40例，占57.1%；无效1例。总有效率为98.6%。经检查患者免疫功能有明显改善。

【验案】患者，男，47岁，1984年12月就诊。1984年6月以来反复感冒，平均1～2周出现1次，往往此次感冒未愈，下次感冒又来临，症见头痛，低热，鼻塞流涕，自汗，周身不适。曾服多种中西药物无效。查淋巴细胞转化率49%，E-玫瑰花结试验47%。予贴敷1次后，症状大减，2次消失。继续敷贴2次后，至今数年未曾感冒，复查免疫功能恢复正常。

【出处】《陕西中医》（6）：249，1989。

2方（脐丹粉）

药物、制法、用法详见“支气管炎”第7方。

【疗效】防治每年秋冬经常感冒等体虚易病患者169例，发病明显减少，免疫功能改善，总有效率94.7%。

【出处】《陕西中医》（1）：33，1989。

3方（复方玉屏风糊剂）

【药物】黄芪30克，防风10克，白术10克，苍术10克。

【制法】共研细末，过筛后瓶贮备用。

【用法】将药加入少许淀粉，用温水调匀，取2～5克填入脐部，盖上纱布，胶布固定，每晚贴1次，5天为1疗程，连用4疗程，疗程间停药5天。用于预防小儿呼吸道感染。

【疗效】防治30例，有效率为93%。

【验案】患者，男，3岁。反复感冒，常患支气管炎，症见咳嗽，咳痰，消化不良，烦躁，纳差，汗多等体虚表现。按上法治疗3个疗程后，食欲、体虚改善，呼吸道感染、咳嗽、咳痰症状逐渐消失，随访3个月未见病情复发。

【出处】《江西中医药》（6）：12，1989。

七、咳 血

1方

【药物】大蒜，生附子各等份。

【制法】生附子研细末，与大蒜同捣如烂泥状。

【用法】贴脐和双涌泉穴。用于咯血。

【出处】《穴敷疗法聚方镜》。

2方

【药物】大小蓟、白茅根各等份，大蒜适量。

【制法】前3味药炒焦，研为细末，过筛，加大蒜，捣如泥。

【用法】油纱布包裹，敷神阙穴。

【出处】《中医外治法集要》。

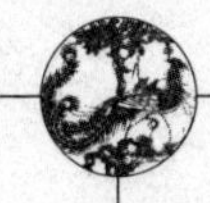

【备注】此方亦治尿血、便血。有的加乱发1团。

八、吐　血

1方（大黄盒法）

【药物】生大黄适量。

【制法】烘干，研为细末，用醋调成膏。

【用法】纱布包裹，敷神阙穴，纱布覆盖，胶布固定。此釜底抽薪法。

【出处】《理瀹骈文》。

【备注】此方亦治便血、尿血。生大黄末0.5～1.0克内服，1日3次，治消化道出血，神效，据文献报道，止血迅速，超过各种止血药。

2方

【药物】大黄、苏木、当归、赤芍、桃仁、红花、五灵脂各等份。

【制法】加水，连煮3次，去渣过滤，混合，浓缩成流浸膏，或用酒精提取有效成分。

【用法】取药膏适量，贴神阙穴，上置塑料薄膜，纱布覆盖，胶布固定。4～5天换1次。

【出处】《中医外治法集要》。

【备注】此方适用于瘀血型吐血、尿血、便血等。

九、呕　吐

1方

【药物】吴茱萸适量。

【制法】烘干，研为细末，用醋调成膏。

【用法】敷神阙穴。

【疗效】治疗20例小儿消化不良引起的呕吐，止呕效果良好。快则于敷药后3～4小时左右吐止，绝大多数于24小时内停止。

【出处】《中医外治法集要》。

【备注】有的选加①绿豆；②生姜；③生姜，大葱。

2方

【药物】鲜生姜适量。

【制法】切成厚片；若没鲜生姜，可用生姜片，开水浸软。

【用法】敷神阙穴和内关穴。

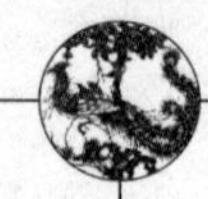

【疗效】治疗妊娠期恶心及轻度呕吐30多例，疗效非常满意。

【出处】《中医外治法集要》。

【备注】也可用于防治晕车及异味所致的呕吐。内关穴在手腕内侧，离腕横纹2寸。

3方

【药物】生葱头1握。

【制法】捣烂，放食盐少许，蒸熟成饼。

【用法】敷脐中，良久呕可止。

【出处】《常见病验方研究参考资料》。

4方

【药物】炒吴萸30克，生姜1块，香葱10余根。

【制法】共捣成饼，蒸热。

【用法】敷于脐腹，约1小时左右，呕吐可止。

【出处】《常见病验方研究参考资料》。

5方

【药物】大黄、丁香、甘草各等份。

【制法】混合粉碎为末，过筛，撒布于一张黑膏药中间。

【用法】敷神阙穴，1日1换。用于胃中有热，食后即呕吐者。

【出处】《穴位贴药疗法》。

6方

【药物】仙人掌根60克。

【制法】捶烂，炒热（以不会熨伤皮肤为度）。

【用法】敷脐周围，用于小儿吐泻。

【出处】《穴敷疗法聚方镜》。

7方

【药物】大葱、胡椒、枯矾各适量。

【制法】捣烂，炒热。

【用法】敷脐腹部，用于胃肠炎所致的呕吐。

【出处】《穴敷疗法聚方镜》。

8方

【药物】生姜、半夏各适量。

【制法】半夏研细末，与生姜共捣烂，或半夏末用生姜汁调成膏。

【用法】敷脐。用于寒性呕吐。

【出处】《上海中医药杂志》（10）：25，1990。

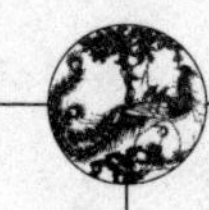

9方

【药物】黄连6克，吴茱萸1克。

【制法】共研为末

【用法】用时取药末1克，加风油精适量调为糊状，填敷于脐中，干棉球覆盖，胶布固定，24小时换药1次，连用1周。

【疗效】治疗50例，治愈（治疗1周内临床症状消失，随访半年未复发）41例，好转（经治疗1周呕吐停止或减轻，情绪波动仍可诱发）8例，无效1例，总有效率为98%。

【出处】《中国民间疗法》（3）：35，1995。

十、呃　逆（膈肌痉挛）

1方（三味止呃散）

【药物】芒硝、胡椒、朱砂各适量。

【制法】共研细末，分装备用。

【用法】外敷于肚脐。

【疗效】应用本法治呃逆，无不奏效。

【验案】患者，男，35岁，干部。患出血热病25天，经治疗好转。于1984年9月20日中午突发呃逆，呃声频频，痛苦难忍，去某县医院急诊3次，皮下注射阿托品，每4小时1次，肌注冬眠灵，1日4次，并辅以针灸治疗，仅控制半小时不复发。经半月反复治疗无效，而且日趋恶化。于1984年10月6日邀笔者诊治，观其病人，身踡曲颈后仰，呃声低沉无力，气不得续，面色苍白，手足不温，纳少倦怠，头面冷汗出，胃脘部聚气积如碗口大，烦而不安，易惊。舌淡苔白，脉沉弱。病属虚寒作逆，治宜温中散寒降逆，方以丁香散加味：丁香9克，柿蒂15克，陈皮9克，吴茱萸10克，肉桂10克，白蔻6克，水煎服。

3次服之即吐，病人烦而不安，呃声不断，拒绝再服中药，邀再诊，急用三味止呃散：芒硝10克，胡椒40克，朱砂5克，共研细面拌匀，敷肚脐，约40分钟而愈，随访未再复发。

【出处】《山东中医杂志》（4）：51，1988。

2方（摩脐法）

【用法】以已搓热的右（左）手掌绕肚脐，从左到右，（从右到左）各按摩81下，至小腹处发热，有较好的止“呃逆”效果，可以立时止住呃逆，百般灵验。

【出处】《气功与科学》（12）：31，1987。

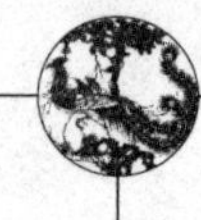

十一、胃　痛

1方（麝香暖脐膏）

【药物】当归4克，白芷4克，乌药4克，小茴香4克，大茴香4克，香附4克，木香2克，乳香1克，没药1克，丁香1克，肉桂1克，沉香1克，麝香0.15克。

【制法】该膏为成药，制法略。

【用法】烘热，敷于神阙穴，适用于寒凝气滞引起的胃腹疼痛或胀满。

【出处】《中医外治法集要》。

【备注】也可用于腹泻。

2方（温中散寒散）

【药物】吴萸50克，小茴香75克，干姜50克，公丁香50克，肉桂30克，胡椒5克，栀子20克，硫黄30克，荜拨25克。

【制法】烘干，共研为细末，过筛，装瓶贮备。

【用法】取药粉适量，加面粉少许，开水调成膏，纱布包裹，敷神阙穴，胶布固定，外用暖水袋熨之。贴药后局部呈蓝青色，不久可消失。用于脾肾阳虚，阴寒内盛所致的胃腹疼痛。

【出处】《中医外治法集要》。

【备注】还可治小儿消化不良、腹泻、急性胃肠炎（虚塞型）、肠梗阻、产后小便不通、寒疝等，用药后，腹内可有窜气感。

3方

【药物】艾叶适量。

【制法】揉碎成艾绒，连同碎末，用酒炒热。

【用法】纱布包裹，敷神阙穴，直至痛缓为止（外加暖水袋熨之更炒）。用于胃痛偏寒者。

【出处】《中医外治法集要》。

4方

【药物】白芷60克，小麦面粉15克。

【制法】将白芷烘干，研为细末，过筛，和面粉调均匀，生姜汁或醋调成膏。

【用法】纱布包裹，敷于神阙穴，外用胶布固定。用于寒痛。

【出处】《中医外治法集要》。

5方

【药物】胡椒2克，白芥子4克，鲜生姜30克。

【制法】前两味药研为细末，过筛，和鲜生姜共捣为药饼。

【用法】纱布包裹，敷神阙穴，胶布固定。用于寒痛。

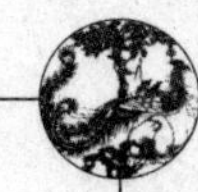

【出处】《中医外治法集要》。

6方

【药物】干姜、附子、川乌、良姜、吴萸、官桂各等份。

【制法】烘干，共研为细末，用醋调成膏。

【用法】纱布包裹，敷神阙穴，外用胶布固定。用于虚寒胃痛。

【出处】《中医外治法集要》。

7方

【药物】雄黄、朱砂、木香、沉香、丁香、肉桂、罂粟壳各等份，麝香少许。

【制法】烘干，研为细末，过筛，用乳调成膏，摊于牛皮纸上。

【用法】膏药中心放麝香少许，或麝香放入脐内，纱布包裹，覆盖于麝香上，上盖铝纸、纱布，胶布固定，外加热敷。用于寒性胃痛。

【出处】《中医外治法集要》。

【备注】本方亦治呕吐、噎膈、虚寒痢、疝气。原出《理瀹骈文》，治九种心胃痛。

8方

【药物】党参、炮姜、肉桂、附子各适量。

【制法】烘干，共研为细末，用醋或开水调成膏。

【用法】纱布包裹，敷神阙穴。用于虚寒胃痛。

【出处】《中医外治法集要》。

9方

【药物】鲜吴萸叶、鲜橘叶、菖蒲、小茴香根各等份。

【制法】共捣如泥，加白酒适量，烘热。

【用法】纱布包裹，敷神阙穴，外盖铝纸、纱布，胶布固定。再用热水袋熨之，1次30～60分钟，1日3次，用于寒性胃痛，效果良好。

【出处】《中医外治法集要》。

10方

【药物】吴萸叶、橘子叶、香薷叶各60克，大葱120克。

【制法】上药共捣如泥，烘热。

【用法】纱布包裹，敷神阙穴，外用暖水袋熨之，1次30～60分钟，1日数次，痛止为度。用于寒性胃痛。

【出处】《中医外治法集要》。

11方

【药物】仙人掌适量。

【制法】去刺捣烂，纱布包裹。

【用法】敷神阙穴，胶布固定。适用于热性胃痛。

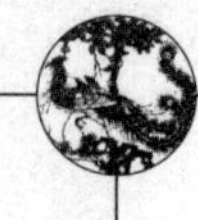

【出处】《中医外治法集要》。

12方（二龙膏）

【药物】活甲鱼480克，鲜苋菜480克，三棱30克，莪术30克，乳香90克，没药90克，肉桂16克，沉香16克，麝香6克。

【制法】先将甲鱼（杀死）、苋菜入油内炸焦，取出甲鱼切碎和三棱、莪术（捣成碎块，先油浸数日）再入锅内，炸枯去渣，沉淀过滤，黄丹收膏；候温，加入余药（均研为极细末）。

【用法】摊膏于布上，贴神阙穴。用于瘀血型胃痛。

【出处】《中医外治法集要》。

【备注】本方为成药，能消积化痞，用于气滞瘀积引起的积聚痞块，胃腹胀痛，面色萎黄，消化不良等症。其具体制法，参考膏药的制法。

13方

【药物】防风、白芷、龙涎香、细辛、薄荷脑各适量。

【制法】研为细末，调为糊剂。

【用法】敷置于肚脐上，以塑料薄膜或胶布固定，痛止即可取去。

【出处】《中级医刊》1983年12期。

14方（健脾膏）

【药物】黄芪20克，党参15克，白术120克，茯苓60克，山药20克，炙草20克，半夏60克，陈皮20克，香附60克，木香15克，六神曲、麦芽焦山楂、枳实各60克，黄连、吴萸、白蔻仁、益智仁各20克，当归、白芍各60克（有的加苍术、大黄各60克，黄芩、厚朴、槟榔各30克）。

【制法】将上药用麻油熬，黄丹收膏。

【用法】敷神阙、中脘穴。用于胃痛腹胀，不思饮食，泄泻等症。

【出处】《中医外治法集要》。

【备注】中脘穴在剑突与脐连线中点，即脐上4寸。此方源出《理瀹骈文》。

15方（拔火罐法）

【用法】在脐部拔火罐，每次1～30分钟，每1～3日1次。

【疗效】治愈数十例虚寒性胃痛。

【出处】《上海针灸杂志》（3）：39，1987。

【备注】脐部拔火罐还可治疗哮喘、久泻、荨麻疹等。

16方

【药物】大黄、元明粉、栀子、香附、郁金各30克，滑石60克，甘草、黄芩各15克。

【制法】共为细末，姜汁调成糊膏状。

【用法】敷肚脐或胃脘部。用于胃热痛。

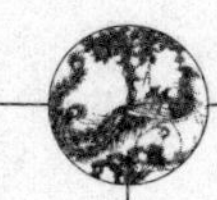

【出处】《理瀹骈文》。

17方（药灸神阙法）

【药物】黄芪、党参、丹参15克，当归、白术、白芍、枳壳、生姜末各10克，升麻、柴胡各6克（食欲减退者加鸡内金10克，大便溏者加焦六曲10克）。

【制法】上药（除生姜外）焙干，共研细末和匀，装瓶备用。

【用法】将药末10克左右填神阙穴，铺平呈圆形，直径2～3厘米，再用8×8厘米胶布贴紧。每隔3天换药末1次，每天隔药艾灸1次（药与艾之间放一圆形金属盖），艾条长约1.5厘米，连灸3壮，以1月为1疗程。用于脾胃虚寒型胃痛。

【验案】患者，男，52岁，干部。几年来常有胃脘部隐隐作痛，喜温喜按，手足怕冷，泛吐清水，食后上腹饱胀，倦怠乏力，大便溏薄，舌淡边有齿龈，苔薄白，脉细弱。钡透及胃镜检查均为胃炎。曾有便血1次。经中西药治疗未见好转，改用上法治疗，1个疗程后胃脘部隐痛及饱胀感消失，再治2个疗程，钡透及胃镜检查胃黏膜正常。

【出处】《浙江中医杂志》（12）：549，1988。

【备注】还可用于脾虚所致之胃下垂、泄泻、带下等病症。

18方

【药物】生黄芪60克，桂枝30克，炒白芍45克，元胡30克，炙甘草15克，生姜、大枣（去核）各适量。

【制法】上药除生姜、大枣外，余药共研细末，瓶贮备用。

【用法】每取5克，加生姜1片、大枣1枚共捣烂成饼状，覆脐部，胶布或绷带固定，3～5日换药1次，1个月为1疗程。用于十二指肠球部溃疡所致的胃痛。

【出处】高树中。

十二、胃下垂

1方

【药物】蓖麻仁10克，五倍子5克。

【制法】共捣烂如泥状。

【用法】敷神阙穴，纱布包裹，每天早、中、晚各热熨1次，隔4天换药1次。孕妇和吐血者忌用。

【疗效】治30例胃下垂，效果满意，一般用6次即可痊愈。

【出处】《新中医》（11）：46，1989；《中医外治法集要》；《河北中医》（1）：60，1983。

2方（针神阙法）

【用法】脐部严格消毒后，用1～2寸毫针直刺1～1.5寸，留针20～30分钟，可于针后加艾条灸，隔日1次。

【验案】患者，本校家属。患胃下垂已多年，近日来时感恶心、腹胀、食欲不振，有时饭后则呕，呕吐清水。来诊时，观其面色苍黄，舌淡苔薄白，脉细弱，证属脾胃虚弱。治以温中补虚，和胃消胀。取足三里和神阙两穴，用补法，留针时，神阙加艾条灸。当晚腹胀减轻。隔日针灸1次，连续10次，腹胀及呕吐等症皆除，饮食量逐渐增加。

【出处】《上海针灸杂志》（2）：40，1982。

【备注】据传统针灸书籍记载，神阙穴为禁针穴，如《甲乙经》载："禁不可刺，刺之令人恶疡矢出者，死不治。"但据周伯如介绍，试针神阙9例无1例发生异常，并盛赞其效果（《江苏中医》1960年1期），认为针神阙对腹痛、腹泻、胃下垂等疗效颇佳。陈俊鸿等临床上遇肠鸣、泄泻、痢疾、腹痛等，对神阙穴进行针刺，也收到一定效果（《上海针灸杂志》1982年2期）。但笔者1990年曾听刘国真老师介绍亲见过1个针神阙穴后脐中出黄水达半年之久（曾用消炎治疗）的患者，故针刺该穴仍宜慎重，宜先用2%碘酊消毒，后用75%酒精消毒之后，才可进行。

3方（药灸神阙法）

药物、制法、用法详见"胃痛"17方，此略。

【验案】患者，女，48岁，干部。10余年来每于进餐后感上腹部空虚，下腹重坠，平卧后减轻。形体瘦弱。面色㿠白，大便溏薄，夜寐欠佳，舌淡苔薄，脉虚细无力。钡透示重度胃下垂。经中西药及针灸等治疗未见好转。改用上法1个疗程后，食后重坠感减轻，又继治3个疗程，症状消失，体重增加，钡透示轻度胃下垂。

【出处】《浙江中医杂志》（12）：549，1988。

4方（艾灸神阙法）

【药物】艾条1支，生姜1片。

【制法】将生姜片上插数孔。

【用法】将生姜片置脐部，用艾条悬起灸之，每日1次，每次30分钟，最好于每天上午9时左右灸之。用于胃下垂。

【疗效】灸后胃脘部有温热舒适感。

【出处】高树中。

十三、胃肠神经官能症

1方（固真散药袋）

【药物】黄芪、苍白术、仙灵脾、独活、细辛、草盐、小茴、蚕砂、艾叶、川芎、毕澄茄、肉桂、花椒、制南星、制川乌、制马钱子等20余种中药（浙江省黄岩中医院牟重

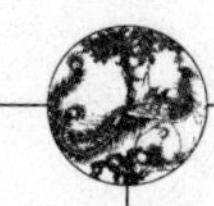

临院长、副主任医师研制）。

【用法】上药做成药袋，药袋芯对准脐部。用配备阔腰带固定。30天换药袋芯1只，3个月为1个疗程，外贴3个月后判断疗效。

【出处】《中国民间疗法》1:7，1997。

十四、心胃综合征

【药物】丹参、郁金各15克，木香、白芷、白芍各10克。

【制法】将上药共研粉。每次用1克，以黄酒调成糊状。

【用法】将药糊填敷脐中，胶布固定。每3天换药1次，半个月为1个疗程。

【出处】《中国民间疗法》6:28，1999。

十五、胃　癌

【药物】榄香烯乳（温莪术中分离出来的具有抗癌活性乳剂）。

【用法】神阙穴隔姜灸，督脉经铺蒜泥加艾炷灸。灸量以身有微汗，鼻闻蒜味为度，复用毛巾拭干，避风将息30分钟，每周施术3次。

【疗效】应用榄香烯乳氟脲嘧啶联合化疗有效率达32.3%。而应用EF配合灸“神阙”方案治疗晚期胃癌有效率可达66.7%。

【出处】《中国肿瘤临床》24（7）:549，1997。

十六、噎　膈

噎即噎塞，指吞咽之时哽噎不顺；膈为格柜，指饮食不下或食入即吐。常因食道或贲门病变引起，如食道癌、食道憩室、食道神经官能症、食道炎症及贲门癌、贲门痉挛等。

1方

【药物】枫树浆、皂角灰各适量。

【制法】以枫树浆作膏，掺入皂角灰。

【用法】贴脐眼。用于噎膈呕吐，小便不利者。

【出处】《增广验方新编》。

2方

【药物】桑树皮、茶叶、四季葱、皂角灰、红糖水各适量。

【制法】将前3味药捣烂，炒热。

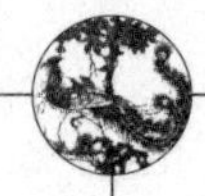

【用法】贴心窝，加以皂角灰、红糖水调贴肚脐。用于噎膈欲呕不呕，面发红，眼流泪，二便不调者。

【出处】《增广验方新编》。

十七、臌 胀(腹水)

臌胀即腹部臌胀如鼓，相当于现代医学的“腹水”。肝硬化、腹腔内肿瘤、结核性腹膜炎等病，易形成腹水。此外，腹水尚有因心脏或肾脏疾病所致者。

1方(泻北敷剂)

【药物】巴豆120克，轻粉6克，硫黄6克。

【制法】巴豆(去壳不去油)、轻粉、硫黄共研细末，做成饼状，置入特制的布袋内(可用纱布)，布袋呈方形，长12厘米，宽12厘米。

【用法】敷神阙穴。先用酒精局部消毒，再盖一层薄干棉球，然后将布袋敷上，绷带固定(不可让药物直接接触皮肤)。一般敷药2天内，脐周起小水泡(有一种难以形容的特异感)，可用龙胆紫外涂，扑上滑石粉。用于肝硬化腹水，疗效满意。

【验案】患者，男，46岁，农民。主诉：在两个月前，腹部膨大，阴茎及两大腿足跗俱肿。诊见：腹大如箕，纳少神疲，稍动则气急，小便短赤，大便溏薄，脉濡滑，重按无力，舌质紫，苔白腻，诊断为肝硬化腹水。予外敷泻北敷剂，24小时后尿量排出3000余毫升，腹围由102厘米缩小至100.5厘米，体重减轻2.5公斤。连敷10日，体重腹围均达正常(体重由75公斤减至61公斤，腹围86厘米)，饮食剧增(每日达1公斤)，已如常人，后投以软坚破积之剂，痊愈出院。

【出处】《江苏中医》(2)：25，1961。

【备注】此方即《古今医鉴》之导水饼，《种福堂公选良方》也有记载(巴豆用量为12克，余同)，其曰：“上研末，做成饼，先以新棉一片铺脐上，次以药饼当脐按之，外以帛缚之，如人行五六里自然泻下，候五六次除药饼，以温粥补之。久患者，隔日方取去药饼。一饼可救二十人，其效如神，愈后忌饮凉水。”又《理瀹骈文》称此方为“铺脐药饼”。

2方(葱白合剂)

【药物】新鲜葱白10根，芒硝10克。

【制法】共捣成泥。

【用法】敷神阙穴，上盖塑料薄膜及纱布，用橡皮膏固定，1日1次。又，敷药前宜先用酒精棉球擦净脐部污垢，以利药物吸收；天冷时宜将葱白合剂加温后再敷。用于各种原因所致的腹水。

【疗效】治疗42例由于胃肠功能紊乱、肝硬化、充血性心力衰竭等疾病引起的

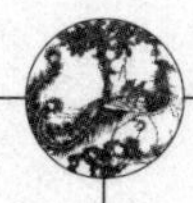

腹水，14例腹胀消失，尿量明显增加；26例自觉腹胀减轻，尿量增加。以上40例均在敷后半小时至4小时后生效。2例无效。

【验案】患者，男，61岁，1984年11月24日入院。咳嗽咯痰多年，近因感受风寒，气喘胸闷，不得平卧，心悸，下肢浮肿，尿少，体检肝肿剑突下5厘米，肋下3厘米，质中有压痛，腹胀有移动性浊音，舌质紫黯，苔薄白腻，脉沉弦细涩。诊断为慢性支气管炎继发感染，肺气肿，肺心病合并心力衰竭。证属阴寒水气凌心射肺，予葱白合剂敷神阙穴，1小时后腹胀开始减轻，当夜能平卧，24小时尿量达2400毫升，体检肝剑突下4厘米，肋下2厘米，压痛减轻。

【出处】《浙江中医杂志》（11）：497，1984。

3方

【药物】马蹄草适量（加麝香少许更佳）。

【制法】捣烂。

【用法】敷脐。

【疗效】治疗2例晚期癌症（胰头癌、肝癌各1例）腹水少尿，其腹胀如鼓病例，利尿消肿迅捷，疗效颇佳。

【验案】患者，男，66岁，于1984年4月25日入院。有肝炎病史。消瘦，腹部膨隆，腹壁静脉怒张，肝肋下2厘米，剑突下4厘米，表面结节感，压痛（+），脾肋下4厘米，腹水征（+）。诊断为：①肝硬化（失代偿期），②肝癌。经支持、西药利尿治疗效果差，腹胀日甚，尿量24小时低于400毫升，肌酐和尿素氮明显升高。后用马蹄草敷脐，尿量增加到1000毫升以上，肌酐、尿素氮降到正常。

【出处】《四川中医》（12）：14，1989。

4方

【药物】大蒜30克，葱30根。

【制法】在砂锅内熬去渣，再熬成膏摊布上。

【用法】贴肚脐，1日1换。用于气臌。

【出处】《常见病验方研究参考资料》。

5方

【药物】皂角7个。

【制法】研为细末，用蜂蜜调成糊膏状。

【用法】贴肚脐。用于气臌胀。

【出处】《常见病验方研究参考资料》。

6方

【药物】吴茱萸15克。

【制法】研末，炒热。

【用法】敷肚脐。

【出处】《穴敷疗法聚方镜》。

7方

【药物】甘遂、巴霜、木香各适量。

【制法】研细末。

【用法】填脐内。用于实臌。

【出处】《理瀹骈文》。

8方（解胀敷脐方）

【药物】甘遂、雄黄各3克，田螺1克，麝香0.03克。

【制法】甘遂、雄黄研细末，与田螺共捣成饼状。

【用法】先将麝香放脐内，再将药饼放脐上，以物覆之束好，待小便大通去之。重者用此相兼，小便大通，病即解矣。治一切臌胀、肚饱、发虚。

【出处】《种福堂公选良方》《理瀹骈文》《鲟溪外治方选》。

9方

【药物】红商陆根适量。

【制法】捣烂。

【用法】贴脐上，以布缚定。用于水臌胀。

【出处】《常见病验方研究参考资料》。

10方

【药物】荠苎（荔枝草）适量。

【制法】全草捣烂。

【用法】敷肚脐。用于水肿腹胀。

【出处】《广西药物志》。

11方

【药物】轻粉31克，净硫黄12克，巴豆霜12克。

【制法】共为细末。

【用法】用药棉少许盖于脐部，将以上药面敷上，先用纸盖以药面，用绷带束好，经过3小时后，大便发现泻下后即去药。用于单腹胀。

【出处】江苏《中医秘方选编》。

12方

【药物】甘遂适量。

【制法】捣碎。

【用法】敷脐。用于腹水病人体弱，不胜逐水攻下剂者。

【出处】《中医杂志》：7，1980。

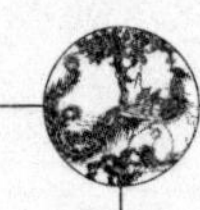

13方

【药物】芒硝60克、大葱120克（连根带叶用，不可用水洗）。

【制法】共捣烂如泥状，用纱布包好，放锅内慢火烘热。

【用法】敷于脐下将肚脐盖住，再温熨上面，觉腹内气转动为度。用后臌胀松，腹痛止，大小便通利为有效，如未见效，可继续用。用于腹胀如鼓，内有积水，大小便不通。

【出处】《经效简易百方录》。

【备注】本方可与2方“葱白合剂”合参使用。

14方

【药物】田螺1个，葱头0.3克，麝香0.2克。

【制法】共捣烂。

【用法】填于脐内，上用帕束定，过一宿，以利为度。用于单腹胀。

【出处】《滇南本草》。

15方

【药物】大蒜头、车前草各15克。

【制法】捣烂成泥状。

【用法】敷脐上，1日1换。用于气水臌。

【出处】《常见病验方研究参考资料》。

16方

【药物】酱瓣草适量，麝香少许。

【制法】捣烂。

【用法】贴脐眼。用于水臌。

【出处】《采药书》。

17方

【药物】巴豆13克，水银6克，硫黄3克。

【制法】共捣成饼。

【用法】放在脐眼下面，用棉花纱布扎好，1小时后，水从小便下。

【出处】《贵州民间方药集》。

【备注】宜与第1方合参。

18方

【药物】鲜石螺（去壳）2～3只，食盐3茶匙。

【制法】捣烂和匀，摊于9×9厘米的玻璃纸上。

【用法】敷于脐上，外以纱布覆盖，每日1次，以腹水消失为度。用于肾性腹水。

【出处】《穴敷疗法聚方镜》。

19方

【药物】阿魏、硼砂各31克。

【制法】共为细末，用白酒适量调匀。

【用法】敷患者脐上，外用纱布束住。用于肝硬化腹水。

【出处】湖南《中医单方验方》。

20方

【药物】土狗子（去足）7只，甘遂末、大黄末各3克。

【制法】捣烂和匀。

【用法】放脐上，外以布扎，3日1换，连用3日。用于肝硬化腹水。

【出处】江苏《祖国医学采风录》。

21方

【药物】巴豆120克，轻粉6克，硫黄粉3克。

【制法】巴豆（去壳不去油）同轻粉共研细末，和入硫黄粉调匀，做成饼状，放入布袋内，可用纱布，12×12厘米大小。

【用法】先将神阙穴用75%酒精消毒，用一层薄脱脂棉盖在脐上，然后再敷上盛药布袋，贴上胶布或用绷带缚好，不得移动，勿使靠近皮肤。敷药后2天内，脐周可出现丘疹或小水泡，可用龙胆紫外涂，再扑上滑石粉。用于肝硬化腹水。

【出处】《常见病验方研究参考资料》。

22方

【药物】商陆1000～2000克，鲜姜2小片。

【制法】粉碎，过100目筛，另取鲜姜两小片捣烂如泥，用时取1～1.5克商陆粉和鲜姜泥加适量水调成糊状。

【用法】敷满脐部固定，每日更换1～2次，7天为1疗程。用于肝硬化腹水。

【出处】《赤脚医生杂志》（9）：8，1979。

【备注】宜与第9方合参。

23方

【药物】大蒜10～15克（煨熟），田螺4个（去壳），车前子或草10克。

【制法】车前子或草，研为细末，过筛；然后，和大蒜、田螺肉，共捣融，纱布包裹，压成饼状。

【用法】敷神阙穴，外用胶布固定。

【出处】《中医外治法集要》。

24方

【药物】白芥子30克，公丁香10克，肉桂10克，白胡椒30克。

【制法】烘干，共研为细末，过筛，备用。

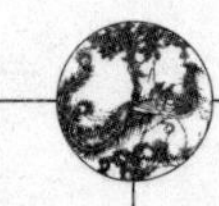

【用法】取药粉适量，用醋调成膏，纱布包裹，压成饼状，敷神阙穴。上盖塑料薄膜、纱布，胶布固定。1日换药1次，连敷数天。

【出处】《中医外治法集要》。

25方

【药物】豆豉、生姜皮、韭菜根、大葱、红糖各等份。

【制法】前3味药烘干，研为细末，过筛，再和大葱、红糖共捣一起，纱布包裹。

【用法】敷神阙穴，外用胶布固定，1日换1次。

【出处】《俞穴敷药疗法》。

26方

【药物】大戟、甘遂、沉香、肉豆蔻、广木香各12克。

【制法】烘干，共研为细末，用酒250毫升和匀，装入猪膀胱内，放在神阙穴上，外盖塑料薄膜，用宽布带前后缚住。药酒干了，再换1料。

【疗效】治腹水10例（肝硬化腹水8例，原因不明者2例），随访6例，腹水完全消失2例，消失2/3者4例。敷药后3～4天小便显著增多，5～6天再换1料。一般两料，腹水基本消失。

【出处】《中医外治法集要》。

27方

【药物】鲜葡萄根、鲜芦根各30克，大葱少许。

【制法】共捣烂，纱布包裹，压成饼状。

【用法】敷神阙穴，外用胶布固定。

【出处】《辽宁中医杂志》（11）：37，1980。

28方

【药物】栀子10克，冰片6克，鲜生姜、大葱适量。

【制法】将栀子烘干，研为细末，过筛，加冰片调匀，再研一遍，加适量鲜生姜、大葱共捣一起，鸡蛋清调为糊状。

【用法】纱布包裹，敷神阙穴，外用胶布固定。

【出处】《辽宁中医杂志》（11）：37，1980。

29方

【药物】川椒100克，炙鳖甲、三棱、莪术、阿魏各15克。

【制法】共研为细末，过筛，白酒调成膏，纱布包裹。

【用法】敷神阙穴，外加热敷。肝脾肿大者，再敷肝脾区，加热水袋熨之，1次30分钟，1日2～3次。热敷毕，药膏外盖纱布，胶布固定，1～2日换药1次。

【出处】《中医外治法集要》。

30方

【药物】腰黄53克，硼砂18克，炉甘石17克，淡牙硝21克，冰片23克，麝香8克。

【制法】共研为极细末，装瓶备用。

【用法】每次用0.6克，纳入神阙穴，外用胶布固定，5～7天换药1次，逐水之力甚强。

【出处】《中医外治法集要》。

31方

【药物】大戟、甘遂、芫花（均用醋制）。

【制法】烘干，共研为细末，过筛，装瓶贮备。

【用法】先清洗脐部，候干，纳入药粉2～3克，再用海藻醋熬膏覆盖之，外盖纱布，胶布固定。另外用甘草10克，不时口嚼之。

【出处】《中医外治法集要》。

32方（十鼓取水膏）

【药物】大戟、甘遂、芫花、二丑、麻黄、乌梅、胡芦巴、葶苈子、细辛、汉防已、槟榔、海蛤、生姜皮、蝼蛄各等份。

【制法】麻油熬，黄丹收膏，摊于牛皮纸上。（参阅膏药的制法）

【用法】贴神阙穴。

【出处】《中医外治法集要》。

【备注】此源于《理瀹骈文》“十鼓取水法”：“大戟膀胱水，甘遂肝水，麻黄肤水，乌梅腹水，胡芦巴胃水，葶苈心水，芫花通身水，黑丑肾兼遍身水，细辛气水，汉防已胃水，槟榔血水，海蛤肺水，陈皮牙水，桑皮肠水，生姜，土狗，视症倍用君药，油丹熬贴，外加敷药。”可参。又，土狗即蝼蛄。

33方

【药物】茴香60克，广木香18克，八角18克，吴萸36克。

【制法】共为细末，装瓶密封备用。

【用法】取9克加热开水调成糊状，均匀铺于纱布上，药厚度约0.1厘米，使成2×2寸的药膏布，趁热敷于患儿脐部，冷后上面可加热水袋。一般敷后约10分钟，即可放屁或解出大小便，臌胀症状缓解，可继续敷至症状完全消失为止。用于小儿消化不良臌胀。

【出处】《穴敷疗法聚方镜》。

34方

【药物】空心菜（即蕹菜）、红苕叶各250克。

【制法】捣绒。

【用法】敷肚脐部，1～2小时即可排尿。用于腹水。

【出处】《贵州草药》。

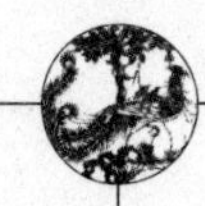

35方（麝白散）

【药物】白芥子30粒，白胡椒15克，麝香0.9克。

【制法】前2味药研细，取1/3，加麝香0.3克混匀，用蒸馏水调成膏状。

【用法】放入脐内，纱布覆盖，胶布固定，10天换药1次，3次为1疗程，间歇1周再行1疗程，一般2疗程即可。用于各种腹水。

【疗效】此为祖传效方，对各种原因引起的腹水均有效，尤其对肝性腹水和肾性腹水疗效较著，对结核性和癌性腹水亦有利水作用。

【出处】《山东中医杂志》（1）：48，1986。

36方

【药物】甘遂、大戟、蝼蛄、车前子、黑白丑、芫花各适量。

【制法】研为细末。

【用法】放脐上，并贴以膏药。用于中虚湿热之臌胀。

【出处】《周小农医案》。

37方

【药物】硫黄10克，水银3克。

【制法】共研细末，用凡士林调膏。

【用法】贴脐上，治臌胀甚效。

【出处】《燕医传薪录》。

38方

【药物】皮硝60克，肉桂6克。

【制法】肉桂研成粉，与皮硝和匀。

【用法】敷脐。用于肝硬化腹水，对减少腹水有一定效果。

【出处】《大众中医药》（4）：25，1987。

39方（秘传单腹胀膏）

【药物】原醋720克，青葱720克，轻粉6克，铅粉60克。

【制法】将葱置醋中共熬浓汁去渣，再下轻粉、铅粉，用竹和入。

【用法】以布量腹摊之，中留一孔对脐上，露出脐眼，贴一周时即去之。用于单腹胀。

【出处】《中国膏药学》。

40方（复方猫眼草膏）

【药物】鲜猫眼草1650克，鲜萱草根1650克，鲜大葱1650克。

【制法】置锅内，加水20～30公斤，加热煮沸，当药液熬至2000～2500毫升时，用纱布挤压除渣，药液继续浓缩至稠膏状（以拔丝为度）即得。

【用法】将本膏趁热摊于布上（如小盆口大），敷于以脐为中心的腹部。一般贴敷1～3个月，或直至膏药脱落。用于肝硬化腹水。

【疗效】治肝硬化腹水7例，痊愈4例，好转2例。一般1剂即可，如需再贴敷第2剂，可间隔1～2周。

【验案】患者，男，59岁。1959年患肝硬化腹水，先后住院5-6年，抽放腹水15次，肝昏迷3次，曾用多种疗法，效果不显。于1965年5月改用上方治疗后，局部发痒，周围皮肤发红，起小泡，大小便次数及排出量明显增多，7天后，腹水及全身性水肿基本消失，食欲增加，体力渐复，6个月后，能做一般劳动。1974年肝功复查，黄疸指数5单位，谷丙转氨酶20单位，患者情况良好。

【出处】《山东中草药验方选》。

41方

【药物】甘遂、大戟、商陆各9克，冰片3克。

【制法】前3味药研细末，加入冰片，水调成糊膏状。

【用法】敷脐。用于各种腹水。

【疗效】用本方配合小剂量西药利尿，治疗部分顽固性肝硬化腹水及其他原因所致的腹水，取得比较满意的疗效。

【出处】《群众医药》(4)：35；(9)：48，1976。

42方

【药物】甘遂、连头葱白各适量。

【制法】甘遂研为细末，与葱白同捣烂。

【用法】敷脐部。用于肝硬化腹水。

【出处】《赤脚医生杂志》(9)：43，1977。

43方

【药物】栀子7个，冰片6克，鲜姜、飞罗白面各120克，鸡子清5个。

【制法】先将栀子研面，再将鲜姜捣烂，后把飞罗面和冰片、栀子共研，用鸡子清调匀装入白布袋内。

【用法】敷在肚脐上，经3～4小时后，即可利尿。用于腹水及下肢肿，有指压痕者。

【出处】《常见病验方研究参考资料》。

44方

【药物】甘遂末6克，肉桂9克，车前草30克，大蒜头1枚，葱白1根。

【制法】捣成末，加水调。

【用法】敷脐部热熨，每日更换1次，5天为1疗程。用于肝硬化腹水，对顽固性腹水久治不退者，可助汤剂，共奏其功。

【出处】《上海中医药杂志》(8)：33，1986。

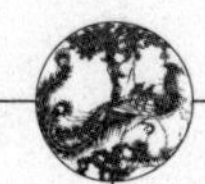

45方

【药物】鲜猪腰子1/2个，沙姜粉（山柰）、紫草茸、海蛤壳粉等适量。

【制法】将猪腰子绞碎（最好用绞肉机）与中药混合为糊状。

【用法】敷于脐部，外盖纱布固定，3小时后取出。

【疗效】共观察16例，男10例，女6例；年龄最大68岁，最小34岁；病程最长3年，最短1个月。并发症肝癌5例，尿毒症4例（肝昏期），肾萎缩1例。治疗结果：16例患者中，11例治疗2次后腹水、水肿消失或减轻，尿量较多，腹围缩小，属有效。4例合并尿毒症及1例合并肾萎缩者无效。一般用1～2日（可上、下午各1次），水肿即消退。

【出处】《新中医》30（3）：47，1998。

46方（消水丹）

【药物】甘遂4克，大戟4克，硫黄4克，轻粉2克，木香2克，葱白适量。

【制法】前5味分别研细，将葱白捣泥；与上述药物调成膏状。

【用法】脐部常规消毒后置绸布一块，把药膏捏成直径约5厘米的圆饼敷于其上，外以胶布覆盖固定，6～8小时后除去药膏，1次／2天，至腹水消失为止。少数病人应用后脐部皮肤发红或起疱（极少数），可用生姜涂擦暴露使之干燥，再次敷药可选取脐两侧之天枢，或脐上水分穴、脐下关元穴等穴位交替使用，亦可以蛋清代替葱白调膏以减轻对皮肤的刺激。

【疗效观察】消水丹敷脐后0.5～4小时内即可取效，日尿量通常较应用前增加1000～1500毫升；原大便正常的病人，则便次增至2～6次／天，为稀水样或糊状便，但无腹痛等不良反应；便秘者，则可泻下攻积；便溏者，则可通过按利小便而实大便"，而达到利尿止泻的目的。临床观察26例应用消水丹后均取得较为满意的疗效。

【出处】《时珍国医国药》9（4）：300，1998。

47方

【药物】虚胀方由黄芪、附子、麝香等组成；实胀方由大黄、莱菔子、麝香等组成。

【制法】水蒸气蒸馏法提取丁香挥发油，麝香用水研细，其余药材经提取浓缩为浸膏，加上甘油等基质，制成巴布剂。

【用法】巴布剂敷脐。

【出处】《中国中西医结合杂志》26（5）：411，2006。

十八、奔豚气

奔豚气是病人自觉有气从少腹上冲胸咽的一种病症。现代医学上的神经官能症可有类似症状。

1方

【药物】吴萸（米醋炒）、陈皮、黑附子各30克，肉桂10克，丁香6克。

【制法】烘干，共研为细末，过筛，加生姜汁调成糊膏，纱布包裹。

【用法】敷神阙穴，并敷关元、肾俞穴。上盖铝纸、纱布，胶布固定，1日换药1次。适用于阴寒内盛，结气从少腹向上冲逆，时发时止，状如豚之奔突。

【出处】《穴位贴药疗法》。

【备注】关元穴在脐下3寸，肾俞穴第2腰椎（与脐平）旁开1.5寸。

2方

【药物】吴萸、肉桂各30克，丁香6克。

【制法】研为细末，过筛，用生姜汁调成膏。

【用法】敷神阙穴，并敷肾俞穴。

【出处】《陕西中医》（11）：35，1984。

十九、腹　痛

1方

【药物】荜拨50克。

【制法】研细末，酒水各半煎干，搓成饼数个。

【用法】外敷神阙穴。用于虚寒性腹痛。

【验案】患者，女，38岁，农民，1963年7月初诊。患者腹痛住院半月，效果不显，时愈时发，表情痛苦，呻吟不已，喜热饮，纳呆，四末不温，剧痛时脐周有如虫噬，腹软，痛时喜按，大便溏薄，舌苔白，脉沉小紧。此系中阳式微，阴寒内聚，气机升降失调，气血郁滞所致。用上法敷神阙穴，腹痛渐止，后以理中汤5帖善其后，病人康复出院。

【出处】《湖北中医杂志》（6）：32，1985。

2方

【药物】①生姜；②附子；③盐；④麝香。根据症情不同任选一种。

【制法】捣烂或制成细末。

【用法】贴敷于神阙穴。用于腹部寒性瘀痛证。

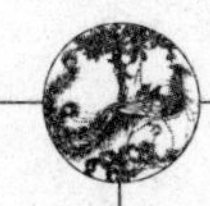

【验案】患者，男，56岁，1978年7月10日初诊。患肝硬化10年。腹痛半月余，尤以夜晚痛甚，痛如针刺。伴有腹胀，气短，大便秘结，小便短少，纳呆喜暖。查：腹部膨隆如覆盆状，青筋暴露，皮色晦暗有瘀斑，四肢不温，舌紫暗，苔黄厚，脉沉细涩，治疗用麝香0.5克，用2层纱布包裹，置于神阙穴，然后用热水袋局部加热至40～50℃，5小时后，病人肠鸣音加强，自觉腹内若天翻地覆，热汤上下翻腾，雷鸣大作。12小时后便下黑色脓血样物少许；至24小时，黑便盈盆，便后病人自觉体轻神爽痛消。遂以益气补血化湿之品调之而愈。

【出处】《吉林中医药》（4）：21，1989。

3方

【药物】山楂浸膏10克，厚朴100克，白芍100克，甘草浸膏3克，鸡矢藤挥发油2毫升，冰片少许。

【制法】前4味药共烘干研面，加入后2味药，调匀备用。

【用法】每次用200毫克，姜汁调糊敷脐，5～7天换药1次，一般经脐疗后，疼痛减轻，次数减少，持续时间缩短或不痛，排气通畅。

【验案】患者，女，36岁。曾患肝炎。近4年来，腹部经常绞痛，呃气，排气困难。经胆囊造影，收缩功能差。钡餐透视，胃黏膜增厚，曾诊断为慢性胃炎。无妇科病证。经用中西药治疗无效，于1978年4月18日用本法治疗1个月，疼痛减轻，排气通畅，呃气减少，又治疗1个月，疼痛消失。

【出处】《辽宁中医杂志》（11）：37，1980。

4方

【药物】葱白一束。

【制法】烘热。

【用法】安脐上，以熨斗熨之，葱坏即易。治疗阴毒腹痛、厥冷、唇青、囊缩、六脉欲绝者，用此法良久热气透入，手足温，有汁即瘥。

【出处】《南阳活人书》《本草纲目》。

5方

【药物】灶心土适量。

【制法】烧热或炒热。

【用法】熨脐上。用于虚寒性腹痛。

【出处】《浙江中医药》（9）：346，1979。

6方

【药物】盐适量。

【制法】炒热。

【用法】布包熨脐上。用于虚寒性腹痛。

【出处】《浙江中医药》(9):346，1979。

7方

【药物】烧砖1块。

【制法】烧热。

【用法】布包熨脐上。用于虚寒性腹痛。

【出处】《浙江中医药》(9):346，1979。

8方

【药物】麦麸适量。

【制法】炒热。

【用法】布包熨脐上。用于虚寒性腹痛。

【出处】《浙江中医药》(9):346，1979。

9方

【药物】附子、川椒、盐各适量。

【制法】前2味研细末，姜汁炒，加飞面和盐。

【用法】填脐内。用于中寒腹痛。

【出处】《浙江中医药》(9):346，1979。

10方

【药物】胡椒、葱白、百草霜各适量。

【制法】共捣为丸。

【用法】纳脐中。用于寒性腹痛。

【出处】《理瀹骈文》。

11方(附子填脐散)

【药物】附子1个挖空，甘遂末4.5克，蛇床子3克，麝香少许。

【制法】将附子挖空，将甘遂末与蛇床子入内，火酒煮，烘干，研为细面。

【用法】加麝香纳脐。用于腹痛脐湿。

【出处】《理瀹骈文》。

12方

【药物】葱白(连须)7个，胡椒每岁1粒，枯矾少许。

【制法】共捣烂，人乳和为丸。

【用法】纳脐，一炷香愈。用于小腹痛。

【出处】《理瀹骈文》。

13方(暖脐膏)

【药物】生附子15克，甘遂、甘草各10克。

【制法】葱汁熬膏和药，加蟾蜍、麝香、鸦片、丁香末摊。

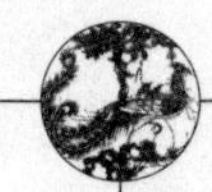

【用法】贴肚脐。用于受寒腹痛。

【出处】《理瀹骈文》。

【备注】有用柏子尖、松毛心各0.5公斤，附子250克，麻油熬，黄丹、铅粉收，加肉桂摊膏者。

14方（健脾膏）

【药物】白术128克，茯苓、白芍、六神曲、麦芽、香附、当归、枳实、半夏各64克，陈皮、黄连、吴萸、山楂、白蔻仁、益智仁、黄芪、山药、甘草各22克，党参、木香各15克。

【制法】麻油熬，黄丹收。（参考膏药的制法）

【用法】贴心口及脐上。用于腹痛肠鸣，热中善饥者。

【出处】《理瀹骈文》。

15方

【药物】硫黄、吴茱萸各6克，大蒜适量。

【制法】前2味研细末，加大蒜共捣烂。

【用法】涂敷脐中。

【出处】《常见病验方研究参考资料》。

16方

【药物】灶心土、葱白、田螺（烧灰）各30克。

【制法】共捣和作饼。

【用法】敷脐上。

【出处】《常见病验方研究参考资料》。

17方

【药物】竹叶椒鲜叶、吴萸子各适量。

【制法】捣烂。

【用法】敷脐上。用于腹胀痛。

【出处】《广西药物志》。

18方

【药物】野菊花茎叶适量。

【制法】同冷饭捣成饼。

【用法】敷脐。用于热性腹痛。

【出处】《广西药物志》。

19方

【药物】艾叶适量。

【制法】揉成绒，用醋炒热。

【用法】热熨神阙穴及阿是穴，冷则外用暖水袋频熨之。用于虚寒性腹痛。

【出处】《俞穴敷药疗法》。

【备注】有的方选加：①生姜；②大葱、食盐；③大葱、生姜、小茴香；④大葱、生姜、胡椒。

20方

【药物】胡椒2克，白芥子4克，鲜生姜30克。

【制法】前2味药研为细末，再和鲜生姜共捣一起，纱布包裹。

【用法】敷神阙穴。用于虚寒性腹痛。

【出处】《中医外治法集要》。

【备注】有的单用胡椒一味，用的用胡椒、小茴香各等份。

21方

【药物】白芷60克，小麦面15克。

【制法】白芷研为细末，过筛；和白面调均匀，用醋调成膏，纱布包裹。

【用法】敷神阙穴。用于绕脐腹绞痛。

【出处】《中医外治法集要》。

22方

【药物】香附30克，鲜生姜、白萝卜适量。

【制法】香附烘干，研为细末；鲜生姜、白萝卜适量，捣烂取汁；用其汁调成膏，纱布包裹。

【用法】敷神阙穴，并敷阿是穴。外盖铝纸、纱布，胶布固定。

【出处】《中医外治法集要》。

23方

【药物】胡椒6粒，丁香6粒，广木香6粒，黄丹6克，明矾25克，食盐5克。

【制法】共研为细末，过筛，用醋调成膏，纱布包裹。

【用法】敷神阙穴，并敷两手心（即劳宫穴）。外盖铝纸、纱布，胶布固定。

【出处】《中医外治法集要》。

24方

【药物】蜘蛛香16克。

【制法】捣烂，研末。

【用法】包脐眼，每日1次。用于气痞腹痛，数次可消。

【出处】《贵州民间方药集》。

25方

【药物】吴茱萸、生姜各12克。

【制法】吴茱萸研细末，同生姜捣成球状。

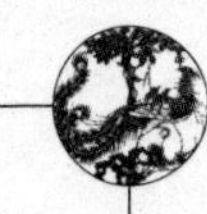

【用法】摊敷脐上。用于寒证腹痛。

【出处】《常见病验方研究参考资料》。

26方

【药物】老生姜60克，豆豉15克，葱头（连须洗净）3根。

【制法】共杵成药饼，火烧微热。

【用法】贴脐中，布扎12小时，如大便通，腹痛随减。用于便秘腹痛。

【出处】《常见病验方研究参考资料》。

27方

【药物】山苍子15克，食盐少许。

【制法】共捣烂。

【用法】敷脐部。用于急性腹痛。

【出处】《常见病验方研究参考资料》。

28方

【药物】艾叶1团，葱7根，姜6片。

【制法】烧酒少许同捣，炒热。

【用法】包敷脐上。用于寒证腹痛。

【出处】《常见病验方研究参考资料》。

【备注】宜与第19方合参。

29方

【药物】艾绒、生食盐各适量。

【制法】把艾绒与食盐炒透热。

【用法】填满脐眼，外加纱布包扎固定，每日2次。用于痧症所致的腹中绞痛剧烈，以及一切风寒所致的腹中冷痛等症。

【出处】《痧症民间疗法》。

【备注】宜与第19方合参。

30方

【药物】茴香、老姜、艾叶各19克，葱头1个。

【制法】共捣烂，炒热。

【用法】敷脐部。用于小儿腹痛。

【出处】《常见病验方研究参考资料》。

【备注】宜与第19方合参。

31方

【药物】艾叶、葱白、食盐各等份。

【制法】放锅内加水少许，炒热，不干不燥。

【用法】趁热包脐上（不可太热），冷后再炒再包。用于小儿便硬腹痛，甚则昏眩欲死。

【出处】《常见病验方研究参考资料》。

【备注】宜与第19方、29方合参。

32方

【药物】两面针果150克。

【制法】加热饭捣烂。

【用法】敷肚脐。用于小儿腹冷痛。

【出处】《广西药物志》。

33方

【药物】阿魏、木香、丁香各少许。

【制法】研末，掺膏。

【用法】贴脐眼。用于腹绞痛。

【出处】《贵州民间方药集》。

34方

【药物】胡椒25克，丁香20粒，广木香6克，广丹6克，生明矾15克，食盐5克，米醋适量。

【制法】诸药混合粉碎为末，过筛，加醋调成糊膏状。

【用法】涂敷神阙穴，盖以纱布，胶布固定后，以两手掌合住放于阴部，覆被睡卧，取微汗出即愈。用于虚寒腹痛。

【出处】《穴位贴药疗法》。

【备注】宜与23方合参。

35方

【药物】芥菜籽适量。

【制法】研细末，水调成糊膏状。

【用法】贴脐上。用于阴证伤寒，腹痛厥逆。

【出处】《生生编》。

【备注】《理瀹骈文》也有类似记载："芥菜子末温水调稠填脐内，隔衣以壶盛热汤，熨之汗解。伤寒时疫俱妙，亦治急肚痛及小腹痛。"

36方（玉抱肚法）

【药物】针砂125克，白矾15克，硇砂1.5克，粉霜1.5克。

【制法】针砂炒出烟，入后3味药，新水拌匀微湿，裹以皮纸贴。

【用法】安怀中候热发，置脐内，汗出立瘥。用于积冷腹痛。

【出处】《理瀹骈文》。

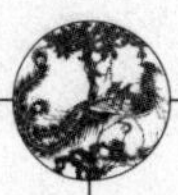

【备注】《本草纲目附方分类选编》也有玉抱肚法，用治痢疾，与此有异，可详参“细菌性痢疾”26方。

37方

【药物】橘子叶、柚子叶各500克。

【制法】放锅内炒热，分成两份用布包好。

【用法】乘热放脐上熨，冷则交替复炒，连熨数次。用于寒证腹痛。

【出处】《常见病验方研究参考资料》。

38方

【药物】生姜、葱白各适量。

【制法】共捣烂炒熟。

【用法】摊于脐上，以艾火灸之。用于房事后中寒腹痛。

【出处】《奇难杂症古方选》。

39方

【药物】鸡蛋数个。

【制法】煮熟，对切去黄，再用银针插入蛋白。

【用法】合在肚脐眼上，合久则愈。用于男女交合之后，或外受风寒，或内食生冷等物，以致肚腹疼痛。

【出处】《民众医药顾问》。

40方

【药物】风油精。

【用法】将风油精数滴滴入肚脐眼，外用伤湿止痛膏或胶布固定。用于受凉饮冷引起的寒性腹痛及胃痛，效果极佳。

【出处】《大众中医药》（3）：29，1988。

41方

【药物】附片100克，麻黄30克，葱白1握。

【制法】捣碎，酒炒热。

【用法】敷脐部。用于寒积于里所致的吐泻腹痛。

【出处】《湖南中医杂志》（4）：10，1988。

二十、腹　胀

1方（厚枳散）

【药物】厚朴、枳壳各1克。

【制法】研为细末（或用姜汁、黄酒调）。

【用法】敷脐，每周换药1次。用于各种腹胀。

【出处】《辽宁中医杂志》（2）：封四，1982。

【备注】肝胃不和者加香附0.5克；脾胃虚寒者加用生姜汁调膏；寒邪腹胀加用生姜汁、葱汁调膏；郁证腹胀加柴胡0.5克；痰饮腹胀加香附、半夏、茯苓各0.5克，生姜汁调膏。

2方

【药物】公丁香、肉桂、苍术各适量。

【制法】研细粉。

【用法】贴脐。用于胃肠及肝胆慢性疾病所致的腹胀、腹痛、纳差、大便异常等症。

【出处】《浙江中医杂志》（5）：233，1980。

3方

【药物】鲜艾叶、鲜竹沥嫩叶各50克，茶油10克，盐少许。

【制法】前2味药捣碎，加入后2味药炒热。

【用法】敷脐。用于中毒性消化不良腹胀和腹腔手术后腹胀。

【疗效】治疗中毒性消化不良腹胀20例，腹腔手术腹胀5例，均获满意疗效。

【出处】《广西中医药》（3）：5，1988。

4方（苍桂散）

【药物】苍耳子50克，肉桂25克，丁香10克，木香15克，细辛50克，吴萸25克，白芥子30克，罂粟壳20克。

【制法】共研为细末。

【用法】取药粉适量，酒或水调成膏，纱布包裹，敷神阙穴，外盖铝纸、纱布，胶布固定，2天换药1次。

【疗效】此方对胃肠功能紊乱所致的虚寒性腹胀、溏泄、便秘，疗效满意。一般在贴药后3～5天可愈。

【出处】《中医外治法集要》。

5方

【药物】冰片0.2克。

【制法】研为细末。

【用法】纳入神阙穴，胶布固定，并用松节油（或热水袋）热敷，或艾卷灸15～30分钟，每日换药1次。

【疗效】治疗9例因肺炎合并心衰、应激性溃疡病、肠炎合并重度脱水、病毒性脑炎合并脑水肿等病并发重症腹胀，均在6～12小时内缓解。一般用药1～2次即可。

【出处】《湖南医药杂志》（2）：61，1983。

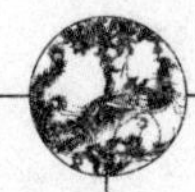

6方

【药物】芒硝10～20克，小茴香1.5～3克。

【制法】共研为细末，过筛，纱布包裹。

【用法】敷神阙穴，胶布固定。待大便通畅，腹胀即减或消失。

【出处】《中医外治法集要》。

【备注】对新生儿腹胀亦有效果。有的不用小茴香，用胡椒。

7方（健脾调胃膏）

【药物】桔梗、神曲、莲子、青皮、山药、木香各等份。

【制法】烘干，研为细末，过筛。

【用法】敷神阙穴，并敷中脘穴。外盖铝纸、纱布，胶布固定。1日1次，10次为1疗程。

【出处】《中医外治法集要》。

8方

【药物】木香顺气丸。

【制法】每次取药5粒（30克），研末，加食醋调成糊状。

【用法】先行酒精脐部常规消毒，后将药糊敷于脐部，外敷10×10厘米的消毒棉垫，再用塑料薄膜覆盖于上，最后用胶布四周固定，使形成密闭状态。2～3天1次，3次为1疗程。

【出处】《中国中医药科技》5（1）：55，1998。

9方

【药物】麝香1克，芒硝30克。

【制法】混匀分为10等份，用小塑料袋封包。

【用法】取一包药粉置于患者脐部，外用4×4厘米医用橡皮膏覆盖，注意四周要贴紧皮肤，每日1次。

【疗效】Ⅰ级腹胀18例，15例有效，3例无效，有效率为83.3%；Ⅱ级腹胀15例，13例有效，2例无效，有效率为86.7%；Ⅲ级腹胀5例，3例有效，2例无效，有效率为60%；总有效率为81.6%。

【出处】《中医外治杂志》8（1）：4，1999。

10方

【药物】熟附子、肉桂、白术、大腹皮、莱菔子、木香、陈皮、桔梗等。

【制法】研末备用。

【用法】每次取9克，以姜汁调至稀糊状，取6×6厘米纱布平铺于脐部，将药糊均匀敷于纱布上，以TDP灯照射脐部，调节TDP灯与脐之间的距离，以不灼伤皮肤为宜，每次45分钟，1天1次，1周为1疗程。

【出处】《中医外治杂志》15(1):5，2006。

二十一、腹 泻

1方(诸葛行军散)

药物、制法、用法详见“细菌性痢疾”1方，此处略。

【验案】患者，男，54岁。因饮食不洁致腹泻半天。已泻7次，始为稀薄、色棕样便，继为纯水样便，伴腹痛、腹胀、欲呕，头面及肢体冷汗涔涔，脉沉小，苔白腻，根部微黄。体温37.2℃，予隔药灸神阙穴5壮，肢冷渐复，又灸3壮，自感口鼻中有药香味，全身温暖舒适，冷汗亦止。次日复诊大便减为2次，已有粪便，继隔药灸5壮而愈。

【出处】《江苏中医》(12):15，1963。

2方(伤湿止痛膏贴脐法)

【药物】伤湿止痛膏1贴(或用麝香虎骨膏)。

【用法】贴脐部，12～24小时更换1次。用于腹泻。

【验案】患者，男，50岁，1988年10月10日初诊。因饮食不节致腹部胀满，恶心欲呕，肠鸣腹痛，泻如水注，一夜去厕10余次。舌质淡，苔白腻，脉濡细。大便常规：RBC0～1，WBC3～5。诊断为急性胃肠炎。按上法治疗，次日胀消痛止，大便成形，饮食正常，病告痊愈。

【出处】《四川中医》(8);25，1989。

3方(丁桂散灸脐法)

【药物】丁香、肉桂、甘松、山柰各等份。

【制法】研细末，加面粉，温水调成药饼，用针灸针刺数孔。

【用法】将药饼子按脐上。再将鸡蛋大小之艾炷置药饼上，灸3～5壮，若皮肤灼痛，稍移动药饼。

【验案】患者，男，47岁，1986年2月20日初诊。腹泻数月，曾用中西药物无效，症见:面色萎黄少华，四肢畏冷乏力，脘痞纳少，喜温喜按，大便日行3～6次。舌质淡红，舌苔厚白，脉细软。按上法治疗，灸5壮后，患者感一股热流于腹中周流，顿感舒适。次日便次减少，但仍脘痞，原法加灸中脘穴，5次而愈，随访至今未复发。

【出处】《四川中医》(9):封三，1987。

4方(药艾绒隔盐灸脐法)

【药物】陈艾叶(干)500克，川乌30克，草乌30克，冰片5克，雄黄30克，薄荷10克，麝香1克，甘草10克，细辛10克，干姜30克，牙皂10克。

【制法】共为细绒，捏成蚕豆大小的艾炷。

【用法】用食盐将脐填平，铺成1个直径约6厘米的圆形薄饼，约1分硬币厚，上

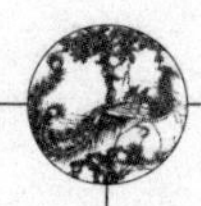

置药艾炷灸之，边烧边吹，待其烧尽，再换1壮，连灸数壮至10余壮。用于暴泻。

【验案】患者，男，31岁，1976年5月11日入院。入院前一日下午劳动时稍觉少腹发胀，当晚下半夜，先觉恶心欲吐，继则腹痛泄泻，初泻稀便，进而泻水样便，势如洪水决堤，不可收拾，遂送来我院。病人神颓色衰，眼眶凹陷，唇乌口张，肢冷脉伏，立即采用补液等措施抢救。2小时许，腹泻如故，泻下之物如洗肉水，病人昏迷不醒，在继续补液的同时，迅即采用上法，灸至5壮后腹泻渐停，第10壮时四肢微温，第15壮后，病人眼微睁，可发微弱喉音。在灸神阙穴同时，以艾条（以上药艾绒搓成拇指大小艾条）悬灸百会、双侧涌泉30分钟后，病人方完全清醒。后以扶脾丸（东垣方）收全功。

【出处】《四川中医》（10）：41，1985。

【备注】百会穴在两耳尖直上，头顶正中；涌泉穴在足底前1/3与后2/3交界之凹陷处。

5方（针脐中四边穴法）

【用法】脐中四边穴即脐之上下左右各开1寸处，共4穴，患者平卧，选用28号或30号针，以四穴上下左右为序进针，成人一般针3～5分深，小儿针2～3分深，不留针。急性泄泻每日针1次，慢性泄泻隔日1次。

【疗效】治疗100余例，效果良好。总结40例，针1～8次后，痊愈占85%，显效占7.5%，好转占2.5%，无效占5%。其中针1次治愈的占总数67.6% 以上。

【验案】患者，女，62岁。患五更泄泻4年，近1年来形体消瘦，食欲减少，腰背酸痛，肠鸣腹胀。服药甚多，尚未治愈。经针刺脐中四边穴5分深，捻转半分钟，泄泻停止6日，继针8次而愈。

【出处】《江苏中医》（9）：29，1961。

【备注】用于小儿腹泻效佳。

6方

【药物】艾绒、十滴水各适量。

【制法】取艾绒少许，放在金属小盒内，用酒精灯温火加热，再加适量十滴水，搅拌均匀，继续加温。大约经过1～2分钟用手取出艾绒（此时艾绒已呈湿润状），按压至不滴水，不烫手为度。

【用法】放神阙穴上，用胶布压盖固定，24小时换药1次，另用5% 葡萄糖溶液2毫升，注入双侧足三里穴（每侧1毫升），每日1次，可连用3～4次。用于夏季流行性腹泻。

【疗效】治200例，1次痊愈者94例，2次痊愈者69例，3次痊愈者13例，4次痊愈者7例，好转14例，无效3例。总有效率98.5%，总痊愈率91.5%。

【验案】患者，女，48岁，工人。腹泻2日，为黄色稀水便，每日10～11次，恶心、腹痛、腹胀、胃纳差。检查：心肺(-)，腹平软，脐周压痛明显，大便常规检查正常。印象为流行性腹泻。用上法治疗2次痊愈。

【出处】《中国针灸》（4）：30，1985。

7方（姜膏）

【药物】乌梅、川椒、黄柏各等份，鲜生姜适量。

【制法】前3味为末，加生姜共捣制成糊膏状，将姜膏摊布在纱布上。

【用法】外敷神阙穴，用胶布加压固定。用药半小时，脐腹有温暖舒适感，一般外敷1次可症状告愈，若不愈，2～3日后可换药再敷。用于功能性腹泻、急性肠炎、非特异性溃病性结肠炎及其他慢性腹泻，中医辨证属寒性腹泻者。

【出处】《云南中医杂志》（4）：27，1985。

8方（神阙针灸拔罐法）

【用法】患者取仰卧位，常规消毒后，选用1根2寸毫针，采用快速进针手法，直刺神阙穴，进针0.5～1寸，留针30分钟，起针后在神阙穴拔火罐3～5分钟，使穴位皮肤红润充血而不起泡为度。另外，配针足三里穴。病人回家后，嘱自用艾条悬灸神阙及足三里各15分钟。以上方法每日1次，5～7次为1疗程。

【疗效】治疗泄泻185例，治愈154例，占83.3%；好转27例，占14，6%；无效4例，占2.1%。总有效率97.9%。

【验案】患者，男，28岁，1985年6月10日就诊。泄泻2年。大便每日4～8次，如脓性黏液样，遇冷泄泻更甚。小腹冷痛，肠鸣腹胀，经大便培养、钡透等多次检查未见异常，曾服中西药物未效。刻诊：消瘦，面色萎黄，痛苦病容，脐周压痛，舌淡，苔薄白，脉细弱。诊为慢性腹泻。用上法治疗3次症减，治疗7次痊愈。

【出处】《辽宁中医杂志》（5）：35，1990。

9方

【药物】肉桂3克，硫黄6克，白胡椒1.5克，鸡内金3克，枯矾6克，五倍子6克，新鲜葱头3～5节。

【制法】除葱头外，余药共研细末，贮瓶备用。

【用法】取葱头捣烂，与上述药末拌匀，加适量醋酸调成糊状，平摊于脐部，用纱布覆盖并用胶布贴稳，每天敷2小时即可，每日1次，6次为1疗程。若敷药后出现发痒、灼痛等现象，停药后即消失。用于五更泻，症见泄泻日久，每日黎明前即感腹痛，登厕必泻，小腹畏寒喜暖者。热泻及痢疾禁用此法。

【疗效】治疗五更泻19例，痊愈10例，好转6例，无效3例。

【出处】《湖北中医杂志》（2）：43，1986。

10方

【药物】清凉油（成药）适量。

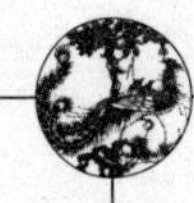

【用法】搽脐内。用于因受凉而引起的单纯性腹泻。

【出处】《群众医药》(7):43，1976。

11方

【药物】吴茱萸3～5克、食醋5～6毫升。

【制法】吴茱萸研细末，加食醋调成糊状，加温至40℃左右，摊于2层方纱布上(约0.5厘米厚)。

【用法】将纱布四周折起，敷于神阙穴，胶布固定，12小时更换1次，用于脾胃功能失调的泄泻(消化不良)。

【疗效】治疗20例，痊愈18例。

【出处】《中药大辞典》;《江西中医药》(5):33，1988。

12方

【药物】白胡椒、吴茱萸各6克，大蒜少许。

【制法】用米饭捣成饼。

【用法】贴脐。用于寒泻。

【出处】《辽宁中医杂志》(11):37，1980。

13方

【药物】芥子末，面粉各等份。

【制法】温水调成糊状。

【用法】敷脐，胶布固定。

【出处】《辽宁中医杂志》(11):37，1980。

14方

【药物】五倍子适量。

【制法】研末，醋炒，用食醋调成糊状。

【用法】敷脐。用于久泻。

【出处】《辽宁中医杂志》(11):37，1980。

15方

【药物】炮姜、附子末各等份。

【制法】共研细末。

【用法】敷脐，炒盐加葱热熨于上。用于阳虚寒泻。

【出处】《辽宁中医杂志》(11):37，1980。

16方(理中散)

【药物】党参10克，白术7克，干姜5克，炙甘草3克。

【制法】混合烘干，碾面，备用。

【用法】取药粉0.2克填入脐内，覆盖一软纸片，再加棉花;外用白胶布固封，3～

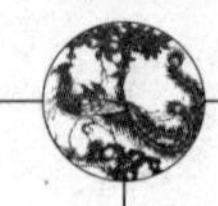

7天换药1次。用于慢性泄泻。

【出处】《河南中医》(1):39，1983。

17方(药灸神阙法)

药物、制法、用法详见“胃痛”17方，此略。

【验案】患者，女，50岁，工人。多年来大便溏薄伴有不消化食物，日解2~3次，甚至4~5次，便前腹痛，便后消失，食欲不振，口淡无味，四肢无力。诊见形体消瘦，面色无华，四肢欠温。舌淡苔薄，脉虚弱。曾服用中西药物未见显效而改用上法。1个疗程后，大便成形，日解1次，无腹痛，继续治疗2个疗程痊愈，随诊2年未复发。

【出处】《浙江中医杂志》(12):549，1988。

18方(隔盐灸脐法)

【用法】患者仰卧，将细盐适量倒入脐部，以填满脐窝并稍高出脐部周围皮肤为度，将艾绒制成艾炷数个，每用1个放盐上点燃灸之，燃尽后再换1炷，连灸7~10壮，日1次。

【疗效】治水泻748例，痊愈680例，占90.9%;好转40例，占5.30%;无效28例，占3.8%。一般2~3日可愈。

【出处】《赤脚医生杂志》(4):31，1974。

19方

【药物】丁香、肉桂各等份。

【制法】共研细末。

【用法】敷脐，1日1换，3~5天为1疗程。

【出处】《中国灸法集粹》。

20方(平胃散)

【药物】苍术、厚朴、陈皮、炙甘草各30克(或加猪苓、茯苓、白术、泽泻、官桂)。

【制法】共切成粗末，炒热，布包。

【用法】放脐上，热熨斗熨之，逼药气入腹，此法通治泄泻和痢疾。

【出处】《理瀹骈文》。

21方

【药物】苍术、厚朴、陈皮、山楂炭、车前子各30克。

【制法】切成粗末，炒热，布包。

【用法】放脐上，热熨斗熨之。用于水泻。

【出处】《理瀹骈文》。

22方

【药物】车前子适量。

【制法】研细末，水调成膏。

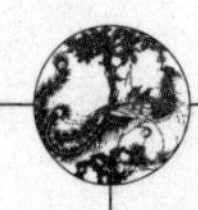

【用法】敷脐。用于水泻。

【出处】《理瀹骈文》。

23方

【药物】车前子、肉桂各适量。

【制法】研细末。

【用法】纳脐。用于寒泻。

【出处】《理瀹骈文》。

24方

【药物】白芥子适量。

【制法】研细末。

【用法】纳脐。用于寒泻。

【出处】《理瀹骈文》。

【备注】宜与13方合参。

25方

【药物】胡椒适量。

【制法】研为细末。

【用法】纳脐内。用于寒泻。

【出处】《理瀹骈文》。

26方

【药物】官桂、厚朴各适量，姜汁少许。

【制法】研细末，用姜汁调成膏。

【用法】敷脐。用于寒泻。

【出处】《理瀹骈文》。

27方

【药物】丁香、枯矾各适量。

【制法】研细末。

【用法】纳脐内。用于寒泻。

【出处】《理瀹骈文》。

28方

【药物】胡椒、大蒜、艾叶、吴萸、灶心土各适量。

【制法】除大蒜外，余药研细末，入大蒜捣如泥状。

【用法】敷脐。用于寒泻。

【出处】《理瀹骈文》。

29方

【药物】滑石、甘草、鲜车前子各适量。

【制法】前2味研细末，用车前子捣汁调成饼。

【用法】敷脐。用于热泻。

【出处】《理瀹骈文》。

30方

【药物】猪苓、地龙、针砂各适量，葱汁少许。

【制法】前3味研细末，加入葱汁调成饼状。

【用法】敷脐。用于热泻。

【出处】《理瀹骈文》、《医学正传》。

31方

【药物】滑石30克，酒芍15克，炙甘草6克，炮姜1.5克，丹皮汁适量。

【制法】分别研细末，将滑石用丹皮汁浸煮收干，再加入余药，用水调成膏。

【用法】敷脐。用于热泻。

【出处】《理瀹骈文》。

32方

【药物】硫黄、枯矾各适量，朱砂少许。

【制法】前2味研细末，朱砂为丸。

【用法】纳脐内。用于气虚暴泻。若泻不止者，用艾500克坐身下，火烘脚。

【出处】《理瀹骈文》。

33方

【药物】木鳖仁、丁香各适量。

【制法】研细末，用唾液调成膏。

【用法】纳脐泄气愈。用于水泻。

【出处】《理瀹骈文》。

34方（热泻散）

【药物】黄连12克，滑石30克，木香15克，吴茱萸10克。

【制法】共研细末。

【用法】贴神阙穴，并贴大肠俞，胶布固定。用于热泻。

【出处】《穴位贴药疗法》。

【备注】大肠俞在第4腰椎旁开1.5寸。

35方

【药物】木鳖仁5个，丁香5个，麝香0.3克。

【制法】共研细末，米汤调作膏。

【用法】纳脐中贴之，外以膏药护住。用于水泻不止。

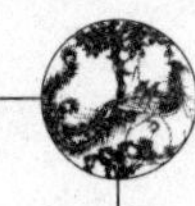

【出处】《串雅外编》《新刊扶寿精方》。

【备注】宜与33方合参。

36方（暖脐膏）

【药物】白芥子9克，鲜姜120克，红皮蒜3个，香油180克，章丹120克。

【制法】将药浸入油内，文火熬焦去渣，再徐徐入丹，熬至滴水成珠。

【用法】贴肚脐。用于受寒肚痛、腹泻。

【出处】《河北中医展览会医药集锦》。

【备注】"暖脐膏"不只一种，如"腹痛"13方亦名暖脐膏，但药物不同。

37方（封脐艾）

【药物】陈艾叶、蛇床子各30克，木鳖子2个（带壳生用）。

【制法】共为细末和匀，用绵包裹。

【用法】安在脐上，以纸圈固定，以熨斗熨之为妙。用于脐腹冷痛或泄泻。

【出处】《东医宝鉴》。

38方

【药物】熟艾15克，硫黄6克，蓖麻仁7个。

【制法】前2味研末，同蓖麻仁共捣烂。

【用法】绵包安脐上，熨斗熨之。可止泄泻。

【出处】《本草纲目》。

39方

【药物】食盐少许。

【制法】炒热，布包。

【用法】热敷于脐部。用于腹泻。

【出处】《常见病验方研究参考资料》。

40方

【药物】陈艾（醋炙）5～6片，蚯蚓4～5条。

【制法】共捣烂如泥，用火烘烤。

【用法】敷脐眼上，用布盖住。用于腹泻。

【出处】《常见病验方研究参考资料》。

41方

【药物】艾叶适量。

【制法】以酒炒艾为绒，作饼。

【用法】敷脐。用于寒泻。

【出处】《增广验方新编》。

42方

【药物】热柴灰适量。

【制法】布包。

【用法】敷脐。用于寒泻。

【出处】《增广验方新编》。

43方

【药物】糯米、酒糟、盐各适量。

【制法】和匀，炒热。

【用法】敷脐。用于寒泻。

【出处】《增广验方新编》。

44方

【药物】胡椒、大蒜各适量。

【制法】捣作饼。

【用法】敷脐。用于寒泻。

【出处】《增广验方新编》。

45方

【药物】艾叶、灶心土、门斗灰、吴茱萸各等份。

【制法】共为末，用醋炒热。

【用法】敷脐。用于寒泻。

【出处】《增广验方新编》。

46方

【药物】炮姜30克。

【制法】捣烂。

【用法】贴于脐部，盖过丹田穴（约长2寸5分，宽1寸）。布包扎1~2小时。用于寒泻。

【出处】《常见病验方研究参考资料》。

47方

【药物】松香3克、大蒜2枚。

【制法】松香研成末，与大蒜同捣烂。

【用法】敷脐上，用膏药盖贴。用于寒泻。

【出处】《穴敷疗法聚方镜》。

48方

【药物】生附子1大片。

【制法】烘热。

【用法】包肚脐上。用于寒泻腹痛。

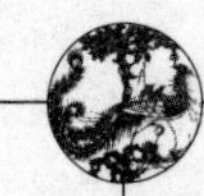

【出处】《常见病验方研究参考资料》。

【备注】《俞穴敷药疗法》用黑附子研为细末，用开水调成膏，贴神阙穴治寒湿泻。可参。

49方

【药物】松香适量。

【制法】研为细末，过筛，用酒或白蜜调成膏，纱布包裹。

【用法】敷神阙穴，胶布固定。用于寒湿泻。

【出处】《俞穴敷药疗法》。

【备注】松香不溶于水，能溶于酒类。

50方

【药物】丁香、白芍、甘草各等份。

【制法】研细末，唾液调和如饼状。

【用法】敷于脐上，外贴膏药保暖。

【出处】《常见病验方研究参考资料》。

51方

【药物】硫黄、丁香各2克，白胡椒1.5克，绿豆粉4.5克。

【制法】共研末和匀。

【用法】将药末少许敷在脐上，外以膏药封贴。

【出处】《常见病验方研究参考资料》。

52方

【药物】酒饼丸适量。

【制法】研成粉末，以醋调成糊状。

【用法】敷脐部，外盖纱布，胶布固定，每日1次，5～8小时后去掉。同时禁食，有脱水及酸中毒者，给予输液及纠正酸中毒。

【出处】《广西赤脚医生》1976年6期。

53方

【药物】大蒜1～2枚。

【制法】连皮放热灰中煨熟，去皮捣烂，纱布包裹。

【用法】敷神阙穴。局部有烧灼感，并且皮肤发赤时去掉，1日1次。

【疗效】张建德用此法治腹泻10余例，均2～3天痊愈；莫文丹治17例，一般贴药2天后均能治愈。

【出处】《中华药学杂志》1976年12期；《穴敷疗法聚方镜》；《中医外治法集要》。

【备注】大蒜治泄泻许多医籍均有记载，如《千金方》以大蒜须捣脐中，《增广验方新编》取大蒜须同银珠同捣敷脐等。现多煨熟后再用，以减少对皮肤的刺激，延长敷药时间。

54方

【药物】生姜、大葱、大蒜各64克，木鳖仁15克，穿山甲10克，乳香、没药末各9克，丁香1.5克。

【制法】前5味用麻油熬，黄丹收膏。

【用法】将后3味糁入膏内，敷脐上。用于夏日泄泻，敷之即效。

【出处】《理瀹骈文》。

55方

【药物】鲜石榴果皮30克。

【制法】捣成泥状。

【用法】敷于肚脐，外盖铝纸、纱布，胶布固定，24小时换药1次。

【疗效】治疗腹泻24例，1次痊愈12例，2次痊愈5例，3次痊愈4例，好转3例。又据莫文丹介绍，治疗5例顽固性腹泻患者，均获显效。

【出处】《河南中医学院学报》1977年4期;《穴敷疗法聚方镜》。

56方

【药物】五倍子（炒黄）、干姜各10克，吴茱萸、公丁香各5克。

【制法】共研细末，备用。

【用法】每次取10克，用温白酒调成软面团状，做成直径5厘米的药饼，敷脐部，胶布固定，晚敷晨揭，每日换药1次，连用1～8次。用于腹泻，效果较好。

【出处】《铁道医学》1980年3期。

【备注】加川椒、广木香各5克名止泻散，见《中医外治法集要》。

57方

【药物】细辛、芥子粉各3克。

【制法】共研细末，制成蚕豆大的丸子。

【用法】放脐眼内，纱布盖上，固定好，用于腹泻可1次止泻。

【出处】《贵州民间方药集》。

58方

【药物】丁香、川椒各适量，膏药1张。

【制法】研末，放于膏药中心。

【用法】贴脐及尾椎。用于腹泻。

【出处】《贵州民间方药集》。

59方

【药物】总管根皮少许。

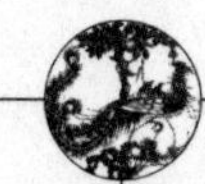

【制法】嚼烂。

【用法】敷脐。用于腹痛便泻。

【出处】《湖南农村常用中草药手册》。

60方

【药物】五倍子6克，公丁香3克。

【制法】共研细末，水和调匀。

【用法】每次取3克敷脐眼上，外用普通膏药盖贴。用于腹泻。

【出处】《穴敷疗法聚方镜》。

61方

【药物】白胡椒2份，肉桂1份，丁香1份。

【制法】烘干，共研为细末，过筛。用水或酒调成膏，纱布包裹。

【用法】敷神阙穴，并敷命门穴。外用胶布固定，1～2日换药1次，直至痊愈为止。

【疗效】治疗腹泻150例，95%均在用药1～2次后痊愈。近5%的病人疗效不佳。

【出处】《中医外治法集要》。

【备注】命门穴在与脐相对的腰椎（第2腰椎）棘突下凹陷中。

62方（神秘万金膏）

【药物】草乌、川芎、大黄各18克，当归、赤芍、白芷、连翘、白芨、白蔹、乌药、官桂、木鳖子各24克，槐、柳、桃、桑、枣枝各12克。（一方加苦参、皂荚各15克；一方加苏合香0.9克，名万应紫金膏。）

【制法】细剉，用麻油1000克浸药1宿，用火熬至药焦色，用生丝绢滤去渣，将油再入锅，以文武火熬至滴水成珠不散为度，后入乳香、没药末各12克搅匀。

【用法】摊贴脐上。用于泄泻和痢疾。

【出处】《膏药方集》《中国膏药学》。

【备注】木方贴患处可治疗风寒湿气所侵、剉打闪剑伤损、一切疼痛，并治一切无名肿毒；贴背心可治疗哮喘咳嗽；贴太阳穴可治疗头痛眼疼。

63方

【药物】丁香3克，大椒6克。

【制法】研极细末放膏药中。

【用法】贴脐中。用于水泻。

【出处】《常见病验方研究参考资料》。

64方

【药物】葱、姜各适量，黄丹（如豆大）1粒。

【制法】把葱、姜打烂，入黄丹和匀。

【用法】纳入脐中，外贴膏药。用于水泻。

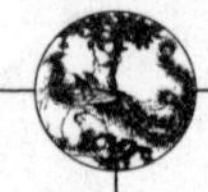

【出处】《常见病验方研究参考资料》。

【备注】又方：葱白根捣烂，加入黄丹为丸，放脐上。

65方（拔罐神阙法）

【用法】要脐部拔火罐，每次30分钟，每1～3日1次。用于脾虚腹泻。

【疗效】治愈数十例虚寒性脾虚性腹泻，疗效满意。

【出处】《上海针灸杂志》（3）：39，1989。

66方（透刺神阙法）

【用法】取3寸毫针从天枢穴（脐旁开2寸）皮下进针，针尖向脐中方向斜刺2～2.5寸深，持续缓慢捻转3～5分钟起针，每日1次，用于急慢性肠炎、慢性肠功能紊乱等疾病所致的腹泻，有显效。

【验案】患者，男，54岁，医生。患慢性肠功能紊乱已20余年，虽经多方治疗时愈时发，发时日解大便8～12次，稀薄带有少量黏液，伴腹胀，纳差。1977年8月10日用上法并加刺双足三里，翌日大便2次，成形。依法继针7次，病愈停针。

【出处】《辽宁中医杂志》（6）：封底，1983。

【备注】本法治脱肛效亦佳。又，气海透神阙可治膀胱炎、痛经、遗精等。

67方

【药物】蚯蚓5条，陈艾6片，米醋适量。

【制法】将陈艾用醋炙过，然后与蚯蚓共捣烂如泥，再用火烘热。

【用法】乘热敷于脐眼上，用布盖扎，每日换药1次，连续数日，以愈为度，用于腹泻。

【出处】《常见病民间传统外治法》。

68方

【药物】葱白根适量，黄丹少许。

【制法】将葱白根洗净，捣烂如泥，入黄丹和匀为丸。

【用法】敷脐，布带包扎固定，每日换药1～2次，连续数日，以愈为度。用于水泻。

【出处】《常见病民间传统外治法》。

69方

【药物】胡椒末3克，饭团少许。

【制法】拌匀，制成饼状。

【用法】贴脐，每日换药1～2次，连续数日，以愈为度。用于寒泻。

【出处】《常见病民间传统外治法》。

70方

【药物】胡椒末9克，生姜汁少许。

【制法】调成稠膏状。

【用法】敷脐，布带包扎固定，每日换药1～2次，以愈为度。用于寒泻。

【出处】《常见病民间传统外治法》。

71方（久泻膏）

【药物】生黄芪、补骨脂、乌梅炭、五倍子各30克，米壳、肉桂各15克，川连、冰片各6克。

【制法】共研细末，贮瓶备用。每取3克，用生姜汁调成膏状。

【用法】填敷神阙穴，伤湿止痛膏或肤疾宁膏固定，3天换药1次。用于久泻。

【疗效】治疗顽固性腹泻30余例，无一不效。

【出处】高树中。

72方（肾泻散）

【药物】吴茱萸、补骨脂、五味子、生硫黄各30克，带根须葱白10根。

【制法】葱白切碎，余药共为粗末。

【用法】将上药放铁锅内，加黄酒适量，炒热，纱布包裹，热熨神阙穴，每次30分钟，每日1～2次，1剂药可用3天。用于五更泻属脾肾阳虚者。

【验案】患者，女，35岁，农民，1991年2月20日初诊。五更泻4年余，患者每于晨起5～6时许即腹痛欲泻，泻后痛止或痛减，大便时稀，小腹怕凉、喜温。月经经期提前，量少质稀。舌质淡，苔薄白，舌边尖有瘀点，脉细弱。证属肾阳不足，夹瘀为患，用肾泻散加生蒲黄、五灵脂各15克，如法用之，用药4剂痊愈。随访半年未复发。

【出处】高树中。

【备注】肾泻散系从张锡纯《医学衷中参西录》中的“加味四神丸”化裁而来，以之热熨神阙穴，治五更泻多效。

73方

【药物】丁香2克，木香6克，苍术10克，白术10克，小茴香15克，干姜10克，附子10克，川连6克，肉桂10克，吴萸5克。

【制法】将上药共为细面，分装成袋，每袋5克。

【用法】用时，以生理盐水调成糊状，置于脐孔上方，用5×5厘米敷料覆盖，以胶布固定，热敷30分钟，每日换药1次。

【出处】《内蒙古中医药》(1)：24，2006。

74方

【药物】白术、白芍、蛇床子、延胡索各2份，黄连、淫羊藿各1份。

【制法】将上药按比例研成细末备用。

【用法】治疗时取上述药粉3克，加少量凡士林，填充于神阙穴，用胶布封贴，48小时更换1次，1个月为1个疗程，观察1～2个疗程。

【疗效】共治疗17例，治愈9例，占53%；显效4例，占23%；好转3例，占

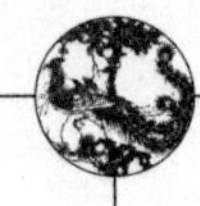

18%；无效1例，占60%，总有效率为94%。

【出处】《上海针灸杂志》17（3）：22，1998。

75方

【药物】白芷、石榴皮、胡椒三味，按6∶3∶1比例调配。

【制法】研粉备用。

【用法】每次取2克贴脐，隔日1次，4周为1个疗程。

【疗效】35例患者经治疗，显效25例，有效8例，无效2例，总有效率为94%。

【出处】《现代中西医结合杂志》15（1）：21，2006。

76方

【药物】肉桂50克，丁香50克，吴茱萸50克，乌梅100克，胡椒40克，补骨脂100克，乳香100克，没药100克。

【制法】上药为末。

【用法】适量，用姜汁调匀外敷脐部，胶布固定，3周为1个疗程。

【出处】《中医外治杂志》15(1)：24，2006。

【备注】此方适于脾胃虚寒型。

77方

【药物】吴茱萸2克，罂粟壳1克，补骨脂1克，黄连1克，冰片0.5克，薤白2克。

【制法】将前5味药共研末，另取薤白洗净捣成泥，用醋适量与上药共调成药饼。

【用法】将患者脐部洗净揩干，药饼贴于脐上，外覆纱布，胶布固定，每日换药1次，4周为1疗程。

【出处】《中国民间疗法》5:21，1995。

78方

【药物】木香、诃子、肉桂、五味子、厚朴。

【制法】以上药物研细后用少量冰片混合均匀。

【用法】将上药用纱布包后贴敷于神阙穴，隔日换药1次，7天为1个疗程，敷药4个疗程。适于肝郁脾虚型。

【出处】《吉林中医药》25（8）：22，2005。

79方（麝香暖脐膏，石家庄市新华制药厂生产）

【药物】麝香、当归、木香、香附、乳香、没药、乌药、肉桂、沉香、丁香、小茴香、八角茴香。

【用法】患者平卧于床上，充分暴露腹部及双下肢，将4贴麝香暖脐膏贴敷于神阙穴。

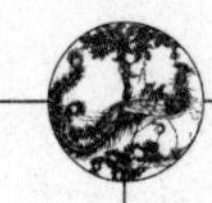

【出处】《陕西中医》27（1）:49，2006。

二十二、便　秘

1方

【药物】生甘遂3克，冰片1克，食盐4克。

【制法】研为细末，和匀。

【用法】将药末撒入神阙穴内，取纯艾绒0.1克做成圆锥状，置于药末上灸之，每次约5～7壮。若症状较轻者，亦可以药末撒入穴内，外盖纱布，胶布固定，每日1次。用于热秘。

【出处】《江苏中医》（6）:26，1989。

【备注】原加减法：寒秘者，另加附子1.5克，并减甘遂为2克；虚秘者，则去生甘遂，加生大黄3克。此方治疗便秘，疗效满意。

2方（腑行膏）

【药物】大黄、元明粉、生地、当归、枳实各30克，厚朴、陈皮、木香、槟榔、桃仁、红花各15克（气虚者加党参15克）。

【制法】麻油熬，黄丹收膏（参考膏药的制法）。

【用法】贴脐。用于大便不通。

【出处】《理瀹骈文》。

3方

【药物】大黄、皂角各适量（或加黑丑、朴硝）。

【制法】研细末。

【用法】掩脐。用于大便秘结。

【出处】《理瀹骈文》。

4方

【药物】皮硝6克，皂角1.5克。

【制法】将皮硝用水化开，入皂角碎末共捣烂成饼状。

【用法】敷脐。用于热秘。

【出处】《理瀹骈文》。

5方

【药物】附子、苦丁香各15克，炮川乌、香白芷、牙皂各9克，胡椒3克，麝香少许，大蒜适量。

【制法】前6味药研细末（麝香另研），同大蒜一起捣成饼状。

【用法】敷脐。用于冷秘。

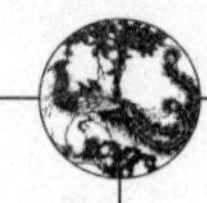

【出处】《理瀹骈文》。

【备注】属气虚便秘者加黄芪；血虚便秘者加当归。

6方

【药物】肉苁蓉适量。

【制法】制成粗末，炒热，布包。

【用法】敷脐。用于虚秘。

【出处】《理瀹骈文》。

7方

【药物】活田螺（去壳）4～5只，食盐4～5粒。

【制法】共捣烂。

【用法】敷脐上，1小时后去除。用于各种原因所致的大便秘结，有通便作用。

【出处】《黑龙江医药》（2）：61，1979。

8方

【药物】连根葱白1握，汉椒50粒，轻粉少许。

【制法】前2味药捣细作饼，焙热，加入轻粉。

【用法】掩脐。用于便秘。

【出处】《仁斋直指方》。

9方

【药物】大蒜、盐花、山栀子各适量。

【制法】捣烂摊纸上。

【用法】贴脐。用于便秘。

【出处】《聚宝方》。

10方

【药物】老生姜60克，豆豉15克，葱头3根。

【制法】共捣如饼，使微热。

【用法】贴脐。用于便秘。

【出处】《辽宁中医杂志》（11）：37，1980。

11方

【药物】大黄、玄明粉、生地、当归、枳实各30克，厚朴、陈皮各15克。

【制法】共研细末。

【用法】取少量敷脐，上滴麻油。用于便秘。

【出处】《辽宁中医杂志》（11）：37，1980。

12方

【药物】商陆6克，田螺2个，生姜3片，盐少许。

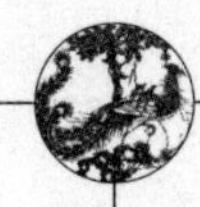

【制法】共捣烂成饼状，放锅内烘炒热。

【用法】敷脐部，用布缚扎固定。用于大便不通，3～4小时即泻出。

【出处】《穴敷疗法聚方镜》。

13方

【药物】杏仁、葱白、盐各适量。

【制法】研成膏状。

【用法】涂脐上，并涂手心。用于大便不通。

【出处】《药治通义》。

14方

【药物】大蒜、大黄、山栀子仁各9克。

【制法】捣烂，摊在厚纸上。

【用法】贴脐。用于大便不通。

【出处】《穴敷疗法聚方镜》。

15方

【药物】蜗牛（连壳）5～6个，麝香0.15克。

【制法】捣烂。

【用法】敷神阙穴，上盖纱布，胶布固定。用于热秘。

【验案】患者，男，成年人，1974年8月2日就诊。患者近几天大便秘结，排出困难，1～2日1次，舌红，苔淡黄。嘱其回家用蜗牛肉加冰片捣融，敷神阙穴。经随访，治病2天，大便通畅。

【出处】《俞穴敷药疗法》《中医外治法集要》。

【备注】蜗牛肉敷脐能促进肠蠕动，故对便秘有效。此外，本法还能治疗急性尿道炎、尿潴留。

16方

【药物】大葱适量。

【制法】切碎捣烂，加醋适量，炒热。

【用法】热敷神阙穴，冷则用暖水袋熨之，1次30～60分钟，1日3次。

【出处】《俞穴敷药疗法》。

【备注】也可用于肠麻痹、肠梗阻、尿潴留。

17方

【药物】商陆适量。

【制法】捣烂。

【用法】敷脐。用于大便不通，敷之即通。

【出处】《穴敷疗法聚方镜》。

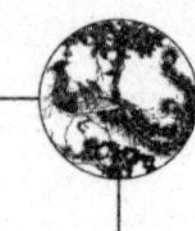

18方

【药物】甘遂3克，元寸0.3克，食盐（炒）5克。

【制法】共为细末，为1次量。

【用法】取药末撒布神阙穴内，以艾叶揉碎做成圆柱形，放药物上面，用火点燃灸之，一般5～7壮即通。如症轻可用药末撒神阙穴内，盖以纱布，胶布固定，亦有效。

【出处】《穴位贴药疗法》。

【备注】宜与第1方合参。

19方

【药物】当归60克，大黄30克，芒硝、甘草各15克。

【制法】麻油熬，黄丹收膏，摊于牛皮纸上。

【用法】敷神阙穴。用于热秘。

【出处】《中医外治法集要》。

20方

【药物】大戟3克，大枣3～5个。

【制法】大戟研为细末，大枣煮熟，去皮核，共捣成膏，纱布包裹。

【用法】敷神阙穴，外用胶布固定。用于冷秘。

【出处】《中医外治法集要》。

21方

【药物】巴豆霜0.3克。

【制法】用醋调成膏，纱布裹之。

【用法】敷神阙穴，胶布固定。用于冷秘。

【出处】《中医外治法集要》。

22方

【药物】巴豆霜3克，轻粉3克，蟾酥1.5克。

【制法】研末，调均匀，用醋调成膏，纱布裹之。

【用法】取0.3克，敷神阙穴，胶布固定。用于冷秘。

【出处】《中医外治法集要》。

23方（便秘散）

【药物】藿香、丁香、独活、艾叶各10克，香附、当归、肉桂、川芎、防风、白蔻、黄柏各5克，制马钱子15克，小茴香3克。

【制法】上药粉碎，过80目筛，共为细末，分两次用纱布包成如鸡蛋大样。

【用法】放在脐腹上，外用绷带固定，15天1疗程。用于老年习惯性便秘。

【疗效】治疗19例，治愈16例，好转2例，无效1例。

【出处】《中国肛肠病杂志》（3）：38，1990

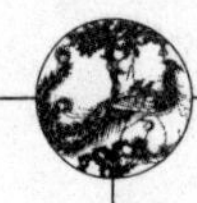

24方（匀气散）

【药物】连须葱1根，姜1块，盐1捻，淡豉3～7粒。

【制法】捣作饼，烘热。

【用法】掩脐中，扎定，良久气通即通，不通再作。用于大肠虚闭。

【出处】《本草纲目》。

25方

【药物】大黄粉6克，薄荷脑6克，75%乙醇8～10毫升。

【制法】调制成糊状，因薄荷脑、乙醇均有挥发性，主张现配现用。

【用法】敷用时患者取仰卧位，暴露脐部，注意避免着凉。先用75%乙醇棉棒清洁神阙穴，再将薄荷脑、大黄、乙醇糊剂填满脐内，按压铺平后，用直径三四厘米小塑料薄膜覆盖，外用宽胶布固定，勿使糊剂外渗蒸发，24h更换1次。

【出处】《护理学杂志》21(11):41，2006。

【备注】作者用此方预防脑卒中患者急性期便秘。

二十三、黄　疸

黄疸以目黄、身黄、小便黄为主要症状，其中尤以目黄为确定本病的重要依据。临床上可分为阳黄与阴黄两类。常见于病毒性肝炎、胆道疾患、钩端螺旋体病及溶血性黄疸等。

1方

【药物】茵陈、栀子、大黄、芒硝各30克，杏仁6克，常山、鳖甲、巴豆霜各12克，豆豉60克。

【制法】共煎浓汁。

【用法】热敷于脐部。用于黄疸。

【出处】《辽宁中医杂志》(11):39，1980。

2方（黄疸方）

【药物】雄鲫鱼（去头骨只用背上两块肉）1个，胡椒每岁1～10粒，麝香0.9克。

【制法】前2味同舂烂，麝香另加，不必同舂，恐沾染臼上。

【用法】填入蛤蜊壳中（填满），合于病人脐上，用绢缚紧，1日夜即愈。

【出处】《种福堂公选良方》。

3方

【药物】大鲫鱼1条，麝香1克，荷叶适量。

【制法】大鲫鱼捣烂，加入麝香制成饼状。

【用法】贴脐，用荷叶2～3层贴饼上，布缚紧。用于黄疸。

【出处】《串雅外编》。

4方

【药物】砂仁30克，白糖50克，明矾10克，鲫鱼1条。

【用法】共捣烂成泥状。

【用法】敷神阙穴，并敷至阳穴。

【出处】《陕西中医》(11)：35，1984。

5方

【药物】胡椒每岁1粒，元寸0.9克，明雄6克，鲫鱼1条。

【制法】共捣烂如泥状。

【用法】敷神阙穴，可加敷肝俞、脾俞穴。

【出处】《陕西中医》(11)：35，1984。

【备注】4方用于阳黄；5方用于阴黄。至阳穴在第7胸椎棘突下，肝俞穴在第9胸椎棘突下旁开1.5寸，脾俞穴在第11胸椎棘突下旁开1.5寸。

6方

【药物】湿面、黄蜡各适量。

【制法】用湿面为饼，上穿数孔。

【用法】放脐上，以黄蜡卷纸为筒长6寸，插孔内，以煤头（指一种用细草纸卷成的引火物，杭人呼为煤头）点烧，至根剪断另换，取尽黄水为度，效。用于黄疸，名取黄法。

【出处】《理瀹骈文》。

【备注】亦治水肿，也见于《串雅外编》。

7方

【药物】青背鲫鱼1尾全用，砂仁30克，洋糖1撮。

【制法】捣烂，入蚌壳内。

【用法】覆脐上，1夜见效。用于黄疸。

【出处】《理瀹骈文》。

8方

【药物】南星适量。

【制法】捣烂，置杯内。

【用法】扣脐上，起泡挑去泄水。用于黄疸。

【出处】《理瀹骈文》。

9方

【药物】田螺2～4个。

【制法】捣烂。

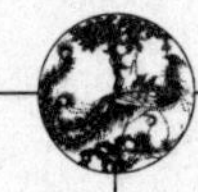

【用法】敷脐。用于黄疸湿热甚者。

【出处】《理瀹骈文》。

10方（平胃散）

【药物】苍术、甘草、陈皮、厚朴各30克。

【制法】共制成细末，醋调成饼。

【用法】敷脐睡，须臾战汗，或泻黄水愈。用于黄疸。

【出处】《理瀹骈文》。

【备注】热壅便秘者，可加醋大黄60克，黄连、黄芩、甘草、茵陈各15克，姜汁调末敷；寒湿者，加茵陈、附子、干姜各30克，白术、枳实、半夏、橘红、茯苓、泽泻、草蔻仁、赤小豆、吴萸、当归、木通各15克，姜汁调敷。

11方

【药物】百部根50克，糯米饭1小碗，酒适量。

【制法】百部（用鲜者）捣烂如泥状，再把糯米饭及酒拌匀。

【用法】先将百部放脐眼部，再将糯米饭及酒覆盖其上，外盖纱布，绷带固定，以口中有酒气为度。用于黄疸。

【出处】《理瀹骈文》。

12方

【药物】黄栀子16克，鸡蛋1个，面粉6克。

【制法】栀子研末，调蛋清与面粉成饼。

【用法】包脐眼，每日换药1次。用于急性黄疸。

【出处】《贵州民间方药集》。

13方

【药物】干姜、白芥子各适量。

【制法】共研细末。

【用法】敷脐，以口中有辣味去之。用于阴黄。

【出处】《理瀹骈文》。

14方

【药物】甜瓜蒂、秦艽各60克，青皮、紫草、黄芩、丹参各30克，铜绿15克，冰片6克。

【制法】共研为粉末。

【用法】填脐中。用于黄疸。

【出处】《内病外治》。

15方

【药物】茵陈、栀子、芒硝、大黄各3克，杏仁、鳖甲、巴豆霜各10克，豆豉10克。

【制法】共煎浓汁。

【用法】棉花蘸药汁敷于脐。用于黄疸。

【出处】《实用中医内科杂志》(3):16，1989。

16方(隔药灸神阙法)

【药物】大蒜、桂皮、面粉各适量。

【制法】大蒜捣汁，调桂皮末、面粉，捏成饼状。

【用法】置神阙穴上，隔饼艾炷灸7壮。用于黄疸小便不利者。

【验案】患者，男，32岁，1986年9月5日诊。因患急性肝炎、黄疸而住院。住院期间又小便不通，导尿后仍不能自行排出。小腹胀满。目身黄染，导出之尿液深黄。舌质红，苔厚腻，脉象细数。此湿热壅滞，膀胱无权之症。用上法施泻法灸7壮；为防艾、火冲心，又在足三里、三阴交以米粒大艾炷作着肤灸，以泻去火毒(名抽火灸)。灸后约1小时，患者有排尿感，即起床小解，自行排出黄色尿液约数百毫升。此后小便正常，未再复发。

【出处】《浙江中医杂志》(10):453，1990。

17方

【药物】黄皮癞蛤蟆1个，麝香0.3克。

【制法】癞蛤蟆破开，连肠杂用。

【用法】先将麝香放脐眼内，再将蛤蟆覆脐上，用布捆住，数日愈。孕妇不用麝香。用于黄疸。

【出处】《增广验方新编》。

二十四、积 聚

1方

【药物】铁棒锤1克，天南星0.6克。

【制法】研末摊在膏药上。

【用法】贴脐部。用于痞块、包积腹痛。

【出处】《陕西草药》。

2方

【药物】鳖鱼(团鱼)1个，苋菜1000克。

【制法】将苋菜煎水浓缩，再与鳖鱼熬成浓膏。

【用法】取适量摊纸上，贴脐眼或痛处。用于痞块。

【出处】《贵州民间方药集》。

3方(化积膏)

【药物】香附2460克(半生半制)，五灵脂2460克(半生半炒)，黑丑、白丑各48

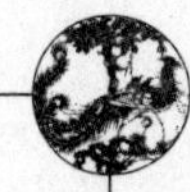

克（半生半煅），木香末32克。

【制法】将前4味用麻油熬，黄丹收膏，再加入木香末搅。

【用法】贴脐上。用于积聚。

【出处】《理瀹骈文》。

4方（二龙膏）

【药物】活甲鱼500克，苋菜500克，三棱、莪术各30克，乳香，没药各150克，木香6克，沉香、肉桂各13.5克，麝香3克，香油7.5公斤，漳丹3120克。

【制法】用香油先将前4味药炸枯去渣，下漳丹熬成膏药肉；再取乳、没及木香共研细末，每1.5公斤膏药肉中兑入上细末30克；再将沉香、肉桂、麝香混合研细，每大贴掺细料0.3克，中贴掺细料0.18克，小贴掺0.09克。

【用法】贴肚脐上。用于癥瘕痞块、气积血聚、婴儿积痞、干血痨等症。孕妇勿贴。

【出处】《中国膏药学》。

【备注】此为北京同仁堂制药厂方，还可治疗月经不调、行经腹痛、腹泻痢疾。

二十五、脾肿大

1方（皮巴膏）

【药物】皮硝6克，生栀子、巴豆、杏仁、葱根各7个，独头蒜1个，白面1撮，白酒1盅。

【制法】共捣烂，调匀，加酵母适量，涂纱布上。

【用法】敷脐中，固定，1昼夜取下，1周后再敷。一般敷3～5次。

【疗效】治疗5例脾肿大患者，疗效甚好。

【出处】《山东中医学院学报》（2）：69，1980。

【备注】敷药后局部皮肤潮红或起水泡。

二十六、水　肿

1方

【药物】新鲜百部根适量，糯米饭半升。

【制法】将百部根洗净捣烂。

【用法】敷脐上，以糯米饭半升，拌水酒半合，揉软，盖在药上，外用布包好。1～2天以后，口内有酒气，水从小便出，肿亦渐消。用于遍身黄肿。

【出处】《杨氏经验方》。

2方

【药物】大蒜、田螺、车前子各等份。

【制法】熬成膏。

【用法】摊贴脐中，水从小便而下。用于水气肿满。

【出处】《稗史》《本草纲目》。

3方

【药物】鲜杏仁、兔耳风根各适量，食盐少许。

【制法】共捣烂。

【用法】敷肚脐上。用于水肿。

【出处】《浙江民间常用草药》。

4方

【药物】针砂60克，大戟30克，甘遂30克，活地龙20条，葱白1握。

【制法】前3味药研细末（针砂单研），加地龙、葱白共捣烂成饼状。以上为1～2次量。

【用法】敷脐，敷后1～2小时即欲泄泻、小便。用于大腹水肿或连头面。身热口渴欲饮者，轻者1次，重不过2次即愈。如属慢性虚寒忌用。

【出处】《针灸通报》（5）：1，1959。

5方

【药物】商陆根适量，麝香少许。

【制法】将商陆根打烂，入麝香。

【用法】贴脐中，外以绵裹暖，引水下行。用于水肿。

【出处】《证治汇补》。

6方

【药物】针砂（醋煮炒干）、猪苓、生地龙各9克。

【制法】共为细末，葱涎研和。

【用法】敷脐中约1寸厚，缚之，待小便多为度，日二易之，入甘遂更妙。用于水肿尿少。

【出处】《德生堂传方》。

7方

【药物】大蒜适量。

【制法】捣烂。

【用法】敷脐则消。用于下焦水气。

【出处】《本草求真》。

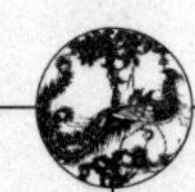

8方

【药物】红商陆花适量，麝香0.3克。

【制法】捣烂。

【用法】贴脐，小便利则肿消。用于脾虚水肿。

【备注】《本草求真》。

9方

【药物】凤尾草根1大握，麝香少许，鸡蛋1个。

【制法】凤尾草根洗去泥，捣烂，与鸡蛋同研如膏，入麝香。

【用法】敷脐上，1日1换，小便即多，水退甚速。用于水肿。

【出处】江苏《中医秘方选编》。

10方

【药物】甘遂、甘草各31克。

【制法】将甘遂研末，水调。

【用法】涂脐眼。另用甘草水煎服，每日1剂。用于水肿。

【出处】《贵州民间方药集》。

11方

【药物】鲜马蹄金适量。

【制法】捣烂。

【用法】敷脐上，每日1次，7日为1疗程。用于全身水肿（肾性）。

【出处】《上海常用中草药》。

12方

【药物】鲜狗舌草2～3株。

【制法】捣烂。

【用法】以酒杯覆敷脐上，每天4～6小时。用于肾炎水肿。

【出处】《浙江民间常用草药》。

13方

【药物】生商陆根90～120克。

【制法】洗净，捣烂。

【用法】外敷脐部，用绷带包扎，一般数十小时或更长时间，每天换药1次，连敷3～5天。用于急慢性肾炎水肿。

【出处】广西河池《常见病多发病中草药手册》。

14方

【药物】鲜葡萄根、鲜芦根各30克，葱白少许。

【制法】共捣烂。

【用法】贴脐。用于水肿。

【出处】《常见病验方研究参考资料》;《辽宁中医杂志》(11):37，1980。

15方

【药物】栀子7个，冰片6克，鲜姜、大葱各少许，鸡蛋1个。

【制法】栀子研细末，加入冰片、姜、葱共捣如泥状，用鸡蛋清适量调成糊膏。

【用法】敷脐。用于水肿。

【出处】《辽宁中医杂志》(11):37，1980。

16方

【药物】生大葱头、鲜土牛膝各15克。

【制法】共捣烂。

【用法】贴脐上，1日1换。用于水肿。

【出处】《常见病验方研究参考资料》。

17方

【药物】田螺1个，甘遂5克，雄黄3克，元寸0.3克。

【制法】先将前3味药混合捣融，制成小形圆饼如五分硬币略大而稍厚，另将元寸研为极细末。

【用法】取元寸0.1克，先放神阙穴内，然后用药饼盖在上面，覆以纱布，胶布固定，1日1换。根据小便通利及水肿消失情况停药，一般2～3次见效。用于一切水肿、臌胀。

【出处】《穴位贴药疗法》。

18方

【药物】商陆100克，元寸1克，葱白或鲜姜适量。

【制法】将商陆为末过筛。每次取药末3～5克，葱白1茎，捣融成膏，再加凉开水适量，调如糊状。

【用法】先将元寸0.1克，放于神阙穴内(无元寸亦可)，再将调好的药敷在上面，固定，每天换药1次。一般贴药后24小时，尿量即可显著增加，3～5天可见成效，7天为1疗程。用于水肿。

【出处】《穴位贴药疗法》。

【备注】使用本法，如病情严重，药量过大，或用药时间过久，可能出现眩晕、呕吐，但不妨碍治疗，停药后这种副作用就会消失。

19方(铺脐药饼)

【药物】巴霜12克，轻粉6克，生硫黄3克。

【制法】研调作饼。

【用法】铺棉花于脐上贴之，俟行三五度去饼，以温粥补之。久病，隔日一取。用

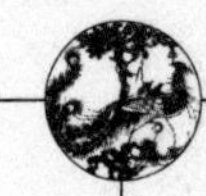

于水肿及黄胖、九鼓等。

【出处】《理瀹骈文》。

20方（水肿消河饼）

【药物】大田螺4个，大蒜5个，车前子6克。

【制法】作饼。

【用法】敷脐，取利。用于水肿。

【出处】《理瀹骈文》。

21方

【药物】煅黑丑、煅白丑、煅牙皂各8克，木香、沉香、乳香、没药各9克，琥珀3克。

【制法】共研细末，用砂糖、飞面调成糊膏。

【用法】敷脐。用于头面浮肿、肚腹胀满、上气喘急者。

【出处】《理瀹骈文》。

22方

【药物】蝼蛄5个。

【制法】捣烂，纱布包裹。

【用法】敷神阙穴，2天换药1次。用于水肿，有利尿消水肿的作用。

【出处】《俞穴敷药疗法》。

23方

【药物】大戟、芫花、甘遂、海藻各等份。

【制法】前3味药均用醋制，烘干，研为细末，用酒调成膏。

【用法】敷神阙穴，外用胶布固定。用于水肿。

【出处】《俞穴敷药疗法》。

24方

【药物】胆矾6克，大黄10克，麝香0.9克，白酒120毫升。

【制法】把胆矾、大黄研为细末，用酒调匀，装入猪膀胱内，扎口。

【用法】先把麝香（研末）纳入神阙穴，外用胶布盖住；再把猪膀胱敷于脐上，外盖塑料薄膜，用宽布带缚住。用于水肿。

【出处】《俞穴敷药疗法》。

25方

【药物】垂盆草、败酱草、板蓝根、毛茛各6～10克，大葱60克，白芨、川贝、山楂各3克。

【制法】前4味若是鲜品，捣融；干品研为细末。后3味药，亦研为细末，过筛。然后把前后药末调和在一起，和大葱加酒，共捣为膏，做成五分硬币大小圆饼，油纱布2～4层包裹。

【用法】敷神阙穴，外盖塑料薄膜、纱布，胶布固定，局部有烧灼刺痛感时去掉。用于急性肾炎引起的水肿疗效较好。

【出处】《中医外治法集要》。

26方

【药物】白芥子30克，丁香、肉桂各10克，胡椒12～30克。

【制法】烘干，共研为细末，过筛；取药粉适量，用醋调成膏，纱布包裹。

【用法】敷神阙穴，胶布固定，局部皮肤发赤和有刺痛烧灼感时去掉。1日1次，连敷数日。用于水肿腹胀。

【出处】《河北中医》（4）：16，1984。

27方（理中散加味）

【药物】党参、白术、干姜、炙甘草、硫黄、白矾各等份。

【制法】烘干，研为细末，过筛；取药粉适量，开水调成膏，纱布包裹。

【用法】敷神阙穴，再覆盖塑料薄膜、纱布，胶布固定。适用于脾肾阳虚型水肿。

【出处】《河南中医》（1）：39，1983。

28方（胀膏）

【药物】腰黄53克，硼砂18克，炉甘石17克，淡牙硝21克，冰片23克，麝香8克。

【制法】共研为极细末，装瓶密封，贮藏。

【用法】取0.6克纳入神阙穴，外以淡膏药（无药的膏药）或胶布固定，5～7天换药1次。用于水肿、腹水。

【出处】《绍兴医药卫生》（总11）：23，1982。

29方

【药物】野生麦冬（百合科）、鲜根数个。

【制法】捣烂，纱布包裹。

【用法】敷神阙穴，外盖塑料薄膜、纱布，胶布固定。对水肿有高蛋白尿者尤佳。

【出处】《中医外治法集要》。

30方

【药物】田螺肉2～3只，细盐半匙。

【制法】捣烂。

【用法】敷脐和脐下1寸3分处。用于肾炎、水肿、腹水、尿闭等。

【出处】《浙江中医杂志》（7）：326，1982。

31方

【药物】萱草根、马鞭草、乌桕叶各60克，葱白7根，生姜（连皮）6克。

【制法】上药分别捣烂混匀，做成两个药饼。

【用法】每取1块药饼敷于脐部，以塑料纸覆盖，包扎固定，1日更换药饼2次。每

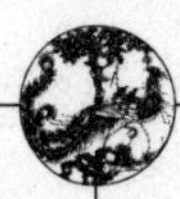

日以热水袋在覆盖敷料上热熨2～3次，每次约为30分钟，一般当日即见尿量增多，水肿减轻，如复发再用仍有效。用于肾炎水肿。

【验案】患者，女，9岁。1984年6月12日，肾炎复发。尿蛋白（++），红细胞（+），白细胞（++），上皮细胞（+）。症见全身浮肿，腰以下为甚，面色白，脘腹胀满，疲乏，纳差，尿少色黄，舌质红，苔白滑，脉沉细而弱。用上方1料，水肿渐消；再用1料，尿化验仅尿蛋白（±）。后以桂附地黄丸加减，调理1月而愈。随访半年未再复发。

【出处】《四川中医》（2）：封三，1987。

32方

【药物】甘遂、黑白丑。

【制法】研为细末。

【用法】热敷脐上。用于湿气肿胀。

【出处】《类经图翼》。

33方

【药物】结籽大葱（鲜）5棵，白矾30克。

【制法】共捣成泥状。

【用法】敷脐部。用于水肿。

【出处】《四川中医》（12）：42，1989。

34方

【药物】地胆草（鲜叶）适量，鸡蛋1只。

【制法】地胆草洗净，捣烂如泥，与鸡蛋拌匀煎成饼。

【用法】贴脐部，每日换药1～2次，连敷5～7日为1疗程。用于水肿。

【出处】《常见病民间传统外治法》。

【备注】地胆草又名草鞋根。

35方（艾灸神阙法）

【用法】详见“脊髓灰质炎及其后遗症”1方，此略。用于阴水症。

【验案】患者，男，65岁，农民，1980年4月2日诊。患者1月前突发面部浮肿，双下肢肿胀，经某医院用青霉素、利尿剂治疗2周未效。诊见：面色灰白，面目微肿，形寒怕冷，腰部冷痛酸重，精神不振，以两下肢肿胀尤为明显，按之凹陷，腹满，尿少，舌淡，苔白腻滑，脉沉细。尿液常规检查：外观浅黄微浊；蛋白（+）；镜检红细胞（+）。辨证为肾阳衰弱，阴盛于下所致的阴水证。用艾炷大灸神阙7次，症状悉除，尿常规检查均为阴性，病得痊愈。

【出处】《陕西中医函授》（3）：30，1986。

二十七、大小便不通

1方

【药物】盐、苦酒各适量。

【制法】以盐和苦酒。

【用法】涂脐。用于二便不通。

【出处】《外台秘要》。

【备注】苦酒即醋。

2方

【药物】白矾适量。

【制法】研细末。

【用法】填满脐中，以新汲水滴之，觉冷透腹内，即自然通。脐平者，以纸围环之，用于二便不通。

【出处】《本草纲目》。

3方

【药物】生姜15克，葱白根1大茎，盐1捻，豆豉30粒.。

【制法】共捣烂，烘热。

【用法】安脐中，以帛扎定，良久气透即通。用于老人大小便不通，对小儿大小便不通取上药减量使用亦效。

【出处】《寿世保元》。

4方

【药物】芥子面适量。

【制法】将芥子面用白酒调成膏。

【用法】敷肚脐上。用于大小便不通。

【出处】《常见病验方研究参考资料》。

【备注】白芥子有刺激性，不可久贴。

5方

【药物】葱白适量。

【制法】和饭，捣成饼状。

【用法】束于脐中。用于大小便不通。

【出处】《常见病验方研究参考资料》。

6方

【药物】生番薯叶适量。

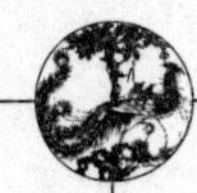

【制法】捣捶，调黄糖。

【用法】贴腹脐。用于大小便不通。

【出处】《常见病验方研究参考资料》。

7方

【药物】田螺3个，上梅片1.5克。

【制法】共捣成泥状。

【用法】贴于脐上，4小时取下。用于大小便不通。

【出处】《常见病验方研究参考资料》。

8方

【药物】乳香3克，田螺1个。

【制法】共捣成泥状。

【用法】贴于脐上。用于大小便不通。

【出处】《常见病验方研究参考资料》。

9方

【药物】独头蒜1个，栀子1个，食盐1撮。

【制法】共捣成泥。

【用法】贴肚脐上。用于大小便不通。

【出处】《常见病验方研究参考资料》。

10方

【药物】葱头2根，酒糟适量。

【制法】共捶烂炒热。

【用法】敷肚脐上，外加布扎紧。用于小儿大小便不通。

【出处】《常见病验方研究参考资料》。

11方

【药物】巴豆（连油），黄连各15克。

【制法】捣作饼子。

【用法】先滴葱、盐汁在脐内，安饼于上，灸二七壮，取利为度。用于二便不通。

【出处】《本草纲目》。

12方（蜗牛膏）

【药物】蜗牛3枚，麝香少许。

【制法】蜗牛连壳研为末，加入麝香。

【用法】贴脐中，以手揉按之，立通。用于大小便不通及热闭者殊效。

【出处】《万病回春》。

【备注】若用田螺捣烂填脐中亦妙。

13方

【药物】田螺3只，青盐9克。

【制法】将田螺捣烂如泥，与青盐一起炒热，用布包裹。

【用法】乘热熨脐部，每日2～3次，每次15～20分钟，连熨2～3日。用于大小便不通。

【出处】《常见病民间传统外治法》。

14方

【药物】食盐适量。

【制法】放锅内炒热，分装在两个布袋内。

【用法】轮换熨脐部，冷则再炒再熨，每日2~3次，每次15~20分钟，连熨2~3日。用于大小便不通。

【出处】《常见病民间传统外治法》。

二十八、癃闭（尿潴留）

1方

【药物】田螺1个，麝香0.5克。

【制法】共捣如泥。

【用法】敷脐部，然后用纱布覆盖并固定，必要时半小时可重复1次。用于各种原因所致的尿潴留。

【疗效】治疗7例（流行性出血热尿闭者2例，产后尿潴留3例，脊椎肿瘤术后尿潴留1例，外伤性尿潴留1例），经用本法全部有效，1次见效者5例，2次见效者2例。

【验案】患者，男，38岁，干部。因患胸椎肿瘤，于1985年曾在长沙某医院手术后而致上肢瘫痪，小便一直不能自行排出，长期依靠导尿持续达34天之久，病者极度痛苦，众医束手，家属不安。于1986年1月29日求治，经用上法外敷约半小时后，即开始自行排尿，尔后半年住院期间再未行导尿。

【出处】《湖南中医杂志》（2）：50，1988。

2方（古通关法）

【药物】白矾、生白盐各7.5克。

【制法】上药共研匀。

【用法】以纸卷围脐，填药在内，取冷水滴药上，其小便即通。用于小便不通。

【疗效】据方鸣谦、朱涛分别介绍，此法对小便不通取效甚捷。

【验案】患者，于1980年初患小便不通，情势紧急，当地医院及中医用导尿法及八正散等均无效，后经某医院诊断为前列腺肥大，建议手术治疗，因年老恐不胜负

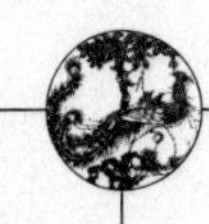

担，即来北京诊治。住某医院观察1周后，认为前诊正确，仍须手术，当前之计，插管排尿，乃应急耳。老人与余，相契念载，乃携其女迳来吾（编者注：方鸣谦）家。诊得六脉尚匀和，略有大意，现唯排尿不得为急耳。余再望其面色，神色不败，即谋诸验方，择孙德润氏《医学汇海》小便不通门通关法，由其女著笔抄之，以如法施行。急返医院病房后，翁躺卧床上，其女用如法操持，术将全已，而腹不耐，觅容器时，尿已大排。翁就此时，索性大尿为快，一鼓作气，插管亦自脱而出。翁曰："真痛快也！吾病已痊，何庸医然！"笑已睡去。翌晨出院，至吾家称谢而归。逾一年，信函往来，每述其现状，了无他恙，或服药物，亦不过补中益气与六味地黄交替而已。

患者，男，67岁。于1982年8月初患小便不通，病情日趋加剧，某院诊断为"前列腺肥大"，用中西药物治疗5个月，日更殆急，故放弃治疗，料理后事。诊六脉和匀，视神色不败，唯排尿不得，痛苦难忍。经用上法3小时后即有尿意，排尿约150毫升，以后排尿次数显著增多，当日一夜排尿12次，翌日欣喜前去道谢。

【出处】《中医杂志》（1）：78，1983；《中医杂志》（9）：78，1983。

【备注】古通关法见于清代名医孙德润《医学汇海》卷14。

3方

【药物】1号方：麝香0.3克，血竭1克。

2号方：麝香0.3克，肉桂粉1克（须进口）。

【制法】上2方分别混合研细末，闭封贮藏阴凉处备用。

【用法】将药末敷于脐部，以4×4厘米橡皮膏覆盖粘贴即可。用于外伤后癃闭，实证用1号方，正虚气化无力用2号方。

【疗效】治疗因脊髓受压、脊髓休克、腰部挫伤等所致的外伤性尿潴留15例，治愈9例，有效5例，无效1例。

【验案】患者，男，43岁，1986年11月21日诊。2小时前从3米高处跌下，即神志昏迷约2～3分钟，醒后觉四肢麻木无力，不能随意活动，胸闷作胀，喉中痰鸣，小便点滴不通而入院。症见面色苍白，表情淡漠，小腹膨隆，舌淡红，苔薄黄，脉沉弦实。小腹部膨隆叩之呈浊音。诊为脊髓休克，外伤性癃闭。急予1号方，枕领带牵引制动。半小时后排尿约1000毫升，敷药5天即能正常排尿。

患者，男，81岁，1985年7月23日诊。自5米高处跌下，头肩部落地，胸背疼痛，转侧困难伴小便不通半月，留置导尿，苦不堪受。诊见面色苍白，神疲懒言，腰背转侧困难，畏寒，舌淡胖嫩，脉沉细。胸腰段脊柱后突畸形，T12～L2棘突上压痛，纵轴叩击痛阳性，下肢活动丧失，诊为T12～L1压缩性骨折伴不完全性截瘫。治以外敷患处接骨膏，内服接骨丹，脐敷2号方。药后小便随即通畅，随访1年正常。

【出处】《浙江中医杂志》（6）：248，1988。

4方

【药物】生田螺肉5～10个（无田螺以螺蛳代，量加倍），葱白100～150克，真麝香少许（亦可用冰片代），面粉适量。

【制法】将田螺肉同葱白捣烂，和入面粉制成饼状。

【用法】先将麝香（或冰片）填脐内，再敷上药饼，药饼上放一纱布，用炒热的食盐，乘热在药饼上熨20～40分钟，小便即能通利。无效继用上法。

【疗效】治疗20例不同疾病引起的小便不通患者（高热引起者9例，流行性脑脊髓膜炎恢复期8例，不明原因3例），经治疗后1次即见效者17例，2次者3例，未有失败病例。

【出处】《浙江中医杂志》（10）：243，1964。

5方

【药物】鲜青蒿200～300克。

【制法】搅细碎（注意勿让汁水流掉）。

【用法】敷于脐部，上面覆盖25×30厘米塑料薄膜及棉垫各1块，胶布固定。敷药后，患者下腹部有清凉舒适之感，待排尿后，即可去药。用于有典型急性尿潴留（癃闭）症状，尿意紧迫，下腹胀痛，或经针灸、热敷、按摩膀胱区等治疗无效者。

【疗效】治疗45例，一般多在敷药后30～60分钟内排尿。但对老年性前列腺肥大所致梗阻性尿潴留无效。

【出处】《中医杂志》（4）：64，1982。

6方

【药物】葱白（约3寸长）1根，白胡椒7粒。

【制法】共捣烂如泥。

【用法】填敷肚脐上，盖以塑料薄膜，胶布固定。用于小便不通。

【疗效】治疗12例，皆获痊愈，一般敷药3～4小时后见效。

【验案】患者，男，69岁，退休工人。1981年6月，患尿闭，点滴不通，小腹憋胀难忍，每天须到医院导尿，已半月余，痛苦异常。用上法4小时后小便通利，后经调治病愈，随访2年未复发。

患者，男，64岁，农民。1982年5月，患者因感冒发热，忽然小便不通，导尿已7天。用上法3小时后小便通畅如常，后诸症向愈。

【出处】《新中医》（9）：封三，1984。

7方（盐葱熨法）

【药物】食盐1斤，生葱（细葱，非大葱）半斤。

【制法】将生葱切碎，和盐入锅内炒热，然后取出，纱布包裹。

【用法】待温度不烫皮肤时，即熨脐周围及小腹，冷则易之。一般需更替热熨数

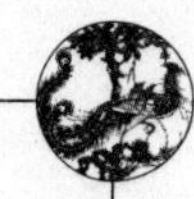

次，时间约2～4小时；如无效者，可连续熨2～3天。用于尿潴留。

【疗效】治疗4例尿潴留（结核性脑膜炎后遗症1例，骨盆及会阴部术后3例）均获良效。

【验案】患者，女，24岁，于1963年10月26日因难产施行中位产钳助产分娩后即出现尿潴留，需终日留置导尿管。曾用针灸、电疗、热敷等方法治疗7天，效果不明显。后改用盐葱熨法，2小时后即小便畅通。

【出处】《上海中医药杂志》（5）：17，1965。

8方

【药物】滑石1升，车前汁适量。

【制法】滑石为末，以车前汁合。

【用法】涂脐之四畔，方4寸，干即易之，冬月用水和。用于小便不通。

【出处】《本草纲目》。

9方

【药物】蚯蚓粪，朴硝各等份。

【制法】共为细末，用水调和。

【用法】敷脐。用于小便不通。

【出处】《本草纲目》。

10方

【药物】土狗数个，麝香少许。

【制法】取土狗后截和麝香共捣烂。

【用法】纳脐中，用于小便不通。

【出处】《本草纲目》。

11方

【药物】莴苣菜适量。

【制法】捣烂。

【用法】敷脐上即通。用于小便不通。

【出处】《卫生易简方》《本草纲目》。

12方

【药物】栀子仁14个，独头蒜1个，沧盐少许。

【制法】共捣烂。

【用法】贴脐及囊，用于小便不通，良久即通。

【出处】《普济方》。

【备注】今人用上方开水调敷脐部；治疗尿潴留22例，全部有效（新医药，1978年2期）。

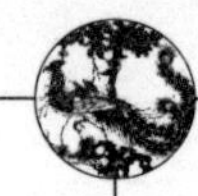

13方

【药物】独头大蒜1个，栀子21个，盐1匙。

【制法】共捣烂。

【用法】敷脐中，良久即通；若不通，敷阴囊上立愈。

【出处】《种福堂公选良方》。

【备注】宜与12方合参。

14方

【药物】麝香1.5克，葱白、田螺各适量。

【制法】将麝香研细末，葱白、田螺共捣成饼状。

【用法】先将麝香填脐内，再将葱白、田螺饼敷于脐上，用布包带缚住。用于小便不通。

【出处】《寿世保元》。

15方

【药物】大田螺4个（去壳），大蒜5个（去皮），车前子9克。

【制法】共研末捣成饼。

【用法】贴脐中，以带缚定，水从小便出，渐消，终身戒食田螺。用于水臌小便不通。

【出处】《增广验方新编》。

16方

【药物】商陆根、葱白各适量。

【制法】共捣烂。

【用法】贴脐中，小便利，肿自消。用于水臌小便不通。

【出处】《增广验方新编》。

17方

【药物】半夏适量，麝香少许。

【制法】半夏研细末。

【用法】填脐中。用于小便不通。

【出处】《增广验方新编》。

18方

【药物】鲜车前子、滑石、甘草各适量。

【制法】甘草、滑石研为细末，用车前子捣汁调。

【用法】敷脐。用于小便不通。

【出处】《理瀹骈文》。

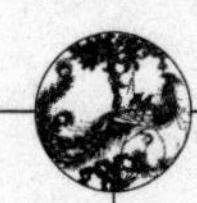

19方

【药物】肉桂、车前子各适量。

【制法】共为细末。

【用法】敷脐中。用于小便不通属寒者。

【出处】《理瀹骈文》。

20方

【药物】大蒜1颗，栀子21枚，盐少许。

【制法】共捣烂。

【用法】敷脐，并敷阴囊。用于小便不通属热者。

【出处】《理瀹骈文》。

【备注】宜与12方、13方合参。又，《理瀹骈文》治小便不通以葱熨脐为先，并可鉴别证之寒热，寒闭葱熨即通，热闭旋通旋闭。寒闭用19方，热闭用20方。此辨证论治之法诸病皆然，读者自宜留心，并灵活运用。

21方

【药物】田螺、冰片各适量。

【制法】共捣烂。

【用法】敷脐。用于小便不通。

【出处】《理瀹骈文》。

22方

【药物】田螺、葱白、轻粉各适量，麝香少许。

【制法】共捣烂。

【用法】敷脐下，熨斗熨之。用于小便不通，能立救一命。

【出处】《理瀹骈文》。

23方

【药物】半夏、冰片、麝香、田螺、葱白各适量。

【制法】前3味研细末；后2味捣作饼。

【用法】前3味填脐内，上盖药饼，包扎固定，下用皂角烧烟熏。用于小便不通。

【出处】《万病回春》《理瀹骈文》。

24方

【药物】田螺10余个。

【制法】放水中澄清，取泥入腻粉。

【用法】涂脐立通。用于小便不通。

【出处】《理瀹骈文》。

25方

【**药物**】鲫鱼全个(或加蜜、麝香)。

【**制法**】共捣烂。

【**用法**】敷脐,碗覆之。用于小便不通。

【**出处**】《理瀹骈文》。

26方

【**药物**】蚯蚓适量,蜂蜜少许。

【**制法**】调成膏状。

【**用法**】敷脐。用于小便不通。

【**出处**】《理瀹骈文》。

【**备注**】宜与9方合参。

27方

【**药物**】蜗牛数个,麝香少许。

【**制法**】共捣烂成饼状。

【**用法**】敷脐。用于小便不通。

【**出处**】《理瀹骈文》。

28方

【**药物**】葱适量,麝香少许,盐适量。

【**制法**】将麝香装入葱内。

【**用法**】插脐中,填盐令满,艾炷灸之。用于小便不通诸药不效者。

【**出处**】《理瀹骈文》。

29方

【**药物**】甘遂31克,苡仁米16克。

【**制法**】烘干,研末,水调成膏。

【**用法**】敷脐眼,数小时后可排尿。用于尿闭。

【**出处**】《贵州民间方药集》。

30方

【**药物**】红商陆根16克,寸香1粒如米粒大。

【**制法**】将商陆根捣研成粉。

【**用法**】先将寸香放在脐眼内,盖纸一层,再将捣烂的商陆粉敷在纸上,数小时尿自利。用于尿闭。

【**出处**】《贵州民间方药集》。

31方

【**药物**】葱头3寸,白矾15克。

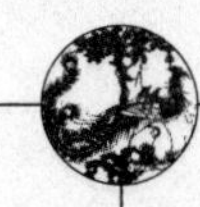

【制法】共捣烂。

【用法】敷脐上。用于尿闭。

【出处】《常见病验方研究参考资料》。

32方

【药物】皮硝30克，龙须葱3茎。

【制法】捣烂，用青布摊似膏药。

【用法】贴脐上，热瓦片熨。用于尿闭。

【出处】上海市《验方选录》。

33方

【药物】海金砂6克，热糍粑1团。

【制法】将海金砂放入糍粑内。

【用法】贴在脐上。用于尿闭。

【出处】《常见病验方研究参考资料》。

34方

【药物】大葱3根，车前草3棵。

【制法】共捣烂。

【用法】敷脐上。用于尿闭。

【出处】《常见病验方研究参考资料》。

35方

【药物】皂角粉12克，葱头3个。

【制法】共捣烂。

【用法】敷脐部。用于小便闭塞，点滴不通。

【出处】《常见病验方研究参考资料》。

36方

【药物】生姜30克，豆豉9克，食盐6克，连须大葱（带泥）500克。

【制法】共捣作饼，烘热。

【用法】贴脐上。用于小便闭塞，少腹胀急。

【出处】《常见病验方研究参考资料》。

37方

【药物】滑石粉30克。

【制法】水调成糊膏。

【用法】敷脐周。用于小便不通。

【出处】《穴敷疗法聚方镜》。

38方

【药物】鲜生姜片2片。

【制法】捣烂。

【用法】放在脐中，胶布贴上即可。用于尿闭。

【出处】《食物疗法》。

39方

【药物】田螺1个，乳香3克。

【制法】共捣成泥。

【用法】贴敷脐上。用于小便不通。

【出处】《广西药用动物》。

40方

【药物】大蒜3片，蝼蛄（即土狗）5个。

【制法】捣烂如泥。

【用法】贴脐中约半小时即可见效。用于小便不通。

【疗效】治2例服利尿剂无效的小便不通患者，均治愈。

【出处】《常见药用食物》。

41方（白矾葱根糊）

【药物】白矾9克，葱根7个，艾叶15克。

【制法】先将白矾、葱根共捣成泥状。

【用法】敷脐部，再放湿草纸7层，取艾叶放在草纸上点燃，燃后不久取下，每日1换。用于尿潴留。

【疗效】治疗尿潴留10例，均获痊愈。

【出处】《山东中草药验方选》。

42方

【药物】麝香3克，蝼蛄1个，葱白连须1握。

【制法】共捣烂。

【用法】敷脐中即下。用于小便不通。

【出处】《民众医药顾问》转引自《墨娥小录》。

43方

【药物】甘遂5克。

【制法】研为细末，用葱汁调成糊状。

【用法】外敷肚脐。用于外伤后尿潴留。

【疗效】昌邑县医院用本法抢救唐山地震截瘫伤员尿潴留20例，经敷1～2次，效果满意，一般0.5～1小时生效。

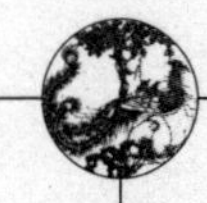

【出处】《山东昌潍地区医药科技资料》（2），1977。

44方

【药物】葱白250克。

【制法】切碎，炒热，布包。

【用法】熨脐部。用于产后或妊娠合并尿潴留者。

【疗效】治疗10例，均愈。一般热熨2～3次，小便即通。

【出处】《浙江中医药》（3）：封三，1978。

【备注】本法对其他尿潴留亦效。如刘正才用于2例急性尿潴留，均在热熨20分钟左右获效（《浙江中医杂志》1980年5期）；张建德治疗因脑膜炎、脑栓塞、下肢外伤等伴尿潴留5例，一般于敷药后24～48小时，初为点滴而下，后渐通畅，全部治愈。此外，对部分前列腺肥大引起的尿潴留亦有效（《中医外治法集要》）。

45方

【药物】明矾1撮。

【制法】研为细末。

【用法】放脐中，冷水滴湿，须臾立通。用于小便不通。

【出处】《急救良方》。

46方

【药物】生姜3片，大蒜3瓣，葱白3根。

【制法】共捣如泥，温热。

【用法】敷脐部。用于小便不通。

【出处】《辽宁中医杂志》（11）：39，1980。

47方

【药物】大蒜1枚，山栀8个。

【制法】共捣烂。

【用法】敷脐上。用于外伤后尿潴留。

【疗效】唐山地震时，用于外伤性截瘫尿潴留30余例，敷用1次后均可拔去导尿管而自己排尿。

【出处】《大众中医药》（4）：25，1987。

48方

【药物】淡豆豉21粒，生姜1片，盐少许。

【制法】共捣烂，烘热。

【用法】贴脐中。用于小便不通，少腹胀急。

【出处】《常见病验方研究参考资料》。

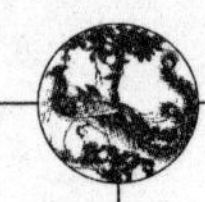

49方

【药物】牙皂3枚。

【制法】炒熟为细末，蜜和为丸。

【用法】将丸纳入脐内，上覆热毛巾，小便即通。用于小便不通。

【出处】《常见病验方研究参考资料》。

【备注】宜与35方合参。

50方

【药物】海金砂6克，车前草3克，热糍粑1团。

【制法】前2味药共研细末，放于糍粑内。

【用法】贴脐部，布带束住，每日换药1～2次，连贴3～5日。用于尿闭。

【出处】《常见病民间传统外治法》。

51方

【药物】石菖蒲（鲜根茎）适量，冰片少许。

【制法】将石菖蒲洗净，放入锅中，加水适量煮至烂，取出，入冰片共捣烂如泥。

【用法】敷脐部，每日换药1～2次，连敷3～5日。用于小便不利腹胀。

【出处】《常见病民间传统外治法》。

52方

【药物】鹅不食草（鲜全草）适量，冰片少许。

【制法】鹅不食草洗净，捣烂如泥，入冰片拌匀。

【用法】外敷脐部，每日换药1～2次，连敷数日，以愈为度。用于尿闭。

【出处】《常见病民间传统外治法》。

53方

【药物】淡豆豉21粒，葱白适量。

【制法】将葱白去净泥（不能用水洗），与淡豆豉共捣烂成饼状。

【用法】填脐内，留置时间以小便通为度。用于小便不通兼下腹胀痛。

【出处】《常见病民间传统外治法》。

54方

【药物】雷公根（鲜全草）、车前草（鲜全草）、活田螺适量。

【制法】前2味药洗净切碎，再与田螺捣烂。

【用法】敷脐部，每日换药1～2次，以愈为度。用于尿闭小腹胀。

【出处】《常见病民间传统外治法》。

55方

【药物】芒硝、冰片各等份，黑膏药适量。

【制法】前2味药研细末，撒于黑膏药上。

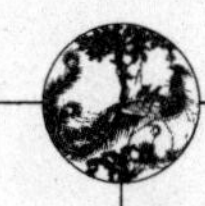

【用法】贴脐部，1小时左右去药，每日1次，连贴2～3日。用于癃闭。

【出处】《常见病民间传统外治法》。

56方

【药物】牙皂3克，大田螺肉1只。

【制法】共捣烂如泥。

【用法】填脐中，以布带束住，每日换药1~2次，连续2~3日。用于尿闭点滴不通。

【出处】《常见病民间传统外治法》。

57方

【药物】莴苣子适量。

【制法】捣饼。

【用法】贴脐中，即通。用于小便不通。

【出处】《海上仙方》《本草纲目》。

【备注】本方与11方一用菜，一用子，可互参。

58方（温脐法）

【药物】皂角、半夏各适量，麝香少许，生姜1片。

【制法】研细末。

【用法】前3味药填脐内，盖生姜片，以热物熨之。用于小便不通。

【出处】《理瀹骈文》。

【备注】亦可用田螺、葱白捣饼盖之。

59方

【药物】食盐。

【用法】将食盐碎末适量炒热，平摊于患者以脐为中心，直径为5～6厘米的范围内，厚度以1～1.5厘米为宜。将艾绒捻成蚕豆大艾炷，置于盐面正中，点着尖部，令其缓缓燃下，自然熄灭后刮去艾灰。重置艾炷如前，连灸九壮。

【出处】《中医外治杂志》（1）：45，1995。

二十九、肾　炎

1方

【药物】鲜马蹄金（又名马蹄草、黄疸草）30～60克。

【制法】洗净，捣烂。

【用法】敷脐，用于急性肾炎有较好疗效。

【出处】《新中医》（11）：46，1989。

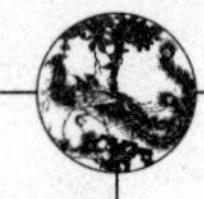

2方

【药物】鲜麦冬。

【制法】捣烂。

【用法】敷脐。用于小儿急性肾炎水肿。

【疗效】治疗12例，除1例曾内服草药外，余均单敷1～4次即效。成人亦效，对高蛋白尿疗效尤佳。

【出处】《浙江中医药》(2)：43，1975。

【备注】若尿中红血球多，则用野芋块根捣敷脐中。

3方

【药物】鲜葎草茎叶。

【制法】捣烂成泥膏状。

【用法】外敷于脐部，用绷带固定。用于肾炎。

【出处】《浙江中医药》(2)：9，1976。

4方

【药物】商陆。

【制法】研成细末。

【用法】敷脐部。用于肾炎。

【出处】《结核病的辅助疗法》。

5方

【药物】车前子、田螺、蒜各适量。

【制法】熬成膏。

【用法】贴脐部。用于急性肾炎。

【出处】《常见病验方研究参考资料》。

6方

【药物】垂盆草、马蓝根、毛莨、败酱草各适量，胡葱根5根，白芨、川贝、山楂各3克。

【制法】前5种捣烂，后3种研末与前5种药和，放些酒，做成汤圆大小。

【用法】敷脐，纱布固定，24小时局部有水泡，消毒针挑破，然后放呋喃西林油膏，1个月内不吃盐及荤腥。用于急性肾炎。

【出处】《江苏医药》1976年1期。

7方

【药物】鲜甜蓼(愉悦蓼)全草1把。

【制法】捣如泥，拌少许乙醇或白酒，略放些细盐，做成饼。

【用法】放脐上，扎紧，干换之，连用1个月。用于急性肾炎。

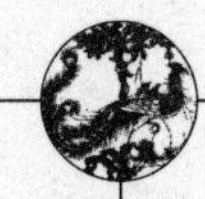

【出处】《穴敷疗法聚方镜》。

8方

【药物】野芥菜根适量，盐少许。

【制法】共杵碎。

【用法】搽脐中，搽半小时，即可用布扎好。用于肾炎，可使小便通畅。

【出处】《常见病验方研究参考资料》。

9方

【药物】生姜3片，大蒜3瓣，青葱3棵。

【制法】同捣烂，温热。

【用法】敷脐上，1昼夜敷3次。用于肾炎，可使小便通畅。

【出处】《常见病验方研究参考资料》。

10方

【药物】石蒜（解鳞茎）120克，蓖麻子8粒。

【制法】共捣烂。

【用法】贴肚脐，小便通则去药，每日1次，连贴数日。用于肾炎。

【出处】《常见病民间传统外治法》。

【备注】若将上药敷两足心（涌泉穴）亦能治肾炎。

11方

【药物】楤木（鲜叶）适量，食盐少许。

【制法】将前1味药洗净，捣烂，入食盐拌匀。

【用法】敷脐中，每日换药1～2次，连续敷贴数日，以愈为度。用于肾炎。

【出处】《常见病民间传统外治法》。

【备注】贴印堂穴亦可。在敷贴同时，再用楤木的干根60～90克，水煎冲米酒服，疗效更佳。

12方

【药物】大田螺、荞麦粉各适量。

【制法】大田螺肉捣烂，用荞麦粉拌和，再捣，摊于布上。

【用法】贴脐中。用于肾炎。

【出处】《常见药用食物》。

13方

【药物】萱草根、马鞭草、乌桕叶各60克，葱白7根，生姜（连皮）6克。

【制法】上药分别捣烂混匀，做成两个药饼。

【用法】每取1块药饼敷于脐部，以塑料纸覆盖，包扎固定，1日更换药饼2次。每日以热水袋在覆盖敷料上热熨2～3次，每次30分钟。用于肾炎水肿，一般当日即见尿量增多，水肿减轻，如复发再用仍有效。

【验案】患者，女，9岁。1984年6月12日，肾炎复发。

尿蛋白（++），红细胞（+），白细胞（++），上皮细胞（+）。症见全身浮肿，腰以下为甚，面色白，脘腹胀满，疲乏，纳差，尿少色黄，舌质红，苔白滑，脉沉细而弱。用上方1料，水肿渐消；再用1料，尿化验仅尿蛋白（±）后以桂附地黄丸加减，调理1月而愈。随访半年未复发。

【出处】《四川中医》（2）：封三，1987。

14方

【药物】甘草、甘遂各等份。

【制法】研细末，用凡士林调匀。

【用法】贴于肚脐上。用于慢性肾炎，可利水消肿。

【出处】《内病外治精要》。

三十、氮质血症

【药物】田螺肉30克，麝香1克，牛黄1克，葱白2根，甘遂10克。

【制法】田螺肉烘干，将诸药制成粉末，以蜜糖、丁香油调制成药膏状，用舒适妥制成膏贴，置于密封袋，低温保存备用。

【用法】将脐敷药膏用微波炉加热至38～40℃，外敷神阙穴12小时拆除。

【出处】《国际护理学杂志》25（3）：169，2006。

【其它】肝硬化难治性腹水诱发氮质血症是肝肾综合征（HRS）前期表现。作者同时配合应用中药灌肠。方药如下：大黄、槐米、金银花、蒲公英、锻牡蛎各30克为1份量，用中药煎煮机煎煮，真空包装200ml / 袋、冷却后低温保存备用。

三十一、尿毒症

【药物】淡附子30克，生大黄30克，黄芪30克，益母草30克，车前子30克，生牡砺30克，炒枳实10克。

【制法】制成丸剂，每丸3克。

【用法】用时以1丸敷脐，外用胶布固定，每3～4天换药1次，8周为1个疗程。

【出处】《中国中西医结合杂志》17（7）：433，1997。

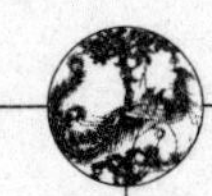

三十二、慢性肾衰竭

慢性肾衰竭（CRF）是一种以进行性肾功能损害且多不可逆的病变。中医病机以脾肾亏虚为本，湿毒内蓄或湿浊瘀阻为标。

1方

【药物】大黄3份，酒黄柏2份，制附子2份，肉桂1份，冰片0.5份。

【制法】按比例配药，辗成米粒状备用。

【用法】使用时先用酒精常规消毒脐部及脐周皮肤，湿毒内蓄型取上药散6～8克，湿浊瘀阻型取上药6克，加水蛭1克、红花1克，调黄酒（50度纯米酒1000ml浸大黄50克即成），外敷脐部，并加贴麝香风湿止痛膏固定药散。2天敷药1次，45天为1疗程。根据病人体质及反应情况，适当调整大黄用量，以病人每日排出1～2次软便为宜。

【疗效】45例患者经治疗，显效11例，有效23例，无效11例，总有效率为75.5%。

【出处】《中国中西医结合肾病杂志》4（6）：351，2003。

2方（肾康袋）

【药物】黄芪、党参、白术、当归、附子、淫羊藿、鸡血藤、丹参、川芎、益母草、砂仁、蚕沙、车前子、金银花、大黄、陈皮、冰片、麝香、竹茹等。

【制法】将上述中药烘干、粉碎，反复筛选成极细末，装入直径15cm大小的椭圆形袋内，每袋含药量150克左右，袋的外侧加一层塑料纸，似防药物挥发，降低药效。使用前先用酒精或温水棉球清洗掉脐垢及皮肤表面的油脂，半个月更换1次，治疗3个月。

【疗效】治疗50例，显效18例，有效23例，无效9例，总有效率为82%。

【出处】《中国中西医结合肾病杂志》7(3)：151，2006。

三十三、急性尿道综合征

急性尿道综合征又称无菌性尿频－排尿不适综合征。目前认为此症可能为非生物引起。发病多在炎热季节，推测发病原因可能与疲劳、大量出汗、尿液浓缩有关。中医认为本病是热症，而清凉油是凉药，内含薄荷、樟脑、桉叶、丁香、桂皮等，其中桂皮又具有行气作用。将本药涂脐部刺激皮肤冷感受器引起凉感觉来驱散热症。

【药物】清凉油。

【疗效】初步观察，有效率为84.60%。本法简便易行、经济、无痛苦、无副作用，

很有推广应用价值。

【用法】清凉油反复多次涂脐部，卧床休息，并多饮开水。

【出处】《中西医结合实用临床急救》3（3）：105，1996。

三十四、尿路感染

1方

【药物】白矾适量。

【制法】研为细末，加小麦面粉或大葱。

【用法】贴神阙穴。用于急性尿道炎。

【疗效】治疗30余例，均治愈。

【出处】《俞穴敷药疗法》。

2方

【药物】蜗牛20个。

【制法】捣烂。

【用法】敷神阙穴，外用胶布固定。用于尿道炎。

【出处】《俞穴敷药疗法》。

3方

【药物】芒硝30克，冰片10克（或加大葱30克）。

【制法】研为细末，装入纱布袋内。

【用法】外敷神阙及脐下丹田穴（脐至关元之间），外用胶布固定，并不时给芒硝袋上洒些温水。用于尿道炎。

【出处】《俞穴敷药疗法》。

【备注】据莫文丹《穴敷疗法聚方镜》介绍，用此方治疗尿道炎21例，均在5～8天痊愈。

4方

【药物】葱白（带须不洗，擦去土）1握。

【制法】捣融如膏。

【用法】取药膏如枣大一块，放于神阙穴，固定，1日1换。用于急淋（急性尿道炎）。

【出处】《穴位贴药疗法》。

5方（透刺神阙法）

【用法】用3寸毫针，从气海穴（脐下1.5寸）皮下进针，针尖向脐中方向斜刺1.5～2.0寸深，持续缓慢捻针3～5分钟起针。由于脐窝深浅因人而异，所以透刺时应注

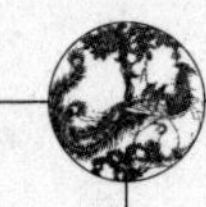

意针体与皮肤的角度，脐窝深者呈45°，浅者呈30°。每日针1次，用于膀胱炎有显效。

【出处】《辽宁中医杂志》(6)：封底，1983。

6方

【药物】白酒、明矾各适量。

【制法】选透明的明矾1块，放在酒碗或酒杯里研磨5分钟。

【用法】用时以手指蘸矾酒，在患者脐部研约15分钟。用于尿道炎小便不利，使用30多年有效。

【出处】《常见药用食物》。

【备注】本方也可内服。

7方

【药物】食盐适量。

【制法】研细末。

【用法】纳入神阙穴，胶布固定，1小时后即效。

【出处】《中医外治法集要》。

【备注】再加艾炷或艾条灸之更佳。

8方

【药物】葱白（带须，去土，勿洗）5根，萹蓄3克，大黄2克，木通2克，瞿麦6克。

【制法】共捣烂为膏，备用。

【用法】取药膏如枣大一块，放入脐中，上盖纱布，再用胶布、固定，1日1换。用于尿路感染。

【出处】《穴位贴药疗法》。

三十五、泌尿系结石

1方

【药物】鲜虎杖根100克，乳香15克，琥珀10克，麝香1克。

【制法】虎杖根捣极烂；乳香、琥珀研为细末。再把虎杖膏和此药调均匀，制成药饼，麝香放于药饼中央。

【用法】敷神阙穴，并敷双侧肾俞、膀胱俞。用于尿结石。

【出处】《中医外治法集要》。

2方

【药物】大葱白1斤，食盐少许。

【制法】混合捣融，纱布包裹。

【用法】敷神阙穴，并敷小肠俞、膀胱俞。用于尿结石。

【出处】《中医外治法集要》。

3方

【药物】小红蚯蚓、大蒜子、红薯叶各适量。

【制法】捣烂。

【用法】敷肚脐处，每日1次。用于泌尿系结石，有促进排石作用。

【出处】《虫类药的应用》。

4方

【药物】生葱头、生盐各适量。

【制法】共捣融。

【用法】敷肚脐上，其砂自出。用于石淋（泌尿系结石）。

【出处】《增广验方新编》。

5方

【药物】滑石、硝石、生乳香、琥珀、小茴香各30克，冰片15克。

【制法】共研细末，瓶贮备用。

【用法】每用3克，温开水调成糊膏状，外敷脐部，麝香虎骨膏固定，上加艾条悬灸30分钟，每日1次，2天换药1次。用于泌尿系结石。

【出处】高树中。

三十六、淋　病

1方

【药物】田螺肉7个，淡豆豉10粒，连须葱头3个，车前草（鲜）3棵，食盐少许。

【制法】共捣成饼。

【用法】敷脐。用于淋病，小便点滴刺痛者。

【出处】《湖南中医单方验方》。

2方

【药物】地龙1条，蜗牛1个。

【制法】共捣烂。

【用法】敷脐上。用于热淋。

【出处】《湖南中医单方验方》。

3方（隔盐灸脐法）

【用法】以细盐填脐中，以艾炷或艾条灸之。用于淋病。

【出处】《四川中医》（12）：42，1989。

【备注】隔盐灸脐治淋病历代书籍均有记载。如《千金翼方》：“淋病，著盐脐

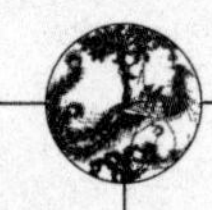

中，灸3壮。”《丹溪心法》：“治小便淋涩不通，用食盐，不以多少，炒热，放温，填脐中，却以艾灸7壮即通。”

4方

【药物】蒜泥（或葱泥）适量，麝香少许。

【制法】共捣烂。

【用法】填脐窝，艾条灸20～30分钟。适用于虚证、尿痛者。

【出处】《四川中医》（12）：42，1989。

【备注】《本草纲目》记载：“急淋阴肿，泥葱半斤，煨热杵烂，贴脐上。小便淋涩或有血者，以赤根楼葱近根截一寸许，安脐中，以艾灸脐中。”

5方

【药物】独蒜1枚，山栀子74枚，盐少许。

【制法】三物共捣如泥。

【用法】贴脐上。用于血淋。

【出处】《名医类案》。

三十七、小便频数

1方

【药物】肉桂6克，丁香6克。

【制法】共研细末，用黄酒调为糊状。

【用法】贴脐部，每日换药1次。用于寒性小便频数。

【出处】《陕西中医验方选编》《俞穴敷药疗法》《中医外治法集要》。

2方

【药物】益智仁、炮姜、炙甘草、肉桂各30克。

【制法】共研细末，贮瓶内备用。

【用法】每用5克，加葱白（带根须）一段，共捣成饼状，敷脐部，上用暖水袋热敷30～60分钟，24小时换药1次。用于小便频数。

【出处】高树中。

三十八、小便失禁

1方

【药物】附子、干姜、赤石脂各适量。

【制法】共研细末，调成膏状。

【用法】涂贴脐部。用于膀胱虚，小便不禁。

【出处】《理瀹骈文》。

【备注】亦治飧泄不化。

2方

【药物】五味子、枳壳、肉桂、附子各30克。

【制法】研细末，瓶贮备用。

【用法】每用3克，津唾调膏，敷脐，麝香虎骨膏固定，上加艾条悬灸30分钟，每日1次，24～48小时换药1次。用于小便失禁。

【出处】高树中。

三十九、遗　尿

1方（麻益散）

【药物】麻黄2份，益智仁1份，肉桂1份。

【制法】研细末。

【用法】用时每取3克，用食醋调成糊膏状，敷脐部，外用胶布固定，36小时后取下，间隔6～12小时再贴，3次后改为每周1次，连续用2次。用于遗尿。

【疗效】治疗遗尿38例，治愈18例，好转15例，无效5例，总有效率为86.9%。

【出处】《江苏中医杂志》(2)：37，1990。

2方（遗尿粉）

【药物】覆盆子、金樱子、菟丝子、五味子、仙茅、山萸肉、补骨脂、桑螵蛸各60克，丁香、肉桂各30克。

【制法】共研细末装瓶，防止挥发漏气失效。

【用法】取上药约1克，倒满病人肚脐眼，滴1～2滴酒精或高粱酒后，再贴上暖脐膏药（中药房有售），每3天换药1次。用于遗尿。

【疗效】治疗37例，单用脐疗法11例，贴脐加口服遗尿粉（每次3～6克，早、晚各1次）16例，均治愈。一般贴1～5次即可痊愈。

【出处】《中医杂志》(4)：59，1984。

3方

【药物】甘草50克，白芍20克，白术20克，硫黄50克，白矾10克。

【制法】前3味药水煎2次，每次1小时，两次药液混合在一起浓缩成膏状，再加入后两味药，烘干研细备用。

【用法】取药粉0.2克敷脐，上盖一小块薄纸片，胶布固定，3～7天换药1次。用于遗尿疗效显著。

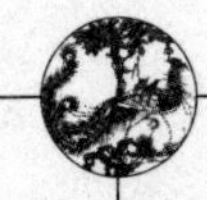

【出处】《辽宁中医杂志》(10):30，1984。

4方

【药物】覆盆子30克，硫黄、菟丝子、仙茅、破故纸、麻黄、石菖蒲、桑螵蛸、益智仁各20克，肉桂10克。

【制法】共研末，酒调作饼。

【用法】敷脐部，并敷肾俞穴，临睡时敷药，次日早晨取掉，每日1次。用于遗尿。

【验案】患者，女，20岁，工人，1983年12月1日初诊。从小尿床每3～5天1次，渐重至几乎每夜1～2次，经各种中西药物及针灸治疗10多年，有时虽可控制症状，但反复发作。诊见：面色苍白，肢体不温，舌质淡，苔白，脉沉缓。证属心肾阳虚，肾关不固。用上法连敷3次后，诉当晚敷药后未见尿床，第2、3夜能自己起床小便，嘱每隔2、3、5、10天夜敷昼取，2月痊愈。随访2年，未见复发。

【出处】《湖南中医杂志》(2):3，1987。

5方

【药物】硫黄9克，葱白7个(约15～30克)。

【制法】共捣烂成泥状。

【用法】敷脐部，每晚1次，小儿酌减。用于遗尿。

【疗效】本方应用3年，疗效较好。

【出处】《山东中草药验方选》。

【备注】此方疗效确切，近年来有重复报道。唯硫黄用量，从6～90克不等。

6方(龙倍散)

【药物】煅龙骨、五倍子各等份。

【制法】共研细末。

【用法】取适量药末水调涂满脐眼，上面加肤疾宁膏覆盖，2天换药1次。用于遗尿。

【疗效】治80余例，疗效满意。

【出处】《大众医学》。

【备注】亦治遗精。

7方(艾炷灸神阙法)

【用法】先用凡士林涂脐中，再用麻纸盖于穴上，纸中央(即穴中心)放二分厚的小颗粒青盐，然后用压舌板压平放置大艾炷灸之(艾炷下直径3～5分，高5分，呈圆锥状)。用于遗尿。

【验案】患者，男38岁，农民，1973年11月21日初诊。28年前因患“脑炎”后，每晚尿床1～2次不等。曾多方求治均无效，经西安××医院检查，均无阳性体征。诊见：面色白，神疲，畏寒怕冷。若下午饮水，夜间小便次数增多，尿清长，舌质淡，脉细弱。辨证为肾阳亏虚，下元不固，膀胱失约。经艾炷灸神阙3次，诸证悉除，竟获全功。随访2年疗效巩固。

【出处】《陕西中医函授》(3)：29，1986。

8方

【药物】五倍子适量。

【制法】研为细末，用开水调成膏。

【用法】敷神阙穴。用于遗尿。

【疗效】治疗18例，治疗10天，治愈7例，显效11例。

【出处】《俞穴敷药疗法》《穴敷疗法聚方镜》。

9方

【药物】煅龙骨适量。

【制法】研为细末，醋调成膏。

【用法】敷脐。用于遗尿。

【出处】《理瀹骈文》。

10方

【药物】乌头10克，棉团威灵仙50克，盐炒沙苑子30克，猪鞭子2副。

【制法】将猪鞭子切成小块用黄土炒至色黄为度，研细，然后将上药共研细末，混合均匀。

【用法】每次10～15克搅为泥糊状，每晚睡前敷脐，用纱布覆盖，一般2剂即可，效果不明显者可继续敷用。

【出处】《中国民族民间医药杂志》(68)：148，2004。

5方应用

【药物】带须的大葱根1个，硫黄10克。

【制法】共捣为泥状。

【用法】晚上睡觉时敷在肚脐上，次日早晨取下。

【出处】《中国民间疗法》14(2)：61，2006。

四十、尿浊、白浊

1方

【药物】童便制牡蛎、大蒜头各适量。

【制法】共捣烂。

【用法】敷脐部。用于尿浊、白浊。

【出处】《理瀹骈文》。

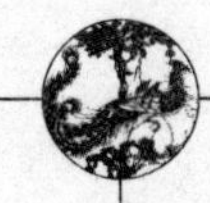

【备注】敷药前先在脐部涂一层凡士林，可避免起水泡。

2方

【药物】椿根白皮90克，干姜、白芍、黄柏各30克。

【制法】麻油熬成膏。

【用法】贴脐部。用于赤白浊。

【出处】《理瀹骈文》。

3方

【药物】龙骨、虎骨、蛇骨、乌附片、广木香、丁香、乳香、没药、雄黄、朱砂、胡椒、小茴香、五灵脂、夜明砂、两头尖、青盐各等份，元寸少许。

【制法】共为细末（元寸另研），过筛备用。

【用法】取元寸0.2克放于神阙穴内，再取药末15克，撒布元寸上面，盖以槐皮；穴周围用荞麦面加水调糊圈住，以艾炷放槐皮上点燃灸之，待热气透入腹内，止灸。1日1次，病愈为止。

【出处】《穴位贴药疗法》。

四十一、血　尿

1方

【药物】莴苣菜。

【制法】捣烂。

【用法】敷脐上。用于小便尿血，甚效。

【出处】《外治寿世方》《杨氏家藏方》。

2方

【药物】文蛤、乌梅各适量。

【制法】共研捣碎。

【用法】罨脐中。用于尿血。

【出处】《理瀹骈文》。

四十二、遗　精

1方（龙倍散）

【药物】煅龙骨、五倍子各适量。

【制法】共研为细末。

【用法】取适量药末水调涂满脐眼，上面加肤疾宁膏覆盖，2天换药1次。用于遗

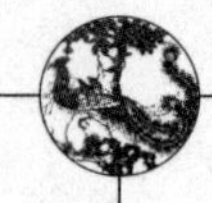

精。

【疗效】治疗140余例，疗效满意。

【验案】患者，男，18岁。有频繁手淫。近两年来每周遗精2～3次，有时甚至一夜2次。头晕眼花，腰酸腿软，曾服知柏地黄丸、金锁固精丸等无效，因而思想恐惧，悲观失望。经用龙倍散涂脐，10天内仅遗精2次，继续治疗1月即愈。

【出处】《大众医学》。

【备注】亦治遗尿。原出《串雅内编》。

2方（五白散）

【药物】五倍子10克，白芷5克。

【制法】共炕脆研为极细粉末，用醋及水各等份调成面团状。

【用法】临睡前敷肚脐，外用消毒纱布盖以橡皮膏固定，1日1换，连敷3～5日。用于遗精。

【疗效】经10余人敷用均收良效。

【验案】患者，男，22岁，学生。遗精5年有余，经多方求医，服药不计其数，传统治遗精的汤、丸、散药均已用过，效果不佳。外敷1料“五白散”，遗精即止，至今未复发。

【出处】《四川中医》（4）：38，1987；（11）：封三，1987。

3方

【药物】五倍子适量。

【制法】研细末，津调成膏状。

【用法】涂脐。通用遗精。

【出处】《理瀹骈文》。

4方

【药物】紫花地丁适量。

【制法】捣成膏状。

【用法】贴脐上立止。用于梦泄。

【出处】《串雅内编》；《辽宁中医杂志》（11）：39，1980。

5方

【药物】甘遂、甘草各适量。

【制法】研细末，猪脊筋捣如泥丸状。

【用法】贴脐，7日1换。用于梦遗属相火盛者。

【出处】《理瀹骈文》。

【备注】只用甘遂、甘草亦可。

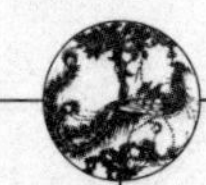

6方

【药物】五倍子、牡蛎各等份。

【制法】研为细末，盐水调成糊状。

【用法】敷脐。用于遗精。

【出处】《辽宁中医杂志》（11）：39，1980。

7方

【药物】五倍子、小茴香各适量。

【制法】研为细末，用开水调成膏。

【用法】敷神阙穴。用于遗精。

【出处】《俞穴敷药疗法》。

8方

【药物】刺猬皮适量。

【制法】烘干，研为细末，过筛；口津水调成糊状，纱布包裹。

【用法】敷神阙穴，外用胶布固定，2天换药1次。用于肾气不固之遗精。

【出处】《中医外治法集要》。

【备注】《医林改错》用刺猬皮研末黄酒调服治遗精，效佳，但极难吃。

9方

【药物】食盐适量。

【制法】研细末。

【用法】填脐中，用纸盖上糊严。用于遗精、梦遗。

【出处】《灸法口诀》。

10方（透刺神阙法）

【用法】取3寸毫针从气海穴（脐下1.5寸）皮下进针，针尖向脐中方向斜刺1.5～2.0寸深，持续缓慢捻针3～5分钟起针。用于遗精。

【出处】《辽宁中医杂志》（6）：封底，1983。

11方（涩精丸）

【药物】五倍子、海螵蛸、龙骨各等份。

【制法】研末，水泛为丸如枣核大。

【用法】塞脐内，敷料包扎，每夜1次。用于遗精效优。

【出处】《浙江中医药》（5）：148，1979。

12方

【药物】五倍子、生龙骨各10克，生地30克。

【制法】共捣调至稠厚。

【用法】临睡前填脐，胶布固定。用于遗精。

【出处】《新疆中医药》（2）：封三，1989。

13方（复方五倍子散）

【**药物**】五倍子10克，朱砂1克，煅龙骨15克，煅牡蛎15克。

【**制法**】将诸药研为极细粉末，用醋调成面团状。

【**用法**】将药团敷于肚脐，外用消毒纱布盖上，胶布固定，24小时换药一次，治疗30次为一个疗程。

【**出处**】《安徽中医临床杂志》6（2）：22，1994。

四十三、阳　痿

1方

【**药物**】小茴香、炮姜各5克。

【**制法**】研末，加食盐少许，用少许人乳汁（或用蜂蜜或鸡血代）调和。

【**用法**】敷肚脐，外用胶布贴紧，5～7天换药1次。

【**验案**】高某某，男，24岁。身体健壮，素无恙疾。1981年初结婚不久即患阳痿不举，曾服补肾壮阳中药或激素类药物，治疗半年多未效。改用上法，不久阳痿已愈，性生活正常。

【**出处**】《新中医》（12）：23，1985。

2方（贴脐膏）

【**药物**】阳起石、蛇床子、香附、韭子各3克，土狗（去翅足煅）7个，大枫子（去壳）、麝香、硫黄各1.5克。

【**制法**】共为细末，炼蜜为丸如指顶大。

【**用法**】同床前1小时以油纸护贴肚脐上，外用绢带固定，房事毕即去药。用于阳痿。

【**出处**】《阳痿遗精早泄特效方》。

3方

【**药物**】木鳖子5个，桂枝、狗骨各9克，干姜、花椒各3克。

【**制法**】研末，人乳或蜂蜜调和。

【**用法**】敷于肚脐，外加胶布固定，3天更换1次，7次为1疗程。用于阳痿。

【**出处**】《阳痿遗精早泄特效方》。

4方

【**药物**】白胡椒3克，制附片6克，明雄黄6克，小麦面15克，大曲酒适量。

【**制法**】先将前3味分别研细末，再与面粉拌匀，后将大曲酒炖热倒入，调和做成小药饼1个备用。

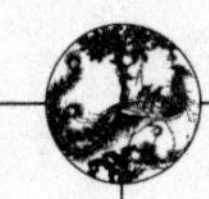

【用法】将药饼敷脐部，外加绷带固定。如敷上时药饼已冷，可用热水袋熨之。如无热水袋，可用炒食盐或炒细砂500克，用厚毛巾包裹熨之亦可。待腹内感觉温暖时，可去掉热水袋、炒盐或炒砂袋。等脐部有痒感时，方可去掉药饼。用于男子阳痿，性欲减退，腰酸神疲等。

【出处】《中草药外治验方选》。

5方

【药物】天雄、附子、川乌各6克，桂心、官桂、桂枝、细辛、干姜、川椒各60克。

【制法】共切片，麻油浸（春天浸5天，夏天3天，秋天7天，冬天10天），煎熬去渣。滤净再熬，徐徐下黄丹，不住手搅，滴水不散为度，摊膏贴敷。

【用法】加鸦片少许于膏上，贴脐中及丹田处。用于肾阳虚衰之阳痿。

【出处】《张氏医通》。

【备注】亦治遗精，精液清冷，久不孕育。

6方

【药物】葱白10根。

【制法】分2份，加热。

【用法】敷脐部，每日早晚各1次。用于寒邪所致阳痿。

【验案】王某某，男，32岁，1986年11月诊。结婚5年，性生活正常。去年冬季下水作业，嗣后常觉阴囊发凉，以至阳痿不举，服中药及睾丸素无效。此为寒邪入侵，致阳气不振。用上法敷脐部及关元穴，5次后痊愈，随访1年性生活正常。

【出处】《四川中医》（3）：12，1989；《上海中医药杂志》（10）：25，1990。

7方（大灸神阙法）

【用法】先用凡士林涂脐中，再用麻纸盖于穴上，纸中央（即穴中心）放2分厚的小颗粒青盐，然后用压舌板压平放置大艾炷（下直径3～5分，高5分，呈圆锥状）灸之，每次30壮左右。用于阳痿。

【验案】患者，男，37岁，军人，1969年9月6日初诊。患者恣情纵欲，青年时误犯手淫。婚后10年，阳物痿软，不能勃起，曾多方求医，鲜有效验，精神极度苦闷。诊见：面色灰白，头目晕眩，精神委顿，腰膝酸软，手足不温，小腹发凉，体态虚胖，舌淡，苔薄白，脉沉细无力。予上法大灸神阙30壮，灸至身热。约历35次守治，十年之病苦顿而获效。经治月余，阳物渐举，继而勃起挺拔，性生活满意。

【出处】《陕西中医函授》（3）：29，1986。

【备注】治此病要坚持守治，多能获效。

8方

【药物】凤仙花子15克，阿片3克，蟾酥3克，麝香0.3克，葱白适量。

【制法】凤仙花子研为细末，过筛；加阿片、蟾酥、麝香调均匀，再研一遍，加大葱捣为丸，如黄豆大，阴干。

【用法】临睡前，用药丸3粒，白酒化开，涂于神阙、曲骨、阴茎头上，外用胶布固定，每晚1次，直至病愈。用于阳痿，见效迅速，屡用屡效。

【出处】《中医外治法集要》。

【备注】曲骨穴在胸腹正中线上，脐下5寸，当耻骨联合处的上方。

9方（按揉肚脐法）

【用法】取仰卧位，临睡前让患者用食指按压肚脐5分钟，每晚1次，1个月为1疗程。用于阳痿。

【疗效】一般2个月阳痿即愈。

【出处】《家庭生活保健咨询》。

【备注】此法系日本医生古川博根据古典医籍的记载而应用于临床的，据称疗效颇佳。

10方

【药物】巴戟天30克，吴茱萸40克，细辛10克。

【制法】上药共为细末，纳瓶备用。

【用法】用上药适量，加温水调成糊状，每晚睡前敷于脐部，用纱布、胶布固定，晨起取下。治疗期间忌房事。

【疗效】本组治疗28例，有效15例，好转10例，无效3例，总有效率89%。笔者临床体验凡属寒邪外袭，肾窍郁闭，宗筋失用之阳痿效好。

【出处】《交通医学》14(4)：425，2000。

四十四、早　泄

1方（蜂白散）

【药物】露蜂房、白芷各10克。

【制法】烘干发脆，共研细末，醋调成面团状。

【用法】临睡前敷肚脐上，外用纱布盖上，橡皮膏固定，1～2日1次，连续3～5次。用于早泄。

【疗效】治疗43例，全部有效，一般敷5～7次可愈。

【验案】患者，24岁。婚后半年，每次同房早泄，无法进行性生活，举阳不坚，腰膝酸软，面色萎黄，舌苔薄，脉弦细而弱。曾服中药月余无效。用上法，每晚先艾灸神阙穴，至局部发红后，再敷蜂白散，5次功成。后予秘精汤（生龙牡、生芡实、生莲子、麦冬、五味子、生熟地、肥知母）调治月余，以资巩固。

【出处】《浙江中医杂志》(2)：86，1991。

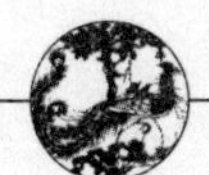

2方（久泄媛乐丹）

【药物】龙胆草30克，栀子25克，柴胡15克，黄芩30克，车前子30克，薏苡仁30克，夏枯草30克。

【制法】上药共研细末，瓶储密封备用。

【用法】以温水调成糊状，涂以神阙穴，外盖纱布，胶布固定，每3天换药1次，10次为1个疗程。3个疗程后统计疗效。

【疗效】近期治愈69例，显效45例，有效9例，无效7例，总有效率94.62%。

【出处】《中医外治杂志》14（2）：53，2005。

3方（振阳散）

【药物】人参60克，鹿茸60克，当归300克，巴戟天600克，附子600克，肉桂600克，公丁香300克，仙灵脾600克，肉苁蓉600克，蜈蚣150克，麝香14克。

【制法】先将麝香研末分放待用，再将余药混合研末备用。

【用法】操作时嘱患者仰卧位，脐部神阙穴用75%酒精常规消毒后，以温开水调面粉成面圈状（周长12厘米，直径3厘米），将面圈绕脐1周，后将麝香末约0.02克纳入脐中，再取上药末填满脐孔（5～8克），用艾炷（艾炷底盘直径与面圈内径相同，约1.2厘米，高约1.5厘米）施灸20壮。每次艾灸2小时，灸后胶布固封脐中药末2天。3天治疗1次，30天（10次）为1个疗程。

【疗效】治疗35例，近期治愈10例，显效8例，有效14例，无效3例，总有效率91.43%。

【备注】作者系高树中学生，此方系高树中研制。

【出处】《中国针灸》22（9）：594，2002。

四十五、男性不育

1方（熨脐法）

【药物】人参30克，淫阳藿30克，菟丝子30克，陈皮30克，半夏30克，云苓30克，枳实30克，车前子20克，麝香1克，生姜片10～20片，艾炷、食盐及麦面粉适量。

【制法】做艾炷42壮，如黄豆大；将食盐、麝香分别研细末分放待用，次将其余诸药混合，研成细末，另瓶装备用。

【用法】嘱患者仰卧床上，首先以温开水调麦面粉成面条，将面条绕脐周围一圈（内径约1.2～2寸），然后把食盐填满患者脐窝略高1～2厘米，接着取艾炷放于盐上点燃灸之，连续灸7壮之后，把脐中食盐去掉，再取麝香末0.1克纳入患者脐中，再取上药末填满脐孔，上铺生姜，姜片上放艾炷点燃，频灸14壮，将姜片去掉，

外盖纱布，胶布固定，3天灸1次，10次为1疗程，10个疗程后统计疗效。

【疗效】临床观察该方对痰湿内蕴型男性不育有较好疗效，且未见毒副作用。治疗136例，治愈50例，显效43例，有效36例，无效7例，总有效率为94.85%。

【出处】《中医外治杂志》13（5）：48，2004。

2方

【药物】巴戟天30克，川椒6克，淫羊藿30克，菟丝子30克，熟地30克，红花30克，香附30克，人参30克。

【制法】上药共为细末，瓶装备用。

【用法】临用时取药末10克，以温开水调和成团，涂神阙穴，外盖纱布，胶布固定，3天换药1次，10次为1个疗程，5个疗程后统计疗效。适于肾阳虚型。

【出处】《国医论坛》19（4）：35，2004。

3方

【药物】龟板30克，鳖甲30克，熟地40克，山药40克，山萸肉30克，丹皮30克，王不留30克，青皮30克，淫羊藿10克。

【制法】共为细末，瓶内备用。

【用法】用时取药末10克，以温开水调和成团，涂于神阙穴，外盖纱布，胶布固定，3天一换，10次为1疗程。适用于肾阴虚型。

【出处】《现代中医药》（2）：34，2004。

4方

【药物】附子、胡椒、五灵脂、戎盐、丁香、夜明砂、雄鼠粪、麝香等18味中药。

【制法】制成粉剂备用。

【用法】神阙穴皮肤消毒，取蒸脐散适量，以中药渗透剂调匀，填入脐内（以填满为度），上覆盖艾绒，用纱布固定后，神灯照射30分钟，以患者出微汗为度，如不出汗可服海马肉桂茶1杯，再照射30分钟，汗即可出，治疗结束后，可再服海马肉桂茶1杯以助药效。1日1次，25次为1个疗程。治疗期间忌夫妇同房，不吃生冷及刺激性食物，禁用烟酒。

【出处】《辽宁中医杂志》24(5)：223，1997。

【备注】男性免疫性不育：男子抗精子抗体阳性是其原因之一，其病机与肺肾调节功能失常，而致湿痰互结，瘀阻精室，肾虚精亏有关。

四十六、缩阳症

1方（葱白熨法）

【药物】葱白适量。

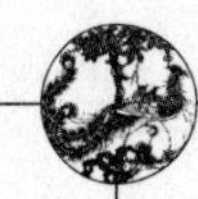

【制法】微捣，炒热，分2包。

【用法】轮换熨肚脐，久久下。用于男子肾囊缩入或妇人乳头缩入。

【出处】《增广验方新编》。

2方（砖熨法）

【药物】砖1块。

【制法】烧红。

【用法】隔布数层在肚腹上熨之。用于男子肾囊缩入或妇女乳头内缩。

【出处】《增广验方新编》。

3方（蛋熨法）

【药物】鸡蛋10个。

【制法】煮熟，留壳，切去一头，留七八分。

【用法】合在病人脐上，蛋冷即换。用于缩阳症较轻者。

【出处】《增广验方新编》。

4方

【药物】纹银1块，活鸡1只。

【制法】纹银捶扁，烧滚热。

【用法】放在脐上，再用活鸡连毛破开，不去肠，包于银上，用布缚住，以手按紧即愈。用于缩阳症。

【出处】《增广验方新编》。

【备注】如无银，只用鸡亦可。

5方

【药物】胡椒49粒，连须葱头49个，百草霜1撮。

【制法】前2味捣成泥状，加入百草霜再捣匀，分两处布摊。

【用法】一贴脐上，一贴龟头，用线捆住，少顷即愈。用于缩阳症。

【出处】《增广验方新编》。

【备注】治缩阳症，《增广验方新编》还有数法，录之以供参考："又方，以布贴脐上，取滚水一壶熨之。又方，急使小儿溺小便于病人床前，令人用足将尿浸湿泥推擦成团为饼，敷脐上，再用滚水一罐在泥饼上熨之，甚效。"

6方（灯火灸法）

【用法】以粗灯芯蘸茶油点燃，先粹关元一燋，次粹神阙及其上下左右各5分各一燋，觉腹中有热感，症即缓解。用于缩阳症。

【出处】《农村常见疾病中医简易疗法》。

7方

【药物】白胡椒3克，大蒜1个，食盐1撮，冷饭1团。

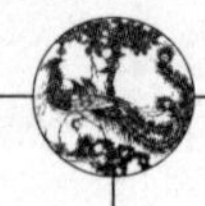

【制法】共捣成饼。

【用法】敷脐，1小时为度。用于缩阳症。

【出处】《湖南中医单方验方》。

8方

【药物】棉花适量。

【用法】铺脐上，约1寸厚，再以热水袋放棉花上，生殖器伸出即取去。用于缩阳症。

【出处】《中医外治法》。

9方（拔罐法）

【用法】用火罐拔神阙穴，以及关元、气海及小腹两旁穴位，稍留，连续拔10余罐即止。

【出处】《中医外治法》。

10方

【药物】大葱250克，生姜40克，胡椒15克，硫黄30克。

【制法】后3味药研细末，与切碎的大葱共捣一起。

【用法】敷神阙穴及脐下，外加热敷。用于缩阳症。

【验案】患者，男，42岁，1975年4月3日诊。近数月来，并发缩阳症，发作时舌体、阴茎向内收缩，口干舌燥，下腹部疼痛不止，有时1日发作数次。用上法热敷后，当天未发作，继用5天（1日2次），随访3月未复发。

【出处】《俞穴敷药疗法》。

11方

【药物】黑附子12克，吴萸、元肉、胡椒、干姜各10克。

【制法】研细末，用开水调成膏。

【用法】敷神阙穴，外加热敷，内服成药桂附理中丸。用于缩阳症。

【出处】《俞穴敷药疗法》。

12方

【药物】玉兰叶、食盐少许。

【制法】捣烂。

【用法】擦敷脐上。用于缩阳症。

【出处】《广西药物志》。

13方

【药物】麝香6克，樟脑9克，莴苣子1茶匙。

【制法】上药用莴苣叶捣为膏。

【用法】贴脐上。用于外肾着惊缩上。

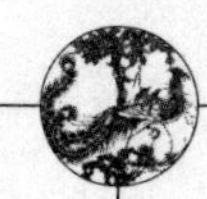

【出处】《寿世保元》。

14方

【药物】硫黄、吴萸各等份。

【制法】烘干，共研为细末，过筛，加大蒜适量，共捣为膏，纱布包裹。

【用法】敷神阙穴，胶布固定，再加热敷。用于缩阳症。

【出处】《中医外治法集要》。

15方

【药物】白胡椒、硫黄、吴萸各适量。

【制法】共研细末，加大蒜汁调。

【用法】敷脐。用于因寒缩阳。

【出处】《上海中医药杂志》(10)：25，1990。

四十七、男女交合后气绝症

1方

【药物】葱白500克。

【制法】将葱微炒捣烂，分作两包。

【用法】轮流熨肚脐部及脐下部位，待暖气入内自愈。同时以葱白2寸捣烂酒煎灌下，阳气即回，或用罐装热水在葱上熨之更妙。用于男女交合后气绝症。

【出处】《陕西中医验方选编》。

四十八、肾绞痛休克

1方

【药物】活雄鸡1只。

【制法】当肾绞痛发生时，急取活雄鸡一只，用刀劈开而不去杂肠。

【用法】趁热敷于病人肚脐上，约1小时后，服用加味理中汤(熟附片3克，干姜6克，肉桂3克，红参3克，甘草6克，白术6克，水煎服)。用于肾绞痛休克。

【验案】患者，男，20岁，泥工。一天突然少腹疼痛，牵至阴囊，而缩入，随即身凉脉伏，气息欲绝，眼合口闭，两手握拳，不省人事。根据病情及检查诊断为肾绞痛休克。急用“刀劈雄鸡”敷脐上，片刻病人苏醒。继服加味理中汤2剂，病得痊愈。

【出处】《千家妙方》。

【备注】①如有麝香少许先放于脐上，再用上法，效果更佳。②可与缩阳症4方合参。

四十九、腰　痛

1方（隔姜灸脐法）

【用法】于神阙穴上，放一穿孔的鲜姜片，然后放置黄豆大小艾炷灸之，连续50～90壮，隔日1次。用于急性腰痛。

【验案】患者，女，56岁。素有腰痛史。3天前，夜卧水泥地后腰痛发作，不能行走，逐日加重。今痛甚，不能俯仰，由其夫背来就诊。查：第一、二腰椎棘突间压痛明显，并放射至右侧腰及右大腿部，右腿抬高45°。脉细小，苔薄白。用隔姜灸脐法连续20壮，下腹部有温热感，腰部舒适；又灸30壮，腰部出现温热感，此时神阙穴现红晕。灸毕，病人即能起床行走，唯腰部隐痛不适。隔日又灸1次，腰痛完全消失，随访半年未再复发。

【出处】《上海针灸杂志》（4）：45，1988；（1）：48，1989。

2方（隔盐灸脐法）

【用法】先用凡士林涂脐中，再用麻纸盖于穴上，纸中央（即穴中心）放2分厚的小颗粒青盐，然后用压舌板压平放置大艾炷（下阔3～5分，高5分，圆锥状）灸之。用于腰痛。

【验案】患者，男，50岁，1979年6月8日初诊。腰背部冷痛重着年余。百天前涉水冒雨，当晚即感腰痛，拘急不能俯仰。查：腰部活动受限，行走呈伛偻状。舌苔白腻，脉沉紧。用上法灸21壮，当即腰部能活动，腰痛大减，后经1天休息病瘥。

【出处】《陕西中医函授》（3）：29，1986。

3方

【药物】韭子30克，蛇床子30克，附子30克，官桂30克，独头蒜500克，川椒90克，硫黄18克，母丁香18克，元寸9克。

【制法】前6味药用香油1000毫升浸10日，加黄丹熬成膏。后3味药共研末，加蒜捣为丸，如豆大，备用。

【用法】先取药丸1粒填脐内，外贴上膏，3日换药1次。用于肾虚腰痛。孕妇忌用。

【出处】《丹方精华》。

4方

【药物】生姜500克（捣取汁120克），水胶30克。

【制法】共煎成膏，厚纸摊。

【用法】贴脐眼，甚效。用于腰痛。

【出处】《串雅内编》。

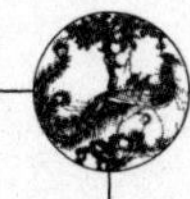

五十、高血压病

1方（脐压散）

【药物】胆汁制吴茱萸500克，龙胆草醇提取物6克，硫黄50克，醋制白矾100克，朱砂50克，环戊甲噻嗪175毫克。

【制法】混合研极细粉末备用。

【用法】脐部先用温水洗净擦干，每次用药粉200毫克左右，倒入脐窝内，敷盖棉球，外用胶布固定，每周更换1次，连用4次。

【疗效】治疗116例，显效34例，有效56例，无效26例，总有效率为77.58%，显效者占29.31%。

【验案】患者，46岁，医师。头晕、头痛、乏力已3年，查血压160/100毫米汞柱，心电图正常，无甲亢征及肾病史，诊为原发性高血压1期，停服其他降压药物，改用脐压散治疗，5天后测血压降至150/90毫米汞柱，共用药1个月换药4次，血压维持在150～160/90～96毫米汞柱。同时头晕、头痛有所好转。

【出处】《新中医》(3)：33，1981。

2方（脐疗粉）

【药物】吴茱萸、川芎各等份。

【制法】混合研为细面，密贮备用。

【用法】将神阙穴用酒精棉球擦干净，取药粉5～10克纳入脐中，上盖用麝香虎骨膏固定，3天换敷1次，1月为1疗程。

【疗效】治疗84例（Ⅰ期3例，Ⅱ工期75例，Ⅲ期7例），显效42例，有效36例，无效6例，总有效率为93%。

【验案】患者，男，49岁。患Ⅱ期高血压病3年。自觉额颞及巅顶部胀疼，伴耳鸣、失眠、心悸，测血压183.73/113.5毫米汞柱，治疗1个疗程后，诸症基本消失，平均血压降为142.31/90.57毫米汞柱；又用药半个疗程，症状消失，血压稳定在138.52/85.12毫米汞柱，眼底动、静脉恢复正常，随访半年，血压正常，症状未复。

【出处】《中国针灸》(2)：15，1990。

3方

【药物】利眠宁2.5毫克，双氢克尿塞5毫克，地巴唑4毫克，利血平0.06毫克，硫酸胍生1毫克，淀粉25毫克。

【制法】混合研成细面。

【用法】先将肚脐用温水擦洗干净，取药粉100毫克敷入，盖以软纸片、棉球，按紧，再用普通胶布固定，每周换药1次。

【疗效】治疗51例，显效33例，有效9例，无效9例。总有效率为82.35%。

【出处】《上海中医药杂志》(1):27，1983。

4方（降压通脉袋）

【药物】天麻、钩藤、珍珠母、菊花、草决明、生地、赤芍、槐花、川芎、地龙、吴茱萸、冰片等。

【制法】将以上诸药晾干、粉碎（各种药物以不同的比例分别进行超微粉碎、细粉碎和粗粉碎，其中超微粉碎是由济南倍力粉技术工程有限公司给予加工）、混匀。

【用法】以30克药粉装入直径15厘米的圆形布袋内，展平（中间略厚）并缝纫固定即为一个药贴，制好后装入密闭容器，保持干燥，备用。取两个药贴分别装入两个圆形布袋内，并用宽松紧带分别固定于神阙穴（肚脐）和命门穴（第二腰椎棘突下），昼夜不取。12～15天换1次药贴。

【出处】《中国中医药科技》11(5):300，2004。

5方（降压苦芝贴）

【药物】安脑丸（主要成份为苦瓜、灵芝等）。

【制法】甘肃省中医药研究院将其研制的中成药“安脑丸”加溶剂及透皮剂制成糊状。

【用法】取1丸之1/10量敷于神阙穴，上覆胶布，3～5日换药1次，5日为1个疗程，1个疗程观察结果。

【出处】《甘肃中医》15(2):36，2002。

五十一、冠心病

1方

【药物】山楂100克，山楂浸膏10克，厚朴100克，葛根浸膏10克，白芍250克，甘草浸膏8克，乳没醇浸液70毫升。

【制法】共研细末，烘干，再加入鸡矢藤挥发油4毫升，冰片少许。

【用法】每次200毫克，用黄酒调糊敷脐，3天换药1次。用于冠心病心绞痛。

【疗效】一般首次用药即可控制，尤其是对气滞血瘀型效果较好，可使疼痛次数减少，发作时间缩短，症状减轻。

【验案】患者，男，44岁。阵发性胸前区疼痛已2年，近1年来加重。遇劳则心慌、气闷、胸前区疼痛。每次持续数秒至1～2分钟，每日发作至少2次。血压100/60毫米汞柱，心电图：不完全性室内传导阻滞。至1979年5月25日用本法治疗半月，发作次数减少（2～3天偶然发作1次），疼痛减轻，时间缩短。

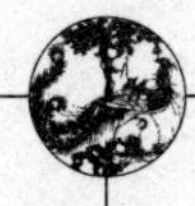

【出处】《辽宁中医杂志》(11)：41，1980。

2方

【药物】硝酸甘油片2～3片。

【制法】用水潮解。

【用法】敷脐。用于心绞痛，可收捷效。

【出处】《大众中医药》(4)：25，1987。

五十二、心脏神经官能症

【药物】黄连6克，肉桂3克。

【制法】上药共研细末。

【用法】用时取药末1克，加水适量调为糊状填敷脐部，干棉球覆盖，胶布固定，24小时换药1次，每1周为1个疗程，休息3天，再继续下1个疗程治疗。敷脐后1～2小时内可有苦、辛之味，须暗示患者此乃药物已发挥作用，为佳兆，治疗期间应详细了解其发病原因，配合心理治疗。

【出处】《中国中医药信息杂志》6(10)：67，1999。

五十三、面神经麻痹

1方

【药物】胆南星8克，明雄3克，醋芫花50克，马钱子总碱0.01毫克。

【制法】共烘干研末，再喷入白胡椒挥发油0.05毫升，混匀，密闭保存备用。

【用法】将脐部洗净擦干，取上药200毫克敷于脐中，按紧，胶布固定，2～5天换药1次。

【疗效】治疗15例，痊愈5例，显效7例，改善1例，无效2例，总有效率为86.6%。一般用药2～7天即可起效。

【验案】患者，女，60岁，工人，1977年4月7日初诊。左侧面部麻木3天，口眼歪斜。查：嘴右歪，不能鼓腮，左眼不能紧闭。无味觉，额纹消失，左鼻唇沟消失。用上法治疗，5天换药1次，用药5天后，症状明显减轻，至第75天诸证悉除。嘱再用药1次以巩固疗效，随访半年未复发。

【出处】《辽宁中医杂志》(4)：33，1979。

2方

【药物】制马钱子50克，芫花20克，明雄2克，川乌3克，胆南星5克，白胡椒2克，白附子3克。

【制法】共研细末，过筛，用药末10～15克，撒布于6～8平方厘米胶布中间（如法制两块）。

【用法】贴于神阙穴，并贴牵正穴，2天换药1次，一般5～10天见效。用于中风口眼歪斜。

【出处】《穴位贴药疗法》。

【备注】牵正穴在耳垂前0.5寸。

五十四、面肌痉挛

1方（齐痉散）

【药物】胆南星8克，明雄3克，醋芫花50克，黄芪30克，马钱子总生物碱0.1毫克。

【制法】共烘干研为细面，再喷入白胡椒挥发油0.05毫升，混匀，密闭保存备用。

【用法】脐部用温水洗净并擦干，取250毫克敷于脐中，按紧，胶布固封，2～7天换药1次。用于面肌痉挛。

【验案】患者，女，40岁，干部，1980年10月30日就诊。于5天前，迎风骑车后，突感右下眼睑抽动，每日多次，每次约抽动1～2分钟，伴头痛不舒感，舌质淡，苔薄白，脉浮。用上法3天后抽搐逐渐缓解，5天后抽搐止，再用药1次以巩固疗效。

【出处】《辽宁中医杂志》（10）：18，1981。

【备注】肝阳上扰者加羚羊角粉；筋脉失荣者加阿胶膏；浊痰阻络者加服金匮肾气丸。

2方（脐胫散）

【药物】天麻、防风、白芷、芥穗、羌活、辛荑、细辛、全蝎、僵蚕、白附子各等量。

【制法】共研末，瓶贮密封备用。

【用法】取药末10～15克填塞入脐部，胶布固定，1日1换，坚持贴之，用于面肌痉挛有效。

【出处】《清代宫廷医话》。

【备注】此为清代御医为慈禧太后治面肌痉挛的脐疗方。

3方

【药物】天麻、全蝎（烘干）、防风、白芷、羌活、荆芥各等量。

【制法】上药碾成细末，装瓶备用。

【用法】临用时先以75%医用酒精消毒脐窝皮肤，趁湿倒入药末，填满脐部，外以胶布固封，隔日换药1次，15次为1疗程，1疗程后酌情间断应用。

【出处】《中医外治杂志》（6）：19，1997。

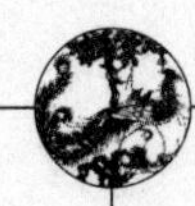

五十五、头　痛

1方（川白石散）

【药物】白芷、川芎各0.5克，生石膏1克。

【制法】共研为末。

【用法】置肚脐内，伤湿止痛膏封闭。用于偏头痛。

【疗效】治疗偏头痛56例，收效迅速。

【验案】患者，女，56岁。偏头痛3年，尤以夜间为甚，经颅痛定、安定、安乃近、氨基比林等治疗无效。用上法后当晚痛减大半，次日头痛如失。

【出处】《浙江中医杂志》（5）：198，1990。

2方

【药物】芥菜籽适量。

【制法】研细末，温水调稠。

【用法】填脐内，隔衣以壶盛热汤熨之，汗解。用于伤寒初觉头疼。

【出处】《理瀹骈文》。

【备注】伤寒、时疫俱妙。亦治急肚痛及小腹痛。

3方

【药物】胡椒、葱白、百草霜各适量。

【制法】捣丸。

【用法】纳脐中出汗。用于风寒头痛。

【出处】《理瀹骈文》。

【备注】并治寒腹痛。

五十六、眩　晕

1方

【药物】吴茱萸（胆汁拌制）100克，龙胆草50克，土硫黄20克，朱砂15克，明矾30克，小蓟根汁适量。

【制法】先将前5味药共研为末，过筛，加入小蓟根汁，调和成糊。

【用法】敷于神阙穴，并敷涌泉（双）穴，每穴用10～15克，固定，2日1换，1月为1疗程。用于肝阳上亢之眩晕。

【出处】《穴位贴药疗法》。

2方

【**药物**】吴茱萸30克，半夏15克，熟大黄10克，生姜30克，葱白（带须）7根。

【**制法**】共为粗末，放铁锅内，加醋适量，炒热，分作两份，纱布包裹。

【**用法**】趁热放脐上熨之，两包轮流，冷则换之，每次30～60分钟，每日2～3次，连用3～7天（1剂药可用3天）。用于内耳性眩晕。

【**出处**】高树中。

五十七、三叉神经痛

1方

【**药物**】1号药：穿山甲末100克，厚朴100克，白芍120克，甘草浸膏3克，乳香、没药醇浸液70毫升。

2号药：胆南星3克，明雄3克，醋芫花50克，马钱子总碱0.1毫克，白胡椒挥发油0.05毫升。

【**制法**】1号药：共烘干研末，加鸡矢藤挥发油2.5毫升，冰片少许，每次用200毫克，黄酒调糊；2号药：共研面。

【**用法**】敷脐部。疼痛剧烈者，先用1号药，5天换药1次；面部痉挛为主证者，先用2号药，5天换药1次，以后交替轮用。用于三叉神经痛。

【**疗效**】一般用药后即能止痛止痉，能迅速改善面部症状，但口角痉挛往往迁延不愈。

【**验案**】患者，男，52岁，1979年4月13日初诊。患三叉神经痛已11年，曾用中西药医治无效。先用1号药，1个半月后，腮部不痛，仅有胀感，鼻唇沟部仍痛，太阳穴处胀痛有向上放射感，但不上窜，口角抖动。改用2号药2次后，1、2号药交替使用1个月，口角已不抖动，唯饮食时稍有痛感，继用药1个月以巩固疗效。

【**出处**】《辽宁中医杂志》（11）：40，1980。

五十八、中风病

1方

【**药物**】黄芪、羌活、灵仙、乳香、没药、琥珀、肉桂各适量。

【**制法**】研成细末，用醋或酒调成糊状。

【**用法**】洗净脐眼，将调好的药膏（1次用10克）敷脐上，以麝香虎骨膏固定，热水袋敷脐0.5～1小时（热度以口中有药味或醋、酒味为宜），临睡前敷药，第二天早上取下。用于中风后遗症。

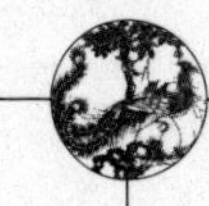

【疗效】治疗中风后遗症43例，用药1～3疗程（40次为1疗程），痊愈4例，显效22例，无效5例。总有效率为83.4%。

【出处】《辽宁中医杂志》（12）：26，1990。

【备注】舌謇语言不清加菖蒲、葛根；高血压者加牛膝、地龙、夏枯草等；下肢为重加牛膝、地龙、独活、桑枝等。

2方

【药物】巴豆数粒。

【制法】捣烂。

【用法】纳脐中。用于中风闭证，便秘属寒者。

【出处】《理瀹骈文》。

3方

【药物】泥、人尿各适量。

【制法】用泥捏成圈。

【用法】围住肚脐，令人撒尿在圈内，一时苏醒，然后用药。用于中风不语。

【出处】《增广验方新编》。

4方

【药物】银朱10克，枯矾12克，降香3克，艾绒60克。

【制法】共研末，用皮纸制成艾条。

【用法】早晚熏灸脐部，盖被微汗。用于中风半身不遂。

【出处】《中国神奇外治法》《中医外治法》。

【备注】亦治风湿痛。

5方（隔盐灸脐法）

【用法】先用凡士林涂脐中，再用细盐填满脐中，上置大艾炷灸之。用于中风脱证。

【验案】患者，男，56岁，干部，1971年4月5日初诊。因饮酒方兴，卒然倒地，昏不识人，急被友人扶上床榻，2小时后急速入院，面色灰白，口张手撒，大小二便时而自遗，四肢发凉，脉细弱，血压未测及。此乃真阳外越之候，急用大艾炷重灸神阙，复一小时后眼开方醒，经2次施灸，神志清醒，症情好转，血压回升至90/69毫米汞柱。后经针灸4疗程（每疗程10天）病瘥。随访2年，终获良效。

【出处】《陕西中医函授》（3）：29，1986。

【注】此法救治中风脱证，历代医籍均有记载。如宋·王执中《针灸资生经》曰："近世名医遇人中风不省，急灸脐中皆效，徐仟仲卒中不省，得桃源薄为灸脐中百壮始苏，更数月，乃不起。郑纠云：有一亲卒中风，医者为灸五百壮而苏，后年余八十。向使徐怦灸至三五百壮，安知其永年耶？"近人彭静山、梁梁等称临证用此法救

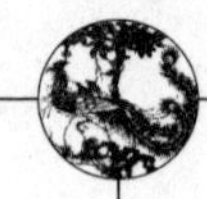

治中风脱证，能使患者迅速脱离险境。

五十九、癫　痫

1方

【药物】胆南星3克，明雄3克，醋芫花50克，白胡椒挥发油0.05毫升。

【制法】共研面。

【用法】每次用150毫克敷脐，首用15天换药，以后5～10天换药。治疗期间禁食辛辣、腥味食物和南瓜、绿豆、大油。用于癫痫。

【疗效】治疗120例，总有效率为85%，近控率为10%。用药后大便粘稠，吐粘痰。自觉精神好，发作间隔时间延长，发作时间明显缩短，症状减轻。

【验案】患者，男，60岁。因生气患癫痫20余年，曾经多方治疗无效。发作前自觉胸前抽搐，发作时抽搐约半小时，发作约1小时后清醒。数日发作1次，或1日发作数次。自1978年2月28日开始用本法治疗，至5月末止，一直没有发作，自觉心情舒畅，头脑清醒。

【出处】《辽宁中医杂志》(11):40，1980。

2方

【药物】月石、丹参浸膏各等量。

【制法】混合。

【用法】敷脐。用于瘀血型癫痫。

【疗效】治疗多例，有一定疗效。

【出处】《辽宁中医杂志》(11):40，1980。

3方

【药物】吴茱萸适量。

【制法】研为细面。

【用法】撒入脐窝内，外用膏药固定，7～10天换药1次。用于癫痫，卒然抽搐，不省人事，发作频繁者。

【出处】《常见病验方研究参考资料》。

4方

【药物】丹参、月石各1克，苯妥英钠0.25克。

【制法】共研细末。

【用法】用上药1/10量，敷脐，每周换药1次。用于癫痫。

【验案】患者，男，20岁，1979年10月20日初诊。13岁因受惊恐犯病至今，约10天发作1次，每次约3分钟，发作后精神不振约半天，脉弦数，舌红，苔薄白。用上法治疗

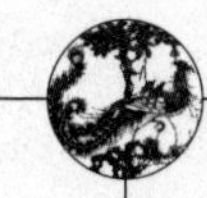

1月后，发作间隔时间延长至15天，继续本法治疗，发作得到控制。

【出处】《浙江中医杂志》(3)：131，1982。

5方

【药物】马钱子(沙中炒黄)、僵蚕、胆南星、明矾各等份，青艾叶、鲜生姜适量。

【制法】先将马钱子在沙中炒黄，候冷，和后3味药混合，共研为细末，过筛；然后，取药粉适量，和艾叶、鲜生姜捣融如膏。

【用法】每次用药膏5~10克，纱布包裹，敷脐部，并敷会阴穴，再用枣核大小的艾炷灸之，1岁灸1壮，1日1次，灸后，药膏用胶布固定。用于癫痫。

【出处】《穴位贴药疗法》《陕西中医》(11)：35，1984。

六十、失　眠

1方(丹硫膏)

【药物】丹参20克，远志20克，石菖蒲20克，硫黄20克。

【制法】上药共研细末，装瓶备用。

【用法】用时加白酒适量，调成膏状，贴于脐中，再以棉花填至与脐部平齐，用胶布固定，每晚换药1次。用于失眠。

【疗效】治疗35例，痊愈15例，显效11例，无效3例，有效率为91.43%。

【出处】《吉林中医药》(3)：28，1989。

2方(交泰丸)

【药物】黄连、肉桂各适量。

【制法】共研细末，蜜调为丸。

【用法】填脐内，膏盖，或糁膏贴。用于心肾不交之失眠。

【出处】《理瀹骈文》。

3方

【药物】珍珠层粉、丹参、硫黄各等份。

【制法】共研细末，备用。

【用法】每次0.25克。填脐内，每5~7天换药1次。用于失眠。

【验案】患者，男，52岁，1981年3月12日诊。失眠10余年，入睡尚可，易醒，醒后不能再睡，脉浮，舌红，苔薄黄。用本法2周后好转，醒后能再次入睡，继用本法治疗以巩固疗效。

【出处】《浙江中医杂志》(3)：131，1982。

4方

【药物】三七10克，丹参12克，石菖蒲20克，远志20克，红花8克，香附6

克。

【制法】将以上药物共同研成细末。

【用法】用40° 白酒调成稠膏状，填满肚脐，外用胶布固定。于月经前1周开始治疗，每晚换药1次，连续10天为1个治疗周期，3个月为1个疗程。适用于经前期失眠症。

【出处】《中医外治杂志》15（3）：61，2006。

六十一、自汗、盗汗

1方

【药物】五倍子适量。

【制法】研为细末，或用水调成膏状。

【用法】敷脐中，1次用药2～5克，1～2日1换。用于自汗、盗汗。

【疗效】巢伯舫治盗汗37例，除1例用药6次无效外，其余36例均于用药1～4次后痊愈；张谟瑞治疗多汗症6例（盗汗1例，自汗5例），痊愈5例，无效1例；浦鲁言治疗接受化疗的肿瘤患者伴盗汗212例，596人次，痊愈491人次，好转86人次，无效19人次，总有效率为96.81%；沈超治疗盗汗14例均愈。

【出处】《中医杂志》（1）：27，1961、《浙江中医药》（9）：345，1979、《四川中医》（4）：封三，1987、《辽宁中医杂志》（4）：33，1988。

【备注】此法在《万病回春》《本草纲目》《种福堂公选良方》《急救广生集》《理瀹骈文》《医学实在易》等书籍中均有记载。

2方

【药物】五味子适量。

【制法】捣碎如泥状。

【用法】敷贴脐部。用于盗汗。

【疗效】治疗3例因急性脊髓炎、脊髓蛛网膜炎、脊髓外伤所致的重症盗汗，均在用药1～2次内痊愈。

【验案】患者，男，50岁。因双下肢麻木、无力，尿便困难5天入院。经查，体及实验室检查，诊断为急性脊髓炎。病人入院后10余天左右，两下肢从脐以下夜睡盗汗如水洗，并伴有白天轻度出汗，用许多方法治疗10余天无效，病人十分痛苦。后用五味子60克捣碎如泥（如干稍加水），用纱布敷于脐部，1次大减，2次痊愈。

【出处】《中医药学报》（4）：37，1984。

3方（双五子糊剂）

【药物】五味子100克，五倍子100克。

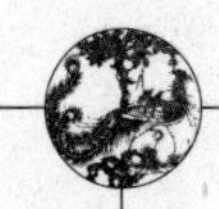

【制法】共研细末，过筛，加入70%的酒精适量，调成稠糊状，装入瓶中密封备用，或现用现调。

【用法】使用时将厚糊剂如鸽蛋大小放在事先准备好的5~6厘米大小见方的塑料薄膜或不透水的腊纸上（冬天可用热水袋烘温，不可用火烤，以防燃烧，微温后即可使用）。然后把药贴在肚脐正中，并以纱布敷于药膜上，用胶布固定，24小时换药1次。用于盗汗、自汗。

【疗效】治疗50例，总有效率为91%，2~8次见效。

【验案】患者，男，5岁。不明原因夜间冒汗近1年。体检：面色微苍白，神色正常，舌质红润苔薄白，心肺（-），肝脾不大。给以双五子糊剂外敷3次痊愈。

【出处】《中医通报》（5）：58，1986

4方

【药物】五倍子、白枯矾各适量。

【制法】研为细末，用津唾调。

【用法】填满脐中，以绢帛系缚一宿即止。用于自汗盗汗。

【出处】《万病回春》《增广验方新编》。

5方

【药物】何首乌适量。

【制法】研为细末，用津唾调。

【用法】填脐中即可。用于自汗盗汗。

【出处】《万病回春》《增广验方新编》。

6方

【药物】煅龙骨、煅牡蛎各等份。

【制法】研为细末，过筛，用开水或醋调成膏。

【用法】敷脐部，外盖纱布，胶布固定。用于自汗、盗汗。

【出处】《中医外治法集要》。

7方

【药物】黄柏适量。

【制法】研细末，用津唾调。

【用法】涂脐，或涂两乳上。用于盗汗。

【出处】《理瀹骈文》。

8方

【药物】何首乌、白矾等量。

【制法】研细末。

【用法】敷脐。用于自汗、盗汗。

【出处】《辽宁中医杂志》(39):11，1980。

9方

【药物】五倍子1.5克，飞朱砂0.3克。

【制法】共研细末，用水调成糊状。

【用法】敷脐部，1天1换。用于盗汗。

【出处】《山东中医杂志》(2):87，1982。

10方

【药物】五倍子2份，五味子1份。

【制法】共研细末。

【用法】取末10克，温开水调成小饼状，外敷脐窝部，用布包好固定，连敷3～4次。用于虚汗症。

【疗效】一般外敷2～3次，即能起到收敛止汗作用。

【出处】《江西中医药》(5):34，1988。

11方

【药物】文蛤3克，首乌3克。

【制法】共为末，唾液调。

【用法】敷脐眼。用于自汗、盗汗。

【出处】《贵州民间方药集》。

【备注】文蛤为五倍子之别名。

六十二、痹　证

1方(隔盐灸脐法)

【用法】在肚脐上铺盐使平，约如铜板厚，用似黄豆大艾炷，视患者壮弱与病情，轻重，酌灸5～30壮不等，或更多些。也可用艾条熏灸10～30分钟，但疗效较差，可隔日一熏，或每日熏灸1次。灸后皮肤若起水泡，可用消毒针头刺破放水，外涂龙胆紫，敷以消毒纱布，防止感染。

【验案】患者之母患关节炎多年，医药无效，虽在某大医院打过3年金针，终难根治。我传以艾灸神阙之法，他给母亲一灸，显著好转，续灸5次，即行痊愈，并能巩固不发。

患者的母亲，患四肢关节炎和漏肩风多年，久治未愈。经艾灸神阙数次，即获满意疗效，各种症状完全消失。

患者的邻居王妈妈，患坐骨神经痛多年，如法灸神阙数次即愈。同时，还把她夜眠两腿抽筋(拘挛)的宿疾也治好了。

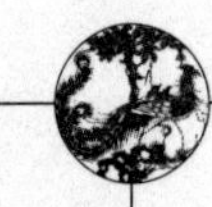

【疗效】据何世纲介绍，他在治疗实践中意外地发现此法可治好关节炎、漏肩风、坐骨神经痛和筋肉拘挛等症，其疗效之神速，远胜针药，屡试屡验，无一不瘥。

【出处】《上海针灸杂志》(1)：34，1983。

2方

【药物】真净银朱9克，枯矾12克。

【制法】为末铺纸上，作纸捻3条。

【用法】每早以1条捻蘸麻油点火向肚脐熏之，盖被睡，取汗即愈。用于风湿疼痛。

【出处】《增广验方新编》。

3方（针脐周三穴法）

【用法】选天枢（双）、阴交、水分穴，简称脐周三穴。毫针刺，平调法提插捻转。天枢穴要求针感放散到腹股沟，阴交穴放散到阴器，水分穴放散到胃脘和脐下。留针15分钟，每日或隔日针1次，6次为1疗程，连续3疗程。用于痹证。

【疗效】治疗74例，临床治愈19例，显效24例，好转21例，无效10例，总有效率为86.5%。

【验案】患者，女，56岁，工人，1985年6月29日初诊。两个月来双膝沉重酸痛，阴雨天加重，畏寒喜暖，得热则舒，自汗气短，夜寐不实。检查：六脉沉缓，舌胖质淡边有齿痕，苔腻而滑，血沉18毫米/小时。抗"O"为1:800。用上法3诊后两膝酸痛有缓解，但又感两胯酸痛，上台阶上汽车均感吃力，仍守原法治之，6诊后两胯明显轻松且觉针后肢体发热，十分舒适，共针10次，各症尽失，血沉8毫米/小时，抗"O"1:400，随访半年无复发。

【出处】《中医杂志》(9)：50，1987。

【备注】天枢在脐旁2寸，阴交在脐下1寸，水分在脐上1寸。

六十三、鹤膝风

1方

【药物】鲜石见穿草（红者佳，连枝俱用。如秋冬根茎俱老，用鲜叶）、铁扫帚草各0.3克，飞面少许。

【制法】共捣烂。

【用法】敷脐眼内。用于鹤膝风。

【出处】《本草纲目拾遗》。

2方（阿魏麝香化痞膏）

【药物】制法详见"痛经"18方。

【用法】慢火化开，贴肚脐。用于鹤膝风。

【出处】《中国膏药学》。

六十四、糖尿病

1方

【药物】石膏5克，知母2克，生地、党参各0.6克，炙甘草、玄参各1克，天花粉0.2克，黄连0.3克，粳米少许。

【制法】经提炼制成粉剂，放阴凉处保存备用。

【用法】每次取药粉250毫克，加盐酸二甲双胍40毫克，混匀，敷脐，盖以药棉。胶布固定，每5～7天换药1次，每6次为1疗程。用于糖尿病有一定疗效。

【验案】患者，女，54岁。患糖尿病8年，曾用降糖药治疗无显效，对胰岛素过敏，患者消瘦，易饥饿，多食，口干渴，多饮，小便频数，大便干结，1～2日1次，手指麻木，失眠多梦，手足心热，舌质淡，苔薄黄腻，脉弦数。空腹血糖300毫克／dl，尿糖++++。诊为糖尿病阴虚阳亢型。用上法1疗程后主症减轻，空腹血糖223毫克／dl，尿糖++。2疗程后，以上诸症基本消除，体重增加，空腹血糖178毫克/dl，尿糖+～++。继治1疗程，临床治愈。

【出处】《辽宁中医杂志》(11)：35，1986。

六十五、高　热

1方

【药物】文蛤、首乌、白矾各3克。

【制法】共为末。

【用法】敷脐眼。用于高烧。

【出处】《贵州民间方药集》。

2方

【药物】青蛙1只，冰片0.03克，雄黄0.15克。

【制法】将青蛙剖开，纳冰片、雄黄于内。

【用法】敷脐部1～2小时。用于高热。

【出处】《湖南农村常用中草药手册》。

3方

【药物】燕子窝泥30克，田螺（去壳）9个，井底泥30克，青黛0.06克，鸡蛋1～2个。

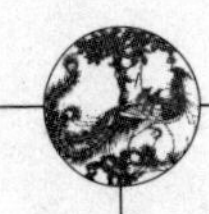

【制法】用鸡蛋清调前4味药，成糊状。

【用法】敷脐部1～2小时。用于高热。

【出处】《湖南农村常用中草药手册》。

4方

【药物】燕子窝泥1个，生香附5个，菖子3蔸，四季葱3蔸，生姜皮适量。

【制法】共捣烂，布包，用开水浸泡。

【用法】乘热擦全身及手足心，然后敷于脐部，5岁以下敷半小时，5岁以上敷1小时，同时，水煎白茅根30克内服。用于高热。

【出处】《湖南农村常用中草药手册》。

5方

【药物】燕窝泥1个，青壳鸭蛋1个。

【制法】取鸭蛋白与燕窝泥调匀成饼。

【用法】敷肚脐上，2小时有效。用于高热。

【出处】《常见药用食物》。

【备注】小便通即药力到，可敷到热退，并可换药连敷。如发生唇青呼气冷，加葱白、艾叶水泡后同敷，对小儿麻疹、高热、发痉挛有效。

6方

【药物】黄连、牛黄各适量。

【制法】研细末，调湿。

【用法】敷脐。用于各种急性感染性疾病引起的高热，有较好的退热效果。

【出处】《大众中医药》（4）：25，1987。

六十六、晕厥、昏迷

1方

【药物】皂角（火煨）60克，偷油婆5个，泥蜂窝1个，蚯蚓3条，冷饭适量。

【制法】共捣烂作饼。

【用法】敷脐部。用于昏迷。

【出处】《湖南农村常用中草药手册》。

2方

【药物】食盐适量，麦麸适量。

【制法】粉碎炒热。

【用法】放温后，填脐部及气海穴，以麦麸加醋炒热，布包，放穴上熨之，气通即苏醒（气海穴放盐，应固定后再贴熨）。用于突然昏倒，不省人事，四肢厥冷等症。

【出处】《穴位贴药疗法》。

六十七、内科杂症

1方

【药物】连须葱头1大把，老生姜2个，生萝卜4～5个。

【制法】3味共捣烂炒热（酒炒更妙），用布包作两包。

【用法】轮换久久熨脐腹。用于伤寒胸膈不宽作痛，兼有大便结者。

【出处】《增广验方新编》。

2方（蛋熨法）

【药物】鸡蛋10个。

【制法】煮熟，留壳，切去一头，留七八分。

【用法】合在病人脐上，用银簪插入鸡蛋内，取出黑色，蛋冷即换，俟银簪不黑，病人大汗即愈。用于伤寒症不能分阴阳，医生不识，不能下药，目定口呆，不省人事，及身热大小便不通而无汗者。

【出处】《增广验方新编》。

3方（吴茱萸熨法）

【药物】吴茱萸1升。

【制法】捣碎，酒拌湿，布袋两个分包，甑蒸透。

【用法】多熨两足心，兼熨肚脐中，候气通手足暖为度。用于伤寒症不能分阴阳，医生不识，不能下药，目定口呆，不省人事，及身热大小便不通而无汗者。

【出处】《增广验方新编》。

4方（紫苏熨法）

【药物】紫苏数两。

【制法】煎滚热汤，将手巾在汤内泡热，榨干。

【用法】乘热摊病人肚上及小肚上，令人以手在手巾上盘旋摩擦，冷则随换，如此数次，一切宿粪硬块积血自下，其效如神。用于伤寒内伤积食，小腹硬胀，大小便不通，不能言语，神思欲脱，两目直视，手足强直，症候危笃，难以下药者。

【出处】《增广验方新编》。

5方

【药物】巴豆10粒，麦面3克。

【制法】巴豆捣烂，加入面捻作饼。

【用法】放脐内，以小艾火灸5次，气通达即通。用于伤寒症小腹硬胀，大小便不通，症候危笃者。

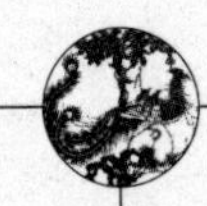

【出处】《增广验方新编》。

6方

【药物】芥菜籽适量。

【制法】研末，温水调稠。

【用法】填肚脐中，隔布1～2层，以壶盛热水熨之，至汗出而愈。用于闻瘟疫病人汗气，入鼻透脑，初觉头痛者。

【出处】《增广验方新编》。

7方

【药物】苍术、良姜、枯矾各等份。

【制法】研为末。

【用法】每用3克，以葱白1个捣匀，涂手心，男左女右，将手掩肚脐，手须握起，勿使药着脐，又以一手兜住外肾前阴，女子亦如之。煎绿豆汤一碗饮之，点线香半炷久可得汗。如无汗，再饮绿豆汤催之，汗出自愈。用于瘟疫，并治大头瘟。

【出处】《增广验方新编》。

8方

【药物】泥土数升。

【制法】以冷水和丸，如鸡蛋大。

【用法】在病人脐旁及心窝内外磨擦良久，俟泥丸稍热，破开看之，如丸中有羊毛，另换泥丸再擦，以不见羊毛为度，虽已气绝，身未冷者皆可治。用于羊毛瘟（男妇大小陡然腹痛，不过一二时即死）。

【出处】《增广验方新编》。

9方

【药物】大蒜、艾炷各适量。

【制法】大蒜捣烂取汁。

【用法】敷脐上，放大艾炷灸之，其脐上下、左右各开4分、8分，用小艾炷灸至5壮为度。用于阴症冷极，热药救不回，症见手足冰冷，阴囊缩入，牙关紧急，死在须臾者。

【出处】《万病回春》。

10方

【药物】葱白适量。

【制法】炒热。

【用法】熨脐。用于脱阳危症（大吐大泄后，四肢厥冷，不省人事，或与女子交后，小腹肾痛，外肾搐缩，冷汗出厥逆）。

【出处】《本草纲目》。

11方

【药物】硫黄适量，葱适量，麝香少许。

【制法】硫黄研细末，葱捣烂成饼。

【用法】先填麝香、硫黄于脐眼内，再上加葱饼，熨斗熨。用于伤寒阴毒。

【出处】《活人方》。

12方

【药物】硫黄、白芥子各适量。

【制法】研细末。

【用法】填脐。用于极冷厥逆。

【出处】《理瀹骈文》。

13方

【药物】巴豆、大黄各适量。

【制法】共研细末，唾和饼。

【用法】贴脐，艾烧数炷，热气入肚即住，拭去药毒。用于伤寒食积，冷热不调者（腑热脏寒者）。

【出处】《理瀹骈文》。

14方

【药物】巴豆、黄连各适量，生姜汁少许。

【制法】前2味药研细末，唾和作饼。

【用法】先滴姜汁于脐内，再将药饼敷脐上，艾炷灸之。用于食停肠胃，冷热不调。

【出处】《理瀹骈文》。

【备注】亦治中恶、客忤、关格、霍乱等病症。

15方

【药物】纹银1块，燕巢泥1个，鸡蛋1个。

【制法】将燕巢泥捣融，同鸡蛋煎成饼。

【用法】先将纹银放脐上，再敷上饼，数次可愈。用于身有斑而紫黑者。

【出处】《理瀹骈文》。

16方

【药物】雄鼠屎（两头尖者）适量。

【制法】研细末，醋调为丸。

【用法】纳脐中以通阴阳。用于夹色伤寒（即男女阴症，于房后感寒、食冷而得者）。

【出处】《理瀹骈文》。

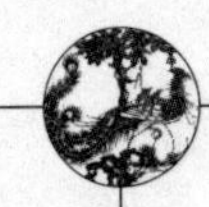

17方（雷公救疫散）

【药物】硫黄、肉桂、丁香、川附各适量，麝香少许，暖脐膏1张。

【制法】共研细末。

【用法】糁暖脐膏，贴脐。用于阴症时痧手足抽呆者。

【出处】《理瀹骈文》。

18方

【药物】硫黄、肉桂各7.5克，炮姜、朱砂各6克，黑附子15克，艾绒60克。

【制法】和匀，布包。

【用法】放脐上，熨斗熨之。用于阴症时痧。

【出处】《理瀹骈文》。

19方（四温散）

【药物】上桂、细辛、干姜、公丁香。

【制法】研细末。

【用法】置满脐眼，上盖姜片，艾炷灸之。用于少阴伤寒。

【疗效】救治1例少阴伤寒重症而获卓效。

【出处】《陕西中医》（11）：36，1984。

20方（隔盐灸神阙法）

【药物】食盐、艾绒各适量。

【制法】食盐研细末。艾绒制成艾炷。

【用法】将盐填满脐部，上置艾炷灸之。用于伤寒阴证。

【出处】《世医得效方》。

【备注】此法古书记载颇多，如《世医得效方》："治阴证伤寒，……小作艾炷，于脐心以盐填实，灸七壮立效。"《神应经》："阴证伤寒，灸神阙二三百壮。"《针灸集成》："阴证伤寒，弥留不能退热，乃中气不足之致，脐中百壮，不愈加灸五十壮。或填盐炼脐。"

21方（治结胸灸法）

【药物】巴豆14枚，黄连（和皮用）7寸。

【制法】捣细，用津唾和成膏。

【用法】填入脐心，以艾灸其上，腹中有声，其病去矣。不拘壮数，度去为度，才灸了，便以温汤浸手帕拭之，恐生疮也。治阴毒伤寒，关格不通，腹胀喘促，四肢厥冷，亦依此灸之，气通可治。

【出处】《普济本事方》。

22方（中寒蒸脐法）

【药物】麝香、半夏、皂荚各5克。

【制法】为末。

【用法】填脐中，用生姜切薄片贴脐上，放大艾火灸姜片上，蒸灸二七壮，灸关元、气海二七壮。用于中寒。

【出处】《万病回春》。

23方（地仙膏）

【药物】地骨皮1000克。

【制法】麻油熬，黄丹收。

【用法】贴脐处。用于心虚而烦及肝、肾、肺虚，邪攻而烦。

【出处】《理瀹骈文》。

【备注】或加人参、麦冬、防风、甘草各30克，乌梅3个同熬，或地骨皮同丹皮四物熬。

24方

【药物】菖蒲、生山碴、蒲黄、水蛭。

【制法】研成细粉。

【用法】每次取1克，用醋调成糊状，填敷脐中，外盖一块塑料薄膜和纱布，胶布固定，2天换药1次，2周为1个疗程，1个疗程结束后，停用1周，再用第2个疗程，共用3个疗程。用于高脂血症。

【出处】《光明中医》（6）：49，1999。

六十八、衰老症状

1方（电热药贴）

【药物】药贴直径约2.5厘米、厚0.5厘米，每贴含药量相当于生药3克。成都中医药大学药学院制剂教研室研制。

【用法】药贴置于神阙穴后，在药贴上加电热灸器（由电子工业部十所提供），其温度以受试者舒适为度，治疗30分钟后取下电热灸器，药贴保留24小时，隔日治疗1次，共治疗30次。

【出处】《中国针灸》24（3）：161，2004。

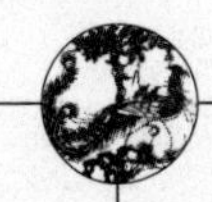

第三章　妇产科病症

一、月经不调

1方（调经散）

【药物】乳香、没药、血竭、沉香、丁香各15克，青盐、五灵脂、两头尖各18克，麝香1克。

【制法】除麝香外，余药共研细末，混匀，贮封备用。

【用法】先取麝香0.2克放脐眼，再取药末15克，撒布麝香上，盖以槐皮，槐皮上预先钻一小洞，穴周围用面糊圈住，以艾绒捏炷，放槐皮上点燃灸之，每日1次。用于月经不调，或前或后，或脐腹疼痛，或有癥瘕血块等。

【出处】《穴位贴药疗法》。

2方（调经糊）

【药物】乳香、没药、白芍、川牛膝、丹参、山楂、广木香、红花各15克，冰片18克。

【制法】共研细末，以姜汁或黄酒适量调糊。

【用法】分贴神阙、子宫穴，外用纱布、胶布固定，2日1换。用于月经不调，经前腹痛者，疗效满意。

【出处】《穴位贴药疗法》。

3方

【药物】党参10克，白术7克，干姜5克，炙甘草3克，硫黄25克。

【制法】共研细末，备用。

【用法】将肚脐用温毛巾擦净，取药粉200毫克填脐内，复盖一软纸片，再加棉花，外用白胶布固封，5天换药1次。用于月经过多属脾肾阳虚者。

【验案】患者，45岁，1980年11月8日就诊。经期错前，月经量多，色淡挟黑，小腹坠痛，平时困乏无力，头晕怕冷，腰背酸胀，舌淡胖苔薄白，脉细。用上法5天换药1次。行经前3天至行经时用诸瘀散（温经活血祛瘀之品，方药见河南中医学院学报1980年第4期53页），连用两月，经期、经量均正常。

【出处】《河南中医》（1）：39，1983。

4方（活血调经散）

【药物】桃仁、红花、当归、香附、肉桂、白芍、吴萸、小茴香、郁金、枳壳、乌药、五灵脂、蚕砂、蒲黄、熟地各等份。

【制法】研细末，酒调成膏状。

【用法】敷脐，外盖纱布，胶布固定，2日1换。用于月经过少。

【出处】《中级医刊》（8）：57，1990。

5方

【药物】当归30克，川芎15克，白芍、五灵脂、元胡（醋浸）、苁蓉、苍术、白术、乌药、小茴香、陈皮、半夏、白芷各9克，柴胡6克，黄连同吴萸炒各3克。

【制法】烘干，研为细末，过筛，装瓶贮备。

【用法】取药粉适量，醋或酒调成膏，纱布包裹，敷脐部，并敷脐下，外盖铝纸（或塑料薄膜）、纱布，胶布固定，再加热敷，1次30分钟，1日2～3次。用于月经不调。

【出处】《中医外治法集要》。

【备注】月经先期，加黄芩、丹参、地骨皮各6克；后期，加肉桂、干姜、艾叶各6克；干血痨，加桃仁、红花、大黄、生姜、大枣（血瘕，再加马鞭草）各5克。

6方（养血调经膏）

【药物】当归、川附片、小茴香、良姜、川芎、木香各310克，青毛鹿茸250克，肉桂310克，沉香250克。

【制法】上药前6味用香油15斤炸枯去渣，熬至滴水成珠。入丹3125克，搅匀，收膏。余药混合研细末为细料。每500克膏药兑细料10克，搅匀摊贴。大张药重21克，小张药重14克。

【用法】微火化开，贴脐上。用于妇女宫寒，月经不调、腹痛带下。

【出处】《中国膏药学》。

7方（二皮膏）

【药物】二皮膏为中成药，药店有售，药味略。

【用法】贴脐部，3天换药1次。用于妇女气虚血寒，经血清冷，月经不调，赶前错后，行经腹痛等。孕妇忌贴。

【出处】《全国中药成药处方集》。

8方经少回春丹（月经过少）

【药物】人参20克，麦冬20克，五味子20克，黄芪40克，当归20克，熟地30

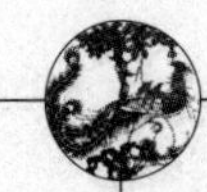

克，鹿茸15克，菟丝子40克，丹参30克，香附20克。

【制法】上药共研细末，瓶装密封备用。

【用法】取药末10克，加适量水调和成团，涂于神阙穴，纱布覆盖，胶布固定，3天换药1次，10次为1个疗程。

【出处】《山西中医》12(6)：22，1996。

9方［神功经先散(月经先期)］

【药物】人参、五味子、山萸肉各20克，麦冬50克，鹿茸15克，麝香1克。

【制法】上药除麝香外，共研细末，瓶贮密封备用。

【用法】临用时先取麝香末0.1克纳入脐中，再取药末10克，加入适量醋调和成团，涂于神阙穴，外以纱布盖上，胶布固定，3天换药1次，10次为1疗程。对气虚(脾气虚弱)、肾虚型(肾气不固)本法疗效较佳。

【出处】《陕西中医》18(6)：269，1997。

10方［信后如神丹(月经后期)］

【药物】淫羊藿30克，生鸡内金30克，陈皮30克，山楂30克，鹿茸15克，川椒10克，附子20克，麝香1克，生姜适量。

【制法】取前7味药及适量食盐分别研细，备用。

【用法】治疗时嘱患者仰卧，先用温开水调麦粉成面条，绕其脐1圈，内径约1.2～2寸；然后将食盐填满其脐窝，厚约1～2cm，接着取艾炷置盐粉上点燃灸之。连续灸7壮后，去净脐中食盐，取麝香末0.1克纳入脐牛，再取药末填满脐孔，上铺生姜片，置以艾炷点燃，连续灸14壮。每隔3天灸1次，连灸7次为1疗程。

【出处】《浙江中医杂志》34(9)：399，1999。

11方［定水丹(月经先后不定期)］

【药物】鹿茸15克，肉苁蓉30克，菟丝子30克，枸杞子30克，阿胶30克，熟地40克，川楝子10克，麝香0.05克。

【制法】除麝香外，上药共研细末，瓶储密封备用。

【用法】临用时先将麝香末纳入脐中，再将上药末10克加入适量水调和成团，涂以神阙穴，外盖纱布，胶布固定，每3天换药1次，10次为1个疗程(适用于肾虚型)。

【疗效】治疗108例，治愈62例，显效33例，有效7例，无效6例，总有效率为94.44%。

【出处】《吉林中医药》24(3)：25，2004。

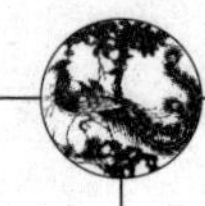

二、痛　经

1方

【药物】白芥子15克，面粉150克。

【制法】白芥子捣为细末，加入面粉，用沸水调匀，制成饼状。

【用法】趁热贴脐上，3～4小时痛即止，若不效可再敷1次。用于痛经。

【出处】《内病外治》;《大众中医药》(4):28，1990。

2方

【药物】肉桂10克，吴茱萸20克，茴香20克。

【制法】共研细末，用白酒适量，炒热。

【用法】乘热（以不烫皮肤为度）敷于脐部，然后用胶布固定，每月行经前敷3日即效。用于寒凝气滞之痛经。

【出处】《生活百事通》(9):44，1988。

3方（乳没散）

【药物】乳香、没药各等份。

【制法】研细末，水调为药饼。

【用法】贴脐，胶布固定。用于痛经。

【疗效】治疗痛经38例，治愈6例，显效18例，有效9例，无效5例，总有效率为86.8%。

【出处】《穴位贴药与熨洗浸疗法》。

4方

【药物】山楂、葛根、乳香、没药、山甲、川朴各100克，白芍150克，甘草、桂枝各30克，细辛挥发油、鸡矢藤挥发油、冰片各适量。

【制法】先将山楂、葛根、白芍、甘草共水煎两次，煎液浓缩成稠状，混入溶于适量95%乙醇的乳香、没药液，烘干后，与山甲、川朴、桂枝共研细末，再加入适量的细辛挥发油、鸡矢藤挥发油和冰片，充分混合，过100目筛，贮藏待用。

【用法】于经前3～5天，用温水洗净擦干脐部后，取上药0.2～0.25克，气滞血瘀型用食醋调糊；寒湿凝滞型用姜汁或酒调糊，敷于脐中，外用胶布固定，待经来痛止或经期第3天去药。用于痛经。

【疗效】治疗痛经38例，痊愈6例，显效18例，改善9例，无效5例。在有效的33例中，均在用药1次后，腹痛即明显改善。

【验案】患者，23岁，未婚，1979年12月25日就诊。自经期浸用凉水后，每次来潮腹痛、恶心已两年，经量一般，色红，时有血块，舌淡，苔薄白滑，脉沉细，属寒湿凝滞型，予上法3个月，自用药第2个月开始，每次经来无任何不适感，至今未复发。

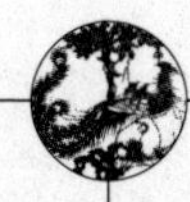

【出处】《浙江中医杂志》（11）：517，1980。

5方（痛经外敷散）

【药物】当归、吴萸、乳香、没药、肉桂、细辛各50克，樟脑3克。

【制法】先将当归、吴萸、肉桂、细辛共水煎两次，煎液浓缩成稠状，混入溶于适量95%乙醇的乳香、没药液，烘干研细末加樟脑备用。

【用法】经前3天取药粉3克1包，用黄酒数滴拌成浆糊状，外敷脐中，用护伤膏固定，药干则调换1次，经行3天后取下。每月1次，连续使用，治愈或仅有微痛为止。用于痛经。

【疗效】许曼理于1984年介绍治痛经62例，治愈48例，有效11例，无效3例；又于1985年介绍治疗92例，治愈78例，有效11例，无效3例（有2例系药物过敏）；郭明全1989年介绍，治疗本病，收效尚佳。

【验案】患者，女，21岁，未婚。痛经7年，每经行量少不畅，色黑，腹部疼痛颇剧，且胀喜按，苔薄白，脉细。证属寒湿夹气，阻于胞中。用痛经外敷散1次，症状减轻，第2月再用1次，痛经治愈。至今1年多未复发。

【出处】《上海中医药杂志》（3）：21，1984；《浙江中医学院学报》（4）：25，1985；《四川中医》（6）：23，1989。

6方（痛经1号）

【药物】全当归、大川芎、制香附、赤芍、桃仁各9克，延胡索、上肉桂各12克，生蒲黄9克，琥珀末1.5克。

【制法】研为细末，贮备。

【用法】在经前1～2天或行经时取3克，用30%酒精调和，湿敷于脐部，外衬护创胶或用纱布、橡皮膏固定，日换1次（夏天可换2次），连敷3～4天为1个疗程。用于原发性痛经。

【疗效】治疗17例，显效4例，好转9例，无效4例。

【验案】患者，女，28岁，1984年6月8日初诊。自16岁初潮即患痛经，汛量少而不畅，刻下恰逢汛期，少腹阵痛难忍，苔薄质偏黯，脉沉弦。证属血滞胞络，气机不畅。予痛经1号外敷脐部，敷药15分钟后疼痛缓解，以后逐月减轻，行经恢复正常，期间未服任何镇痛西药。

【出处】《上海中医药杂志》（9）：34，1987。

7方（太乙膏）

【药物】元参、白芷、当归、赤芍、肉桂、大黄、生地各30克，麻油1000克，黄丹360克。

【制法】前7味药同麻油入铜锅内，煎至黑，滤去渣，再加，入黄丹，煎成滴水捻软硬得中，即成膏矣。

【用法】用时取枣大1块，摊膏皮上，贴肚脐正中。用于血瘀痛经，确有良效。

【验案】患者，女，28岁，1984年12月8日初诊。3月前适逢经行时与家人斗气，即小腹胀痛。近3月来经量渐少，经色紫黯有块，有时呈腐肉片样物，块下疼痛暂减，舌质紫黯，舌边有瘀点，脉沉而弦。证属血瘀痛经。遂以：当归、川芎、赤芍、桃仁、红花、五灵脂、延胡索、香附、大黄、甘草，3剂效微。改用太乙膏贴肚脐，10日后再换1次，自此痛经竟未再犯，经色质量亦趋正常。

【出处】《串雅内编》;《外科理例》;《辽宁中医杂志》(4):13，1990。

8方

【药物】台麝0.3克，槐树白皮1块，艾绒适量。

【用法】将麝香放于脐上，盖槐树白皮灸之，6~7壮脐部可起一泡，用针刺破黄水即愈。用于痛经。

【验案】患者，女，35岁。1988年9月7日初诊。经行少腹剧痛1年，经中西医多方治疗，终不能愈。刻诊：面色无华，舌苔白腻，脉沉而紧。遂以上法灸之，待脐部起泡，以针刺破，使黄水流净，外敷玉红膏令愈。1次痛经而痊，观察1年未犯。

【出处】杜绵绣《中医验方集绵》;《辽宁中医杂志》(4):15，1990。

9方

【药物】白芷、五灵脂、青盐各6克。

【制法】共研细末。

【用法】将脐部用湿布擦净后，放药末3克于脐上，上盖生姜1片，用艾灸，以自觉脐内有温暖为度，2日1次。用于痛经。

【出处】《常见病验方研究参考资料》。

10方

【药物】白芷8克，五灵脂15克，炒蒲黄10克，盐5克。

【制法】共研为细末。

【用法】于经前5~7天，取药末3克，纳脐内，上置生姜片，用艾炷灸2~3壮，以脐内有热感为度，然后，药末用胶布固定，月经过去停止。用于痛经。

【出处】《中医外治法集要》。

11方

【药物】山楂100克，葛根浸膏10克，甘草浸膏5克，白芍150克，乳没醇浸液70毫升，鸡矢藤挥发油1毫升，细辛挥发油1毫升，冰片少许。

【制法】前4味药烘干研面，加入乳没醇浸液，烘干后，再加入鸡矢藤挥发油、细辛挥发油、冰片。备用。

【用法】每次0.2克，食醋调糊敷脐，于月经来潮前2天或初感痛前2天使用，月经来潮后痛止即可去药。一般在痛时用药可使疼痛缓解，痛前用药可止痛，经期错

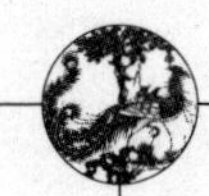

后者可恢复正常。用于痛经。

【验案】患者，女，32岁，已婚。痛经史19年。13岁初潮，周期30天左右，经期7天。经来第1天少腹痛，约持续2天，一般腹痛能忍，15岁后经痛加剧，28岁生第一胎后仍有经痛，量不多，无血块，伴有腰痛，有时不能坚持上班。1978年5月11日用本法治疗，第2天痛止，下次来潮即不再痛经，经量比以前稍多。

【出处】《辽宁中医杂志》(11)：40，1980。

12方

【药物】生盐半斤，白酒适量。

【制法】将生盐放锅内炒热，入白酒和匀，再炒片刻，用布包好。

【用法】趁热熨于肚脐、小腹部，每日3次，每次20～30分钟，连熨数日，以愈为度。用于气血瘀滞型痛经。

【出处】《常见病民间传统外治法》。

13方

【药物】蜣螂1条，威灵仙9克，米双酒少许。

【制法】将前2味药烘干，研为细末，入米双酒和匀。

【用法】敷脐部，外盖纱布和胶布，每晚睡前贴敷，第2天早上除去，连用5～7次为1个疗程。用于气血瘀滞型痛经。

【出处】《常见病民间传统外治法》。

【备注】亦治闭经。

14方

【药物】乌药、砂仁、木香、元胡、香附、甘草各适量。

【制法】研细末，酒调成膏状。

【用法】敷脐。用于寒性痛经。

【出处】《上海中医药杂志》(10)：25，1990。

【备注】亦治胎死不下。

15方(透刺神阙法)

【用法】取3寸毫针，从气海穴(脐下1.5寸)皮下进针，针尖向脐中方向斜刺1.5～2.0寸，持续缓慢捻针3～5分钟起针，每日1次。用于痛经。

【出处】《辽宁中医杂志》(6)：封底，1983。

【备注】亦治膀胱炎、遗精。

16方(葱白熨脐法)

【药物】葱白5根。

【制法】捣烂，放锅内炒热。

【用法】敷脐，早晚各1次，月经来潮前5天用至月经来潮为止，连用3～5个月。用于痛经。

【验案】患者，女，20岁，未婚，1986年2月16日诊。14岁初潮，每次月经来潮少腹疼痛不已，屡治无效。此属寒羁少腹胞宫。遂用上法，连用6天月汛至，腹未痛，后3个月内每经潮前5天用此法，腹未痛，随访1年，未复发。

【出处】《四川中医》（3）：12，1989。

17方（隔盐灸脐法）

【用法】先用凡士林涂脐中，再用麻纸盖于穴上，纸中央（即穴中心）放二分厚的小颗粒青盐，然后用压舌板压平。放置大艾炷（下阔3～5分，高5分，呈圆锥状）灸之。壮数多少应根据患者年龄大小、病的久暂、病情的轻重、耐受程度等灵活运用。用于痛经。

【验案】患者，女，21岁，藏族，1971年9月6日初诊。两年前月经期因突然冒雨，遂即腹痛几不能支，嗣后每次来月经有规律的小腹冷痛，有时向少腹两侧抽痛，迨月水既见，其痛亦缓，伴腰脊酸痛，小腹发凉。热敷后疼痛稍缓，常年怕冷，经血量少，色淡，偶有小血块，舌苔白腻，舌边有2个小瘀点，脉沉紧。用上法在每次行经前2天施灸神阙，经灸治4次，2个月经周期，腹痛止，它症亦除。

【出处】《陕西中医函授》（3）：29，1986。

【备注】亦治中风脱证、脱肛、虚喘、腰痛、阳痿等。

18方

【药物】食盐、葱白、生姜各适量。

【制法】共捣烂，炒热。

【用法】熨脐部。用于痛经。

【出处】《中级医刊》（8）：57，1990。

19方

【药物】细辛适量。

【制法】研细末。

【用法】敷脐部。用于痛经。

【出处】《中级医刊》（8）：57，1990。

20方

【药物】清凉油适量。

【用法】涂脐中。用于痛经。

【出处】《中级医刊》（8）：57，1990。

21方（芷香外敷散）

【药物】香白芷40克，小茴香40克，当归50克，肉桂30克，细辛30克，红花40克，延胡索35克，益母草60克。

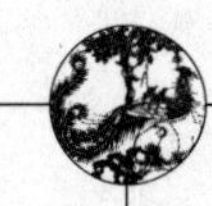

【制法】先将白芷、小茴香、当归、细辛、肉桂、红花、延胡索、益母草共水煎两次，煎液浓缩成稠状，混入溶于适量95%乙醇的乳香、没药液，烘干后研细末加樟脑备用。

【用法】每次取9克1包，用黄酒数滴，拌成糊状，外敷脐中，用护伤膏固定，药干则调换1次，一般连敷3～6次即可病愈。用于寒凝血瘀胞宫或胞脉所致痛经。

【出处】《云南中医杂志》(1)：25，1987。

【备注】亦治经闭、产后腹痛、恶露不下、人流术后腹痛。

22方(温经行气散)

【药物】肉桂3克，吴萸6克，当归9克，干姜6克，艾叶6克，元胡9克，沉香3克，香附6克，小茴香6克，偏于血瘀者加蒲黄9克，五灵脂9克。

【制法】研细末，装入双层纱布袋中。

【用法】敷脐，绷带固定，另用热水袋置药上温之，1日3次，每次30分钟。用于痛经。

【出处】《福建中医药》(6)：32，1987。

23方(脐周四针针刺)

【取穴】双侧天枢、水分、阴交。

【操作】用1.5～2.5寸毫针，直刺1～2寸，行小幅度提插捻转手法，使四针均出现沉胀之针感，若遍及少腹，则效果更佳。

【出处】《河北中医》17(1)：42，1994。

24方(艾香药袋)

【药物】艾叶10份，公丁香、乳香、没药、五灵脂、青盐各1份。

【制法】先将艾叶研成艾绒，其他药物共研细末，然后与艾绒充分混合均匀备用。用白绵布做成直径约15～20cm的圆形袋，取上药20克装入袋内，用手将袋内药末摊成薄饼状压实封口，用带子将药袋系于脐部，每个月经周期换药袋1次，连续敷用三个月经周期为1个疗程，敷药期间停用一切其他治疗痛经的药。

【出处】《中医外治杂志》(5)：19，1997。

25方

【药物】肉桂、红花、炮姜、桃仁、细辛、川芎、吴萸、元胡、天仙子、制川乌、冰片。

【制法】粉碎过100目筛，装瓶密封备用。

【用法】经前3日，取药粉3克，加黄酒调敷，外敷神阙穴，胶布固定，隔日换药1次，用至经行3日为止。3个月为1疗程。另外，疼痛时，取上述药粉0.5克吹入一侧鼻孔，吹药时嘱患者屏气，以防药粉误入气管，引起呛咳。

【出处】《中医外治杂志》3：36，1997。

26方

【药物】丁香10克，肉桂10克，元胡10克，冰片10克，干姜10克，高良姜10克，郁金10克，五灵脂10克，蒲黄10克。

【制法】上药烘干研细末，装瓶备用。

【用法】于经前3天，以上药5克左右，用黄酒或藿香正气水调匀，制成直径2cm之药饼，敷于脐部，然后用麝香追风膏贴牢。部分对胶布过敏者，可用纱布条固定。每24小时换贴1次。如果患者冷痛明显，可在敷药后再以热熨（即用净砂炒热装布袋置脐上，注意勿烫伤皮肤），或隔药灸（即以药艾条点燃后置脐上悬灸）。每次20分钟左右，以患者感觉舒适为度，连续治疗到经净后3天结束。

【出处】《江苏中医》19（11）：34，1998。

27方

【药物】丹参9克，延胡索9克，生姜3片。

【制法】丹参、延胡索共研为末，生姜切为细末。

【用法】于行经前1日或行经当日取少许与益母草膏混合搅拌成糊状，敷于脐部，外加胶布固定。每日换药1次，1个月为1个疗程。

【出处】《中国民间疗法》（10）：13，1999。

28方

【药物】香附9克，乳香9克，延胡索9克，丹参15克，没药9克。

【制法】上药研磨成粉末，过90目筛密封备用；益母草30克加水适量煎成浓汁装瓶备用。

【用法】在行经前1～2天用药，4～5天为1个疗程（即一个行经期），常规用温热水擦洗神阙穴（脐孔），再用75%酒精消毒。取用益母草浓汁调成糊状的药饼（1.5×1.5厘米大小，厚约1厘米），置于脐孔部，外用胶布固定，防止外溢，敷药24小时可更换一次。用药时不吃冷食，避免受凉。

【出处】《山东医药》40（5）：63，2000。

29方

【药物】五灵脂、蒲黄、延胡索、乳香、没药、冰片等适量，益母草适量。

【制法】前药研磨成粉末状，过80目筛密封备用。益母草加水并煎成浓汁备用。

【用法】在行经前1～2天或经行当日用药。常规消毒神阙穴，视病情加敷关元穴、气海穴。用益母草浓汁调成糊状的药饼（2.0×1.5厘米）置于穴位上，外用胶布固定，防止外溢。敷药2～3天可再换药饼1次。1个月经周期为1个疗程。注意保暖，忌食生冷及辛辣之物。

【出处】《河南中医药学刊》17（5）：43，2002。

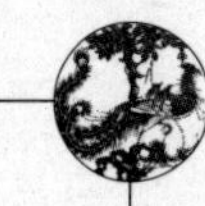

30方

【**药物**】当归12克，吴萸6克，肉桂6克，炒灵脂9克，炒蒲黄9克，炒小茴香6克，乳香6克，没药6克，乌药12克，香附9克，元胡12克，莪术9克，赤白芍各12克，艾叶20克。

【**制法**】将以上中药打成粉状，装入自制的药袋内摊平、封口，用线将药袋中间来回等距离走行，制成直径约10厘米、厚1厘米的药垫，每袋约装药30克。

【**用法**】将制好的药垫于月经前1周敷脐，并固定至月经后1周去掉，每个月经周期用药垫1个，3个月经周期为1个疗程。

【**出处**】《现代中西医结合杂志》(17)：1694，2002。

31方

【**药物**】取艾叶、黄芩、干姜、五味子各等份，硫磺1/5等份。

【**制法**】上药分别研粉，灭菌，用白绵布缝成10×10厘米的小布袋，每袋装上药30克，封口备用。

【**用法**】取生姜适量，绞取姜汁10毫升，浸湿在暖脐袋上，把暖脐袋贴敷在神阙穴，上盖12×12厘米大小塑料薄膜片，再用绷带固定稳妥，每日睡前敷上，晨起解下，次晚复加姜汁如法贴敷，每5日1换。

【**出处**】《中国民族医药杂志》8(2)：8，2002。

32方

【**药物**】七厘散、失笑散。

【**用法**】取上药各1克，用少量黄酒调和，置于患者神阙穴，并加艾条温和灸20分钟，再用麝香止痛膏外贴（皮肤敏感者用肤疾宁外贴），48小时更换1次。每次月经干净后2周开始治疗。治疗至第2次月经干净时结束，治疗1～2次以后，患者可带药回家自行治疗。治疗1个月经周期为1个疗程，一般治疗3～5个疗程。

【**出处**】《新中医》35(7)：45，2003。

三、闭　经

1方

【**药物**】蜣螂1条，威灵仙10克。

【**制法**】烘干，共研细末，或用酒调为丸。

【**用法**】纳脐，膏药盖贴，约1小时去药。用于血瘀型经闭。

【**出处**】《中医外治法》。

2方

【**药物**】白胡椒、黄丹、火硝各9克。

【制法】共研面，做成3个饼。

【用法】将脐部擦净后，将饼贴脐上，用手按熨，连用2～3次。用于闭经。

【出处】沈阳市《防治当前几种多发病的土验单方》。

3方

【药物】绿矾15克。

【制法】将绿矾炒过。

【用法】待温贴脐。用于闭经，小腹疼痛。

【出处】《常见病验方研究参考资料》。

4方

【药物】鬼螺蛳14个。

【制法】研碎，油纸摊。

【用法】贴脐上，用于闭经。

【出处】《本草纲目拾遗》。

5方（芷香外敷散）

药物、制法、用法、出处详见“痛经”21方，此略。

6方（熏脐法）

【药物】麝香、虎骨、龙骨、蛇骨、木香、雄黄、朱砂、乳香、没药、丁香、胡椒、青盐、夜明砂、五灵脂、小茴两头尖各等份。

【制法】研为细末，瓷罐贮藏，勿泄气，其中麝香临用时另研备用。

【用法】麝香先放脐心，再用面粉作一圆圈套在脐周，然后装满适量药粉，外盖槐树皮或生姜片，用艾灸之，每岁1壮，按年龄推算，随时更换槐树皮或生姜片，防止烧伤皮肤，间日1次。用于闭经。

【验案】患者，女，19岁，1970年8月11日求诊。主诉：一贯经少而稀，至今3个月以来，时作腹痛，胀满不舒，恶心厌食，四肢沉困，怠倦嗜卧，周身酸疼，前作肝炎治疗，医治无效，转入予手。视其面色萎黄，唇淡苔白，询之未婚，切其脉沉而迟，脉证合参，证系下焦虚寒之证。采用上述灸法，以温胞宫之寒，每岁1壮，间日1次，连灸3次，其经适通，继用五积散煎服5剂，诸症痊愈，随访之，月经依期而行。

【出处】《新中医》（1）：31，1986。

【备注】亦治月经不调、漏下、白带、不孕等。

7方（通经散）

【药物】五灵脂、生蒲黄各30克，桃仁、大黄、生乳香、生没药各15克，麝香少许。

【制法】除麝香外，余药共研细末，贮装备用。

【用法】麝香先放脐内，用面粉水调围脐一周，填满药物，上置生姜或槐树白皮一块，用艾炷灸之，1岁1壮，1～3日1次。用于闭经。

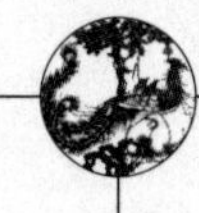

【出处】高树中。

8方

【药物】柴胡15克，当归20克，川芎15克，红花20克，丹参25克，益母草30克，谷维素、VB6、B1。

【制法】除益母草外将上述药研成粉末状密封备用。益母草煎成浓汁备用。

【用法】用时以75%酒精常规消毒神阙穴（肚脐）。以益母草浓汁将药粉调成糊状。取糊状药饼约5克置于神阙穴内，外用胶布固定，以防外溢。3天换药1次。

【出处】《辽宁中医杂志》23（8）：359，1996。

四、崩　漏

1方

【药物】烟叶适量，生盐少许。

【制法】将烟叶捣烂如泥，入生盐拌匀，用纱布包好。

【用法】敷肚脐上，每日换药1次，连敷3～5日为1个疗程。用于妇女崩漏，更年期阴道流血不止。

【出处】《常见病民间传统外治法》。

2方

【药物】益智仁、沙苑子各20克，焦艾叶30克。

【制法】前2味药烘干，研为细末，过筛，取药末适量，用艾叶煮浓汁，熬调成膏。

【用法】纱布包裹，敷脐部，胶布固定，1日换药1次，直至血止。用于崩漏。

【出处】《中医外治法集要》。

3方（熏脐法）

药物、制法、用法等详见“痛经”21方，此略。

【验案】患者，女，47岁，1969年9月11日就诊。主诉：月经先期而来，每次来经量多，淋漓10余日不尽，色淡质稀，头晕嗜卧，肢软无力。怯寒，心悸不安，小腹下坠，膨胀不舒，面色苍白，唇舌皆淡，脉沉而迟。经中西医治疗未效而来诊。审证系冲任损伤，改用灸脐疗法，间日4～7壮，固摄胞宫，连灸3次，其血乃止，又拟升阳举经汤嘱服10剂以善其后，尔后生育一子。

【出处】《新中医》（1）：31，1986。

五、经行吐衄

本症是指月经来潮前一两天，或正值经行时，出现有规律的吐血或衄血，每

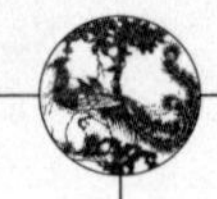

伴随月经周期发作，常可导致月经减少或不行，似乎月经倒行逆上，又称“倒经”或“逆经”。

1方

【药物】黄柏、丹皮、山栀子、广郁金各15克，大蒜适量。

【制法】共捣烂做饼状。

【用法】敷贴肚脐部及脚心涌泉穴。用于妇女倒经，血出不止。

【出处】《穴敷疗法聚方镜》。

六、带　下

1方

【药物】白鸡冠花（醋炙）、红花（酒炒）、白术、荷叶（烧灰）、茯苓、陈壁土、车前子各等份，黄酒适量。

【制法】诸药粉碎为末，过筛。

【用法】每次取药末35克，用黄酒调成稠糊，分别涂布肚脐（神阙穴）、脾俞（11胸椎旁开1.5寸），盖以纱布，胶布固定，2日换药1次。用于妇女白带如涕如唾，淋漓稠黏不断。

【出处】《穴位给药疗法》。

2方

【药物】食盐（生食盐更佳）少许。

【制法】研细末。

【用法】敷神阙穴，后用艾灸，有灼热感，约5～10分钟。用于妇女白带。

【出处】广西河池《常见病多发病中草药手册》。

3方

【药物】食盐、艾叶各适量。

【制法】共炒热，布包。

【用法】趁热熨脐部。用于白带。

【出处】《理瀹骈文》。

4方

【药物】醋炙鸡冠花、酒炒红花、荷叶灰、白术、茯苓、陈壁土、车前子各3克。

【制法】共为细末，酒或米汤调。

【用法】敷脐。用于妇女白带，可利湿热。

【出处】《理瀹骈文》。

【备注】宜与1方合参。

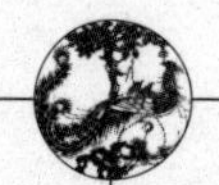

5方

【药物】芡实30克，桑螵蛸30克，白芷20克。

【制法】共研细末，用米醋调成糊状。

【用法】取适量敷于脐部，胶布固定，每日更换1次，连用5～7天。用于肾气不足而致的带下。

【出处】《生活百事通》(9)：44，1988；《中级医刊》(10)：44，1987。

6方（药灸神阙法）

【药物】黄芪、党参、丹参各16克，当归、白术、白芍、生姜末、苍术、山药、香附各10克，柴胡、陈皮各6克。

【制法】将上药（除生姜外）烘干，共研细末和匀，装瓶备用。

【用法】将药末10克左右填神阙穴，铺平呈圆形，直径约2～3厘米，再用8×8厘米胶布贴紧，每隔3天换药末1次，每天隔药艾灸1次（药与艾之间放一圆形金属盖），艾条约长1.5厘米，连灸3壮，以1月为1个疗程，治疗期间忌食生冷油腻。用于脾虚带下。

【验案】患者，女，41岁。人工流产1月后，由于过度劳累及着湿，出现腰酸，少腹隐痛，白带增多，色透明无臭味，连绵不断，纳食不香，精神疲倦，大便溏薄。诊见面色晄白，四肢欠温，舌淡，苔薄白，脉缓而弱。应用上法，1个疗程后上述症状消失，恢复健康。

【出处】《浙江中医杂志》(12)：549，1988。

7方

【药物】党参12克，白术12克，炙甘草10克，干姜6克。

【制法】共研细末。

【用法】敷脐中，胶布固定，3日换药1次。用于白带，轻者3次可愈。

【出处】《国医论坛》(4)：47，1986。

8方

【药物】党参12克，炒白术15克，干姜10克，炙甘草3克，炮附片10克，补骨脂12克。

【制法】研细末，贮备。

【用法】取适量敷脐，胶布固定，5天换药1次。用于脾肾虚弱之带下病。

【疗效】治疗6例，治愈4例，显效1例，无效1例。

【验案】患者，女，34岁，1983年2月初诊。白带增多8月余，色白质稀无臭味，大便溏薄，日2～3次，小便清长，平素纳呆，乏力倦怠。曾屡用西药抗生素、维生素B、C及中药等，效果不佳。近年上症日重，伴腰膝酸楚，四肢不温，舌淡苔白，脉沉细。用上法治疗15天，5天换药1次，二诊时，白带减少，饮食增加，精神好转。续治10天痊愈，至今未复发。

【出处】《河南中医》（1）：7，1984。

9方（二香散）

【药物】丁香3克，木香3克，吴萸4.5克，肉桂1.5克。

【制法】研细末。

【用法】敷脐部。用于白带增多。

【出处】《湖南中医杂志》（4）：10，1988。

10方

【药物】肉桂15克，骨脂20克，白芷30克，芡实20克，桑螵蛸30克。

【制法】将上述药物研末备用。

【用法】用醋调成糊状，临睡前取适量敷于脐部，外用伤湿止痛膏固定。次日起床时取下，1日换1次，连续使用1周。一般治疗1～2个疗程。

【出处】《湖南中医杂志》13（2）：30，1997。

七、阴道炎

【药物】苦参、黄柏、蛇床子各30克，川椒、白藓皮、丹皮、苍术、白芷各15克，冰片5克。

【制法】上药除冰片外，粉碎过80目筛，装瓶备用。

【用法】临用时加入冰片少许，先用生理盐水棉球擦净脐部，填入药粉5克，上盖棉花少许（防药粉外漏），再用麝香止痛膏（孕妇忌用）或胶布盖贴封严。每2天换药1次，每晚用热水袋热熨20～30分钟，以助药物渗透。连用5次为1个疗程，2～4个疗程停药观察。

【出处】《陕西中医》16（6）：46，1995。

八、慢性盆腔炎

洁宫螽斯丹

【药物】木香15克，川芎15克，乌药15克，路路通15克，制没药20克，制乳香20克，元胡20克，坤草20克，王不留行20克，干姜10克，肉桂10克，小茴10克。

【制法】上药共研极细末，瓶装备用。

【用法】临用时取药末10克，加入适量白酒调和成团，涂以神阙穴，外盖纱布，胶布固定，3天换药1次，10次为1个疗程（经期不停药，10个疗程后统计疗效）。

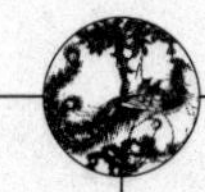

【出处】《光明中医》19(6)：54，2004。

九、妊娠呕吐

1方

【药物】丁香15克，半夏20克，生姜30克。

【制法】共为细末，生姜煎浓汁调为糊状。

【用法】取适量涂于脐部，用胶布固定，连敷1~3日。用于脾胃虚寒，胃失和降，早孕反应的呕吐效佳。

【出处】《生活百事通》(9)：44，1988。

2方

【药物】生姜6克。

【制法】烘干，研为细末，过筛，用水调膏，纱布包裹。

【用法】敷神阙穴。用于妊娠期恶心。

【出处】《中医外治法集要》。

【备注】用鲜生姜切片敷脐亦可。

3方（类似1方）

【药物】丁香、姜半夏各15克。

【制法】焙干研细末。

【用法】鲜姜汁调成糊状，敷于脐中，纱布块覆盖，胶布固定，24小时换一次。

【出处】《新中医》(2)：57，1995。

十、妊娠小便难

1方

【药物】冬葵子、滑石、栀子各3克，田螺9克。

【制法】前3味药共研末，和田螺肉共捣烂如膏，或用葱汁将药粉调膏。

【用法】贴脐中，立通。用于妊娠期小便不通。

【出处】《产鉴》。

2方（子淋膏）

【药物】滑石120克。

【制法】研为细末，备用。

【用法】每次用30克，水调为糊，敷于脐部，上盖纱布，胶布固定，干后再换。用于妊娠期小便频数而短赤热痛，艰涩不利。

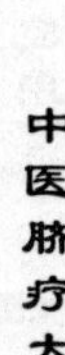

【出处】《穴位贴药疗法》。

3方（通便膏）

【药物】葱白适量，炒盐15克。

【制法】混合，捣融如膏状。

【用法】贴神阙穴上，胶布固定，12小时换药1次。用于妊娠癃闭，小腹胀满，急躁不安。

【出处】《穴位贴药疗法》。

4方

【药物】田螺3个，滑石、盐各少许。

【制法】捣烂，拌匀。

【用法】敷贴神阙穴和气海穴（脐下1.5寸）。用于子淋。

【出处】《穴敷疗法聚方镜》。

5方

【药物】车前草30克。

【制法】用冷开水洗净，捣烂如泥。

【用法】用湿手巾将肚脐擦干净，然后将药敷上，用布带包扎固定，每日换药2次，连用2～3日。用于妊娠期小便不利。

【出处】《常见病民间传统外治法》。

6方

【药物】大蒜1枚，栀子3枚，盐少许。

【制法】捣烂。

【用法】贴脐。用于子淋。

【出处】《中级医刊》（8）：57，1990。

十一、先兆流产、习惯性流产

1方

【药物】白苎麻根内皮适量。

【制法】捣烂。

【用法】敷脐部，胎安后即去药。用于胎动不安。

【出处】《常见病验方研究参考资料》。

2方（千金保胎膏）

【药物】当归300克，白芍150克，熟地240克，甘草90克，黄芪150克，白术180克，川断180克，苁蓉150克，木香30克，黄芩300克，益母草300克，龙骨90克。

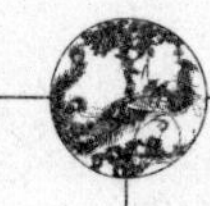

【制法】除龙骨研为细粉单放外，其余各药，浸入植物油内3～5天，再炸枯去渣，过滤沉淀；然后，入锅内熬至滴水成珠时，下黄丹、龙骨收膏。

【用法】用时摊在布上，敷于神阙穴。用于妊娠虚弱、气血不足引起的胎元不固、屡经小产。

【出处】《中医外治法集要》。

3方

【药物】沙炒杜仲、炒补骨脂各20克。

【制法】共研为细末，过筛，取药末适量，水调膏，纱布包裹。

【用法】敷神阙穴，外用胶布固定，24小时换1次，7天为1疗程。用于先兆流产、腹痛、阴道内少量出血者。

【出处】《中医外治法集要》。

4方（隔盐灸脐法）

【用法】取细盐适量，填满脐，上置艾炷灸之（艾炷如枣核大），每次5～20壮，隔日灸治1次，10次为1个疗程。用于习惯性流产。

【出处】民间验方。

5方

【药物】井底泥、青黛、伏龙肝。

【制法】用井底泥调后2味药为糊状。

【用法】填脐。用于胎热不安。

【出处】《上海中医药杂志》（10）：25，1990。

6方

【药物】青羊屎。

【制法】研烂。

【用法】涂脐，以安胎气。用于妊娠热病，胎气不安。

【出处】《本草纲目》。

7方

【药物】附子、茯苓、桂枝各10克，党参、白术、白芍、当归、旋复花各15克（《伤寒论》附子汤加味）。

【制法】将上药研成细末。

【用法】每次取20克，用蜂蜜调以糊状，摊于神阙穴（脐中），外敷一块消毒的敷料，用胶布固定。每日1次，连用2天而愈。

【出处】《新疆中医药》（4）：64，1994。

8方

【药物】菟丝子20克，桑寄生10克，川断10克，阿胶10克，黄芪15克，党参20

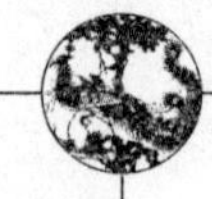

克（《医学衷中参西录》寿胎丸加味）。

【制法】将上6味药物研细末，临用装入茧壳内，以茧壳装满为度。

【用法】于末次流产清宫术后（或初诊病人）立即神阙穴拔罐，留罐2～3分钟，去罐，以艾条温灸脐20～30分钟，去灸后将装好药粉的家蚕茧壳（破洞口朝上）贴于脐部，以胶布固定，3天重复1次，每于拔罐前2小时～6小时去脐部茧壳，10次为1个疗程。疗程间相隔10天～15天。

【出处】《上海针灸杂志》30（5）：22，2001。

十二、难　产

1方（难产仙方）

【药物】蓖麻仁（取白仁）7个，麝香1克。

【制法】共捣如泥，用绢帛包之。

【用法】勒在脐中，即时产下。用于难产。

【出处】《卫生家宝产科备要》、《古今医鉴》、《串雅外编》。

2方（如神丹）

【药物】巴豆3粒，蓖麻7粒，麝香少许。

【制法】前2味药皆去壳，研成一饼。

【用法】贴脐上即产，产下即去之。

【出处】《卫生家宝产科备要》《古今医鉴》《串雅外编》。

3方（龟壳散）

【药物】龟板60克，川芎、当归各30克，发灰15克，蝉蜕7个，蛇蜕1条。

【制法】前3味共为细末，后3味烧灰，以葱汁、麻油调。

【用法】敷脐腹，闭目静卧一时即生。用于难产及胎死不下。

【出处】《理瀹骈文》。

4方

【药物】生龟板240克，麻油500克，黄丹、铅粉各60克，车前子12克，川芎10克，当归10克，半夏6克，冬葵子12克，枳壳、白芷、白蔹各5克，葱汁20毫升。

【制法】先将龟板放入麻油内浸3～5天，倒入锅中加热，炸枯去渣，过滤沉淀，再将油熬至滴水成珠时，徐徐投入黄丹、铅粉，搅拌收膏。然后，将余药烘干，研为细末，过筛，加入葱汁、麻油调为膏状备用。

【用法】先把药糊涂在膏药上面，敷神阙穴，覆盖固定，安卧即生。用于难产。

【出处】《中医外治法集要》。

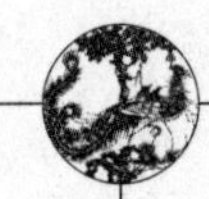

5方

【药物】醋炙龟板6克，麝香0.3克，火麻仁6克。

【制法】龟板烘干，研为细末，过筛，再和大麻仁（研细末）、麝香调均匀，用油调成膏。

【用法】敷脐部及脐下，纱布覆盖，胶布固定。用于难产。

【出处】《中医外治法集要》。

6方

【药物】巴豆2粒，麝香0.3克。

【制法】巴豆去壳，同麝香研为一饼。

【用法】贴脐上即产，产下即去其饼，迟者子肠亦出。用于难产横生不下。

【出处】《胎产秘书》。

7方

【药物】蓖麻子100粒，雄黄、朱砂各4.5克，蛇蜕1尺长。

【制法】蛇蜕烧存性，上药共研细末，饭和为丸，如弹子大。

【用法】临产时先用川椒汤淋脐下，拭干，取1丸药填脐内，外用纱布包扎，头产出时即去药。用于难产。

【出处】《产鉴》。

十三、死　胎

1方（立圣丹）

【药物】寒水石120克，朱砂15克。

【制法】寒水石以60克生用，60克煅赤，同研末，加朱砂再研如桃红色。

【用法】每用1克，井水调如薄糊，摊纸贴脐心。用于胎死不下。

【出处】《理瀹骈文》。

2方

【药物】苍术、厚朴、陈皮、甘草、朴硝各15克，桂心9克，麝香0.3克。

【制法】共研细末，井水调如薄糊。

【用法】敷脐腹。用于死胎。

【出处】《理瀹骈文》。

3方

【药物】牛屎，醋。

【制法】牛屎炒大热，加入醋。

【用法】青布包于脐上下，熨之立下。用于死胎。

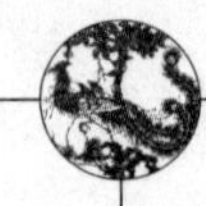

【出处】《产鉴》。

4方

【药物】巴豆3粒，蓖麻子、麝香各适量。

【制法】捣烂。

【用法】贴脐中。用于妊娠热病致胎死腹中。

【出处】《产鉴》。

5方

【药物】湿牛粪。

【用法】涂腹上，良。用于子死腹中。

【出处】《千金方》《本草纲目》。

6方

【药物】黄牛屎适量，银珠15克，红蓖麻子适量。

【制法】黄牛粪去其上下，取中央的入银珠拌匀，以红蓖麻子炮烧。

【用法】缚脐上，如胎下速去其药，不可少缓，切切记住，久则恐伤生肠。用于死胎不下。

【出处】《妇人科杂证医方》;《上海中医药杂志》(11):43，1989。

十四、胞衣不下(胎盘滞留)

1方

【药物】灶下土适量。

【制法】研细末，醋调。

【用法】纳脐中。用于产后胞衣不下。

【出处】《产宝》。

2方

【药物】红蓖麻叶80克。

【制法】捣烂，酒炒热。

【用法】敷脐，药冷后可炒热再敷1次，同时结合针刺合谷(双)、三阴交(双)，用强刺激手法，留针20分钟，每日2次。用于死胎引产及胞衣不下。

【出处】《中医外治法》。

3方(下胞散)

【药物】伏龙肝50克，甘草15克。

【制法】研细末，醋调如糊状。

【用法】敷神阙穴及关元穴(脐下3寸)，胶布固定，约10～15分钟胎衣即下。用

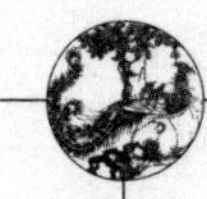

于产后胞衣不下。

【出处】《穴位贴药疗法》。

4方

【药物】巴豆1粒，蓖麻仁2粒，麝香0.3克。

【制法】捣烂，研细末。

【用法】敷脐即下。用于产后胞衣不下。

【出处】《实用针灸学》。

5方

【药物】黑豆4～5合，醋3大碗。

【制法】煎数滚。

【用法】布蘸温熨脐腹，并厚敷，胞自下。用于产后胞衣不下。

【出处】《理瀹骈文》。

6方

【药物】附子15克，丹皮、干漆、大黄各30克。

【制法】醋熬成膏状。

【用法】贴脐部。用于产后胞衣不下。

【出处】《理瀹骈文》。

7方（隔盐灸神阙法）

【用法】取研细的食盐适量，均匀地平铺于脐中，将绿豆大的艾炷置于盐层的中央点燃施灸，每次灸3～7壮，一般用3壮，如阴道内有不断出血者可灸7壮。用于产后胎盘滞留。

【疗效】该法对产后宫缩无力有一定作用，对于胎盘滞留者，在艾灸过程中，还可以看到下腹部因宫缩而出现隆起，宫界可以清楚显出，不久胎盘即顺利娩出。

【出处】《针灸医学验集》。

十五、产后血晕

1方

【药物】葱白、蜂蜜各适量。

【制法】共捣烂。

【用法】敷脐。用于产后血晕。

【出处】《常见病验方研究参考资料》《中医外治法》。

2方

【药物】蓖麻30粒，冰片1克，附子15克。

【制法】共打烂如糊状。

【用法】敷贴神阙穴，并用皂角末吹入鼻腔令嚏，再以荆芥穗（炒）9克、小蓟30克、红糖30克，水煎浓汁服下。用于产后血晕。

【出处】《穴敷疗法聚方镜》。

十六、产后出血

1方

【药物】百草霜适量。

【制法】以热烧酒调匀。

【用法】涂脐上。用于产后下血。

【出处】《常见病验方研究参考资料》。

2方（艾灸神阙法）

【用法】每日用艾条悬灸脐部1次，每次30分钟。用于产后流血，有止血作用。

【出处】《四川中医》（12）：42，1989。

十七、产后腹痛

1方

【药物】艾绒适量。

【用法】铺脐部，以纱布覆盖，再用熨斗在纱布上往来熨之。若无熨斗，放上热水袋亦可。用于产后受寒，腹痛不止。

【出处】《湖南中医单方验方》《中医外治法》。

2方（芷香外敷散）

详见“痛经”21方，此略。用于产后腹痛及人流术后腹痛。

十八、产后小便不止

1方（缩泉饼）

【药物】肉桂30克，丁香10克，黄酒适量。

【制法】前2味药混合研为细末，以黄酒调匀，制成圆形小饼如五分硬币略大稍厚。

【用法】贴神阙穴，盖以纱布，胶布固定，2日1换。用于产后小便不止、频数、量多、色清或自遗。

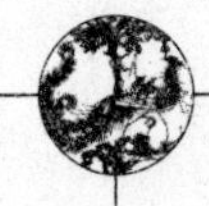

【出处】《穴位贴药疗法》。

2方（隔姜灸神阙法）

【用法】患者平卧，姜片置脐孔上，手搓捏艾炷1壮，粘在姜片上，用线香之火引燃，当燃烧正旺时，患者必呼叫灼痛，施术者即取已备好的橡皮瓶盖（即青霉素瓶盖），以平面一端，迅速按压艾火，且向肤面左右稍作摆动，热退方取起，艾炷以小粒为宜，冀艾火能直达脐腹深层。用于产后小便不止。

【验案】患者，女，20岁，1986年3月20日诊。生产不顺，致小便失控，多日来不断渗出，语声低微，面色无华，腰酸肢冷，腹部冰冷。此肾气失约之症。取神阙为主穴，艾炷隔姜灸3壮，并辅以灸三阴交、至阴，每日1次，灸4次，灸处起泡，小腹已感温暖，尿液渗出已减少。改隔日灸，以处理水泡灸疮，壮数如前，共灸7次痊愈。随访数月，小便正常。

【出处】《浙江中医杂志》（10）：453，1990。

十九、产后小便不通

1方

【药物】葱白2根，食盐20克，艾绒适量。

【制法】先将食盐炒黄待冷备用。葱白洗净捣成泥，用手压成0.3厘米厚的饼一块，将艾绒捻成蚕豆大小圆锥形艾炷，各2～4壮。

【用法】先将盐放入神阙穴填平，将葱饼置于盐上，再将艾炷放在葱饼上，尖朝上，点燃，使火力由小到大，缓缓深燃，待皮肤有灼痛感时，即换一炷，直到温热入腹内时，即有便意，为中病，小便自解之后，可再灸1～2炷，以固疗效。用于产后癃闭。

【疗效】治疗17例，灸1壮即自解小便者10例，灸2～4壮者6例，1例艾灸4壮后当天没有排尿，又施导尿管导尿，次日艾灸3壮，当即排尿。

【验案】患者，女，25岁。孕29周临产，于1979年12月2日入院。入院时检查为足位，施臀牵引术，会阴侧切助产产娩一男婴。产后小便一直不畅，每次不能排空，12月7日开始完全不能自解。经肌注青霉素、链霉素、新斯的明、0.25%普鲁卡因。因肾囊封闭，持续导尿及服中药已27天不能自行排出小便。诊见：痛苦面容，腹胀如鼓，大汗淋漓，舌质淡，苔白，脉弦滑无力。证属寒凝气滞，膀胱气化失调。遂用上法灸3壮后，病人即顺利排尿，次日又艾灸2壮，第3日病情痊愈出院。

【出处】《中西医结合杂志》5（11）：692，1985，《中国针灸》（4）：4，1986。

【备注】运用此法的关键是盐一定要炒熟，生盐效不佳。

2方

【药物】姜皮15克，大蒜2瓣，葱白10根，食盐适量。

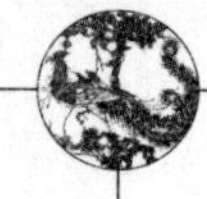

【制法】加水少许，共捣烂为糊状。

【用法】敷肚脐上，用塑料纸及胶布固定，再用热水袋热敷其上方。用药后有热气窜入腹内之感，或稍有不适，如有灼痛，可先将热水袋去掉。用于产后尿潴留。

【疗效】治疗47例，2小时内排尿者28例，4小时内排尿者43例，6小时内排尿者46例，有效率为97.8%；无效1例，6小时后改用他法。

【验案】患者，24岁。第一胎产后两天小便不能自解。经用新斯的明肌肉注射2次，导尿3次无效，改用此法，用药后45分钟能自行排尿。

【出处】《贵阳中医学院学报》（4）：39，1982。

【备注】在用药排尿后，最好不要马上去药，继续用至第2次排尿后再停用，以巩固疗效。

3方

【药物】葱白250克。

【制法】切碎，炒热，用纱布包好。

【用法】在脐部和周围热熨至患者自觉有热气入腹内。一般热熨2～3次，小便可通。

【疗效】治疗10例，均获治愈。

【验案】患者，女，24岁，1986年3月诊。患者生第1胎，因产程太长，产后小便不能自排，妇科经治无效已4天。遂用葱白3根，捣烂后加热，布包熨脐部，凉后暖袋加温，2小时后小便即能自排，遂出院。

【出处】《浙江中医杂志》（3）：封3，1978；《四川中医》（3）：12，1989。

4方（逐水散）

【药物】磁石、商陆各5克，麝香0.1克。

【制法】前2味药研成极细粉末后，加入麝香研匀。

【用法】分为2份，分别摊放于脐眼、关元穴（脐下3寸），覆盖胶布，一般数小时即见效，能自行排尿，即取去，若无效，次日更换敷。用于产后尿潴留。

【疗效】此方是已故陆善仲老中医家传外治秘方，对产后尿潴留有卓效。倘能配合针灸后外敷，则效果更佳。

【验案】患者，女，25岁。足月初产。3天后小便癃闭，不能自解，依赖保留导尿，用中西药物治疗7天无效。少腹膨隆胀满，腹部触诊膀胱上缘在脐下2指许。遂针刺关元、中极、三阴交，外敷上药，3小时后即能排出小便，告愈。

【出处】《浙江中医杂志》（11）：494，1983。

5方

【药物】前仁、火葱头各10克，麝香1克。

【制法】共捣烂。

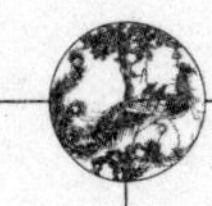

【用法】敷肚脐。用于产后癃闭。

【出处】《四川中医》(11):39，1986。

6方

【药物】细辛2克。

【制法】研细末。

【用法】外敷脐部，同时内服假苏散(《医学心悟》方)。用于产后癃闭。

【出处】《四川中医》(11):40，1986。

7方

【药物】连须葱白250克，川椒末15克。

【制法】放锅内略炒热后捣匀。

【用法】乘热敷脐及小腹部。用于产后癃闭。

【出处】《浙江中医杂志》(11):494，1983。

8方

【药物】葱白10余根，炒盐适量，麝香少许。

【制法】炒盐和麝香填脐中，外用葱白作一束，切如手指厚，置盐上，用艾灸之，觉热气入腹，难忍则止，小便即通。用于产后小便不通。

【出处】《中医妇科学》。

9方

【药物】葱白(鲜)250克，生盐90克。

【制法】将葱白洗净，切碎，入生盐拌匀，置于锅中炒热，取出用布包好。

【用法】乘热熨肚脐及小腹部，每日2~3次，每次20~30分钟，连续熨3~5日。用于产后小便不通。

【出处】《常见病民间传统外治法》。

10方(隔盐灸神阙法)

【用法】用盐填脐孔灸之，以大艾炷灸21壮，不通再灸。用于产后小便不通，烦闷气促欲死。

【出处】《备急灸法》。

【备注】《世医得效方》载："治产后小便不通，腹胀如鼓，闷乱不醒，缘来产之前内积冷气，遂致产时尿胞运动不顺。用盐于产妇脐中填，可与脐平，却用大艾炷满葱饼子大小，以艾灸之，觉热气直入腹内，即时便通，神验不可具述。"《增补明医指掌》亦载："产后小便不通者……腹满，用盐填脐平，葱白一把，缚定切去两头，留一寸厚置盐上，以艾灸之，热气入腹，即通利也。"

11方(通癃散)

【药物】麻黄、肉桂等量。

【制法】把药物研制成100目筛规格的粉末。

【用法】用黄酒或60%的酒精调糊，每次5克，分2次分置于纱布上，分别敷于脐部和关元穴，每天1次。如加热湿敷效更佳。若无效，次日仍可再敷，直至小便能自行排出为止。如若剖腹产者，则单敷脐部。

【出处】《江苏中医》16(7):16，1995。

12方

【药物】生甘遂。

【制法】研末，用酒调成糊备用。

【用法】用温开水清洗脐部，清洁纱布擦干后将备好的甘遂糊添平脐部，上面盖上塑料薄纸，再用纱布绷带固定。（一版《中医脐疗大全》癃闭之43方）

【出处】《北京军区医药》11(1):73，1999。

二十、子宫脱垂

1方

【药物】蓖麻仁10克。

【制法】醋炒研细，以等量热饭捣和成饼状。

【用法】敷脐部，布带固定，每日敷1次，以子宫复位，疗效巩固为度。用于子宫脱垂。

【出处】湘潭《妇科病防治方案》、《中医外治法》。

2方

【药物】五倍子10克。

【制法】焙干研细，掺黑膏药中。

【用法】贴脐。用于子宫脱垂。

【出处】《中医外治法》。

3方

【药物】何首乌（研末）30克，雄鸡（重500克以下）1只。

【制法】将鸡宰后去毛及肠杂，以白布裹何首乌末，纳鸡腹内，放于锅内蒸至鸡肉离骨，取出何首乌末，加盐、油、姜、酒调味，将汤及鸡肉一次食完，若吃不完，可分两次食，留存整个鸡骨，和何首乌末捣至鸡骨不刺肉为度。

【用法】敷肚脐上，用带包裹，敷药后臀部肌肉有牵引感，子宫自能收缩。用于正产用力过度，子宫脱出在产后半个月以内无其他合并症者。

【出处】《常见病验方研究参考资料》。

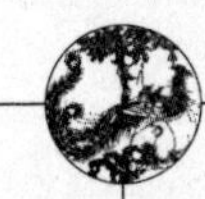

4方

【药物】蓖麻仁45克，雄黄4.5克。

【制法】共捣烂成膏。

【用法】一半贴百会穴上，另一半贴脐中神阙穴上，以纱布包裹，连用2～3日。

【出处】《常见病验方研究参考资料》。

5方

【药物】蓖麻仁30克，胡椒3克。

【制法】共为细末，米醋浸湿，炒热，布包。

【用法】包熨脐部，1周后除去。用于子宫脱垂。

【出处】《常见病验方研究参考资料》。

6方

【药物】蓖麻仁30克，麝香0.1克。

【制法】捣烂。

【用法】敷贴神阙穴，收上后即去药。用于子宫脱垂。

【出处】《常见病验方研究参考资料》。

7方

【药物】尖叶铁扫帚30克，半边莲30克，蓖麻子15克，蜗牛1～3枚。

【制法】共捣烂。

【用法】敷胸部与脐。用于子宫脱垂。

【出处】《广西药物志》。

8方

【药物】红蓖麻叶250克，硫黄粉6克，五倍子30克，生油少许。

【制法】将前2味药共捣烂，煨暖，先将五倍子用水煎，洗净患处，用药棉拭净，再用少许生油涂阴挺部。

【用法】将上药分别敷于百会穴及肚脐，令患者躺下，头低脚高，待子宫收缩后，迅速将药除去。用于子宫脱垂。

【出处】《常见病民间传统外治法》。

【备注】愈后仍须服用补中益气汤，以巩固疗效。

9方

【药物】杜仲30克，枳壳30克，蓖麻子30克。

【制法】共研为末，醋调糊状。

【用法】取适量敷脐部，每日1换，连用5～7天。用于肾虚失固、胞宫失系所致的子宫脱垂。

【出处】《生活百事通》（9）：47，1988。

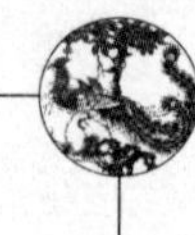

二十一、卵巢囊肿

化癥膏

【药物】马钱子10克，生南星100克，乳香25克，没药25克，生川、草乌各50克，罂粟壳200克，金不换100克，阿魏100克，巴豆100克，丹砂、红升、银珠各100克，冰片10克，樟丹1000克，麻油3000克。

【制法】先将马钱子、生南星、川草乌、罂粟壳、金不换、巴豆等入麻油浸泡72小时，以文火将上药炸枯焦，滤油去药渣，以武火炼油至先冒青烟，后冒白烟，并时时滴油于水中试之，发现滴油入水成珠，再改文火，加入樟丹，不停搅伴，然后离火加入丹砂、红升、银珠、冰片、阿魏，继续搅拌均匀，边搅边向锅内洒水3次以起火毒，最后倾入20千克水中，膏药即成。随后将膏药在水中浸泡昼夜，以拔火毒。取出，棉纸包裹备用。

【用法】化癥膏20克，以温水化开，摊于桑皮纸或布上（布需刮一层胶），敷贴脐部或左右少腹维道穴下2寸处。其他病贴局部阿是穴，或按男左、女右敷贴于手掌心亦可。每5～10天换1次。

【出处】《上海中医药杂志》（2）：35，1998。

二十二、不孕症

1方（温脐种子方）

【药物】五灵脂、白芷、青盐各6克，麝香0.3克。

【制法】共研为细末。

【用法】用荞麦粉加温水调和搓成条，圈于脐上，以药入其中，用艾灸之，但脐内微温即愈，不过两三度。用于因子宫寒冷、经闭或月经失调而致的不孕症。

【出处】《医学入门》《串雅外编》。

2方（调经种子膏）

【药物】炮附子、巴戟天、肉苁蓉、当归、穿山甲、山萸肉、芦巴子、川芎、干姜、细辛、黄芪、肉桂、红花、延胡索、石莲子、白术、党参、熟地、丹皮、补骨脂、木鳖子、菟丝子、血竭、龙骨、鳖甲各6克，麝香0.6克，铅丹适量，香油半斤。

【制法】如法制成膏药。

【用法】经期过后2～3天用3帖分别贴于肚脐和双肾俞穴（第2腰椎旁开1.5寸），以宽布带束之，直至下次月经来潮前1～2天揭下，待经期过后，去旧更新再敷。用于虚寒性不孕症。

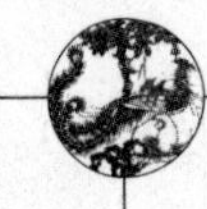

【疗效】此方为河北省名老中药师王秋芝先生所传授，治疗不孕症30余例，效验颇著。

【验案】患者，女，25岁，1984年4月20日初诊。婚后3年多未孕。17岁月经初潮，经行后期，35～45天一次，量少，色紫黑有块，经前与行经时，性情烦躁，腰腹作痛，小腹发凉，乳房发胀，经净缓解，面色不华，舌淡，边尖略紫，苔薄白，脉象两尺沉细而弦。曾多次治疗无效。妇科检查：宫体幼小如枣，原发不孕。男方检查生殖系统未发现病变。证为肾虚肝郁，胞宫虚寒、冲任不调，不能摄精之不孕症。治以调经种子膏3贴敷用月余，按期行经，84年7月怀孕，顺产一女婴。

【出处】《河北中医》（5）：31，1987。

【备注】属肝郁、痰湿、有热无瘀等原因不孕者，非为所宜。

3方（消通敷脐膏）

【药物】虎杖、菖蒲、王不留行各60克，当归、山茨菇、穿山甲、大芸各30克，生半夏、细辛、生附子各15克，生马钱子10克，没药、乳香、琥珀各30克，肉桂、蟾酥各15克。

【制法】先将前11味药煎3次，熬液成浓缩状，再把后5味药研末加入和匀，烘干后研末。

【用法】取上药粉5克加白酒、蜂蜜适量，麝香少许，再加风油精3～4滴调匀成膏备用。用时用肥皂水洗净脐眼，酒精消毒后，将药膏放入脐眼摊开，再用消毒纱布外敷，胶布固定，然后用红外线灯（250A）照射20分钟（灯距30～40厘米），每日再用热水袋外敷脐部1～2小时以增强药物的吸收能力，间日换药1次，7次为1个疗程。用于输卵管阻塞所致的不孕症。

【疗效】治疗115例，治愈85例，有效18例。无效12例，总有效率为89.4%。

【验案】患者，36岁，农民，1987年2月11日初诊。婚后13年未孕，男方精液检查正常。作子宫输卵管碘油造影为双侧输卵管伞端阻塞。经期错后6～8天，经前乳房胀疼，舌体胖，脉细弱无力。采用消通敷脐膏10次，而后怀孕，于1988年2月产一女婴，母子健康。

【出处】《陕西中医》（2）：65，1989。

4方

【药物】葱白5根。

【制法】捣烂，加热。

【用法】敷脐，每日1次。用于宫寒不孕。

【验案】患者，女，26岁，1985年10月30日诊。婚后3年未孕，月经正常，其夫检查亦正常。白带多且清稀，少腹畏寒，每逢寒冷辄觉胞宫抽痛，舌淡白，脉沉细无力。此乃宫寒不孕。用上法敷10次后腹痛止，白带少，已孕，次年生一女婴。

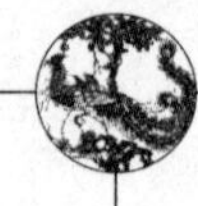

【出处】《四川中医》(3):12，1989。

5方

【药物】盐适量，川椒21粒。

【制法】研细末。

【用法】先以干净盐填脐中，灸7壮，后去盐，换川椒21粒，上以姜片盖定再灸14壮，灸毕即用膏贴之，艾炷须如指大，长五六分许。用于妇人冷不受胎。

【出处】《类经图翼》。

6方(丹椒茴散)

【药物】黄丹6克，白胡椒50克，小茴香100克。

【制法】将3味药共研细末，装入纱布袋内。

【用法】贴于脐部，用腰带固定，10天换药1次，怀孕后停药。用于不孕症属下焦虚寒者。

【疗效】用于寒性不孕症，能收佳效。

【验案】患者，女，28岁，1987年9月初诊。自述3年前自然流产1次，未再受，孕。月经尚规律，劳累受寒则下腹冷痛，西医诊断为慢性附件炎。诊见小腹冷痛下坠，白带量多清稀，下肢冷感，舌淡红，苔薄白，脉沉细。用上法2个月后怀孕。

【出处】《河北中医学院学报》(2):41，1989。

【备注】对慢性盆腔炎、附件炎、子宫内膜炎等疾病属脾肾阳虚者，用此方效果尤佳;对属湿热者，加服清热解毒利湿汤剂，亦效。

7方

【药物】五灵脂、白芷各250克，川椒、熟附子各100克，食盐50克，冰片10克。

【制法】除冰片另研外，余药共研细末，密贮备用。

【用法】用时取面粉适量，水调成条状，圈于脐周，先放少许冰片于神阙穴内，再放入余药，以填满为度，上隔生姜薄片一块，以大艾炷灸之，随年壮，每日1次。用于宫寒不孕。

【验案】患者，女，27岁，农民，1991年2月20日初诊。结婚3年未孕。男方精液检查无异常。月经40天至3个月一行，量多、色黑，经前腰腹疼痛。平素腰膝酸软，耳鸣眼花，少腹有凉感，白带多。查:人中沟浅，舌质淡，苔薄白，脉弱，两尺尤甚。证属宫寒不孕，嘱用上法每日27壮灸之，灸后将药物用麝香虎骨膏固定于脐内。半年后随访，患者用上法20余次，现已怀孕3月余。

【出处】高树中。

【备注】此方系从1方、5方化裁而来。

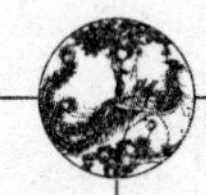

二十三、堕　胎

1方

【药物】蜥蜴肝、蛇蜕皮各等份。

【制法】共为细末，以苦酒（醋）和匀。

【用法】摩妊娠脐上及左右令温，胎即下也。用于去生胎。

【出处】《圣惠方》。

2方

【药物】蓖麻子2个，巴豆2个，麝香0.3克。

【制法】共研匀。

【用法】贴脐上并足心。用于催生下胎（不拘生胎死胎）。

【出处】《集简方》。

3方

【药物】鬼骷髅、麝香、急性子。

【制法】捣烂为膏。

【用法】贴脐。用于堕胎。

【出处】《本草纲目拾遗》。

二十四、妇科杂症

1方

【药物】莪术30克，木香15克，大黄30克，鳖甲15克。

【制法】共研末，调如饼。

【用法】贴脐眼，24小时后有效。用于妇人血痞。

【出处】《穴敷疗法聚方镜》。

2方

【药物】鳖甲、土烟杆各31克。

【制法】烘干，研末，酒炒。

【用法】包脐眼。用于妇人血气痛、腹胀或痞块。

【出处】《贵州民间方药集》。

3方

【药物】生姜、大葱、麝香、真血竭。

【制法】共为末。

【用法】敷熨脐。用于妇人血蛊，腹痛甚，欲死。

【出处】《药治通义》。

4方

【药物】田螺1个，麝香0.03克，吴茱萸0.3克。

【制法】共为末。

【用法】掩在脐上。用于产后上吐下痢。

【出处】《增产验方新编》。

5方

【药物】伏龙肝如鸡子大。

【制法】研细末，水调。

【用法】涂脐方寸，干又上，并可内服。用于妊娠热病。

【出处】《伤寒类要》。

6方

【药物】公鸡1只，麝香3克。

【制法】将鸡内外连毛破开，去肠杂，加麝香于鸡肚内。

【用法】覆盖在肚脐上即愈。用于妇女乳缩。

【出处】《增广验方新编》。

7方

【药物】黄芪30克，益母草30克，川芎10克，当归10克，红花10克，红藤10克，炒蒲黄10克，炮姜6克，肉桂6克。

【制法】共研细末。

【用法】每次以20克用酒调成糊状外敷脐部，1日1换。

【疗效】治疗25例，外敷后全部见效，其中15例外敷3～4天小腹胀痛消失、血止，6例外敷5～6天血止，4例外敷7～8天症消血止。用于药流后出血。

【出处】《中医外治杂志》3:17，1997。

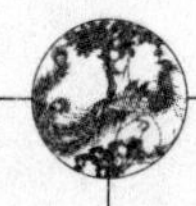

第四章　外科病症

一、急性乳腺炎

1方

【药物】蒲公英、野菊花。

【制法】捣碎。

【用法】敷脐部。用于急性乳腺炎。

【出处】《上海中医药杂志》(10):25，1990。

二、乳腺增生病

1方(乳脐散)

【药物】公英、木香、当归、白芷、薄荷、栀子各30克，地丁、栝楼、黄芪、郁金各18克，麝香4克。

【制法】将上药研面，备用。

【用法】每次用药前，先以75%的酒精将脐部清洗干净，待晾干后把乳脐散0.4克倾于脐部，随后用干棉球轻压散剂上按摩片刻，即用4×4厘米大小的普通医用胶布密封紧贴脐上，每3天换药1次，8次为1疗程，一般治疗3个疗程。用于乳腺增生病。

【疗效】治疗692例乳腺增生病，痊愈394例，显效276例，有效17例，无效5例，总有效率99.3%。

【验案】患者，女，43岁，家庭主妇。双乳外上方疼痛伴月经周期紊乱半年余。曾用乳康片、乳宁片等无效。查体：一般情况良好，双乳外观形态、色泽如常，未见乳头溢液，双乳上象限可扪及条索状结节改变，质地柔软，界限不清，触痛明显，同侧腋窝淋巴结未扪及。经行细针穿刺，病理证实为乳腺小叶增生。即让停用其他任何药物，单纯用乳脐散在脐部外敷，经更换4次后，患者自觉用药后肠鸣增强，双乳明显舒适感，穿衣、手触两侧乳房外上方疼痛消失。3月后门诊复查，症状体征完全消失。

【出处】《陕西中医》（11）：492，1989。

【备注】早孕、功能性子宫出血或不明原因月经过多者忌用。

1方（乳脐散临床应用）

1.1993年4～12月，西安医科大学一附院的邱根全等人对乳脐散治疗乳腺增生的疗效进行了观察，共观察240例病人，结果显示：乳脐散对乳腺增生总有效率为94.2%，肝郁气滞型、痰气凝结型、肝郁肾虚型的总有效率分别为97.5%、92.5%、92.5%，各型之间疗效无显著性差异（P>0.05）。[乳脐散治疗乳腺增生疗效观察。《实用中西医结合杂志》7（11）：658，1994。]

2.陕西省药品检验所用雌二醇复制家兔乳腺增生的模型，用中药乳脐散对不同给药途径、不同剂量的家兔观察其对不同形态、病理组织结构、体内雌二醇水平、血流变等指标的变化，提示该药具有疏通经络、活血化瘀的作用。[乳脐散抑制家兔乳腺增生的研究。《西北药学杂志》9（1）：32，1994。]

2方

【药物】香附、川芎各30克，全栝楼、甲珠、南星各2克，青皮、郁金、连翘各15克，麝香5克。

【制法】将上述诸药共为细末，装瓶备用。

【用法】先将脐部用75%酒精清洗干净待干。把药末填满脐部，然后用干棉球轻压按摩片刻，即用胶布贴紧脐部密封。每3天换药1次，10次为一个疗程，疗程间隔3～5天。

【出处】《中国针灸》增刊：96-97，1994。

三、胆囊炎、胆石症

1方（艾条灸神阙法）

【用法】患者侧卧于床上，点燃药艾条后距神阙穴1～2寸，不断旋转，使病人有温热感以能耐受为度，每次灸15分钟。用于胆囊炎、胆石症所致的急性腹痛。

【疗效】治疗21例，灸后5分钟内疼痛消失者15例，占61.9%；10分钟后疼痛减轻者4例；无效2例，总有效率90%。灸后有效者疼痛多在3分钟内缓解，5分钟内消失；一般半年以上未见复发。

【验案】患者，男，45岁，医师。原有慢性胆囊炎、胆石症。1986年2月14日晚进食蛋炒饭约2小时，出现上腹部胀痛伴有恶心，23点时疼痛加剧并放射至右肩，经门诊

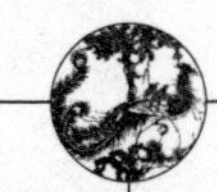

对症治疗效果不显，拟胆石症、慢性胆囊炎急性发作住院治疗，先后给予硫酸阿托品、654-2及消炎镇痛药物治疗，效果不显，次晨疼痛呈阵发性加剧，于床上辗转不安，腹平软，肝脾未触及，墨菲氏征阳性。当即给予艾灸神阙穴，2分钟后疼痛缓解，伴肠鸣矢气，5分钟后疼痛消失，墨菲氏征阴性，至今未出现过疼痛。

【出处】《湖南中医杂志》(6):34，1987。

2方

【药物】柴胡、香附、川芎、党参、当归、陈皮等。

【制法】上药研细末，分装于布包内。

【用法】将布包固定于患者脐部，昼夜外敷，7天为1个疗程。(山东省医药管理局资助课题)

【出处】《山东中医杂志》17(12):542，1998。

3方

【药物】1号方(肝郁气滞)：麝香0.2克，柴胡3克，木香3克，延胡索3克，丹皮3克，赤芍3克，大黄3克。2号方(气滞血瘀)：麝香0.1克，柴胡3克，木香3克，延胡索3克，血竭花1克，归尾3克，川芎3克，桃仁3克。

【制法】上药共研细末备用。

【用法】1号方用食醋调和，2号方用白酒调和，皆分为3份，分别敷于脐及双侧胆俞穴，外用纱布及胶布固定1小时。

【出处】《河南中医》14(4):48，1994。

四、肠梗阻

1方

【药物】丁香30～60克。

【制法】研成细末，加75%酒精调和，对酒精过敏者，可用开水调和。

【用法】敷于脐及脐周，直径约6～8厘米，纱布用塑料薄膜覆盖，周围用胶布固定，以减少酒精挥发，对胶布过敏者可用绷带固定。用于麻痹性肠梗阻。

【疗效】治疗20例(术后肠麻痹10例，弥漫性腹膜炎后肠麻痹7例，脊椎损伤所致肠麻痹3例)，用药1次15例，用药3次5例，用药2小时后可听到肠鸣音，4～8小时排便、排气，效果满意。

【验案】患者，男，60岁，诊断：1.弥漫性腹膜炎；2.坏疽性胆囊炎；3.胆囊结石。行胆囊切除及右下腹引流术，术后禁食，胃肠减压，补液、抗炎治疗。症见腹胀，呕吐，不排气。丁香敷脐周后，2小时可听到肠鸣音，3小时排气，4小时排便，症状消失。

【出处】《中医杂志》(11):52，1988。

【备注】机械性肠梗阻非本方所宜。

2方

【药物】麝香0.15～0.25克。

【制法】研细末。

【用法】直接置于神阙穴内，再用大于此穴之胶布一块外贴，然后点燃艾卷，隔布灸至肛门排出矢气为止。同时可针刺内关、足三里（均双），交替强刺激，留针30分钟，用于肠梗阻。

【疗效】治疗20例，效果满意。

【出处】《陕西中医》（5）：39，1984。

【备注】如用本法治疗12小时以上无效者，可采用手术或其他疗法。

3方（莱枳散）

【药物】莱菔子、枳实、广木香、白酒各30克，四季葱头50克，食盐500克。

【制法】先将枳实、广木香、莱菔子、食盐放铁锅中炒热，趁热将上药混合，以纱布包裹。

【用法】敷脐，每次30～60分钟。用于肠梗阻。

【疗效】治疗肠梗阻14例，痊愈8例，显效5例，无效1例。

【出处】《江西中医药》（5）：39，1988。

4方（消胀通窍散）

【药物】莱菔子（为末）60克，石菖蒲（捣烂，以鲜者为优）、鲜橘叶（切碎）各100克，葱白5根，白酒50～100克。

【制法】置锅内炒热，然后用纱布包好。

【用法】放在脐周部外敷，患者取仰卧位，待冷后再炒再敷，反复数次，直至腹胀、胀痛减轻，肛门排气排便为止。若敷药6小时症状未减者可配合中药内服，敷药24小仍未排气排便者，可根据情况改用其他方法治疗。用于肠梗阻。

【疗效】治疗16例（不全梗阻2例，完全性梗阻1例，机械性梗阻5例，动力性梗阻7例，绞窄性梗阻1例），单用本法者10例，配合中药（大承气汤）内服者6例，16例均在2天内痊愈。

【验案】患者，男，26，农民，1983年8月10日住院，腹痛腹胀，恶心呕吐。患者吃中午餐后突感腹痛，继则恶心呕吐，脘腹胀满，1天来未见排气排便。查：体温37℃，脉搏80次/分，呼吸20次/分，血压120/80毫米汞柱。呻吟不止，辗转躁动，腹部膨隆，无明显肠型。右下腹部压痛明显，并有一边缘不清的包块，质硬，无反跳痛，血象：白细胞4200/立方毫米，中性70%，淋巴30%；尿常规（－）：X线检查：提示全肠胀气，有液平面。舌质红，苔黄厚，脉弦数有力。诊断为急性完全性肠梗阻。用上法半小时，腹痛、腹胀减轻，3小时许排出大量秽臭粪便，腹痛、腹胀、恶心、呕吐随即消失。治疗

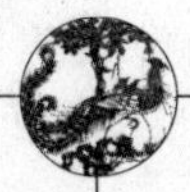

1天，痊愈出院（未用其他药物）。

【出处】《湖南中医杂志》（2）：46，1988。

5方（隔姜灸脐法）

【用法】将生姜切成1分厚之薄片，置于脐上，然后将拌有冰片之艾绒捏成宝塔糖样大小，置姜片上施灸。当患者感觉灼烫难忍时，可将姜片微微提起，绕脐作顺时钟旋转，并时而接触脐部，至艾绒烧完，余热用尽，再置艾绒施灸，一片姜烧3炷艾为1次，需15～25分钟，每日3次。用于肠结证（肠梗阻）。

【疗效】治疗粘连性肠梗阻18例，1天内梗阻消除者16例，2天者1例，显效率为94.44%；麻痹性肠梗阻7例，1天内梗阻消除者4例，2天者2例，显效率85.71%；蛔虫性肠梗阻3例，1～2天内梗阻皆消除。

【出处】《湖南中医杂志》（1）：34，1985。

6方

【药物】葱白半斤，食盐1斤。

【制法】置铁锅内炒热，然后用布包。

【用法】从神阙穴始，沿顺时针方向由内而外温熨，冷却时再加热，如法重复使用。用于麻痹性肠梗阻。

【验案】患者，男，18岁。因住房遭雷击，而被电流击伤，当即昏迷，不省人事，经抢救而复苏。继而腹胀如鼓，不得矢气，腹部听诊肠鸣音消失，西医诊为“电击性肠麻痹”。用上法约2小时后，得矢气而诸症皆失。

【出处】《浙江中医杂志》（3）：105，1988。

7方（温中祛寒散）

【药物】小茴香75克，吴茱萸、干姜、公丁香各60克，肉桂、生硫黄各30克，荜茇25克，山栀子20克。

【制法】共研细末。

【用法】敷脐。用于中毒性消化不良合并肠麻痹者。

【出处】《辽宁中医杂志》（11）：30，1980。

8方（消胀散）

【药物】苍术、白芷、细辛、牙皂各50克，丁香、肉桂各10克，葱白泥1撮。

【制法】研细末，混合。

【用法】敷脐部。用于小儿中毒性肠麻痹有良效。

【出处】《江苏中医杂志》（10）：5，1987。

9方

【药物】阿魏0.6克，丁香0.3克，麝香0.06克。

【制法】丁香研末，同阿魏、麝香和匀。

【用法】放于脐上，外用大膏药贴，并用热水袋熨。用于肠梗阻、肠套叠所致的少腹板硬，疼痛难忍，指甲发青。

【出处】《常见病验方研究参考资料》。

10方

【药物】烟丝1份，植物油2份。

【制法】混合捣融。

【用法】敷于脐及脐周，直径约6～8厘米，厚度约1～2厘米，让陪人用手掌心适当加压固定；1小时后取出烟丝检查，如虫团松解不明显者可适当加以按摩；按摩方法：先是手掌心与包块呈垂直方向进行，然后改顺时针方向按摩，时间15分钟左右；梗阻解除或基本解除后即投以驱蛔虫药物。用于蛔虫性肠梗阻。

【出处】《广西卫生》1975年第2期。

【备注】治蛔虫病肠梗阻还有2个方，详见“蛔虫病”7方、8方，此略。

11方

【药物】葱白若干。

【制法】切碎，捣烂，加醋炒热。

【用法】熨神阙及阿是穴，外加热敷。用于肠梗阻。

【出处】《俞穴敷药疗法》。

12方

【药物】麝香0.3克，生姜、紫苏各120克，大葱500克，陈醋500毫升，普通膏药或胶布1张。

【制法】生姜、紫苏研为细末，和大葱共捣一起，陈醋炒热。

【用法】先将麝香（研细末）纳入神阙穴，外盖普通膏药或胶布；再把余药敷神阙及阿是穴。用于肠梗阻。

【出处】《俞穴敷药疗法》。

13方

【药物】白芥子适量。

【制法】研为细末，用开水调成膏。

【用法】敷神阙穴和阿是穴，贴前，洗净皮肤，涂一层麻油，然后再敷药，待皮肤发赤有烧灼感时去掉，1日2次。用于肠梗阻。

【出处】《俞穴敷药疗法》。

14方

【药物】生大蒜120克，芒硝30克，生大黄60克，醋60毫升。

【制法】大蒜、芒硝共捣为糊膏；大黄研成粉，用醋调成糊状。

【用法】先将大蒜、芒硝外敷神阙及阿是穴，敷前，用2～4层油纱布作垫，2小时

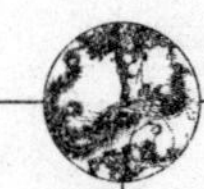

后去掉蒜泥，并用温水洗净蒜汁，然后，将大黄醋糊敷6小时，用于肠梗阻。

【出处】《俞穴敷药疗法》。

15方

【药物】雄黄30克，鸡蛋2个。

【制法】雄黄研末，调入鸡蛋（去壳），在碗中搅拌，用油煎成薄饼。

【用法】乘热贴在脐部，外用胶布固定。用于肠梗阻。

【出处】《上海常用中草药》。

16方

【药物】大葱、胡椒、枯矾。

【制法】共捣烂。

【用法】热敷脐腹部。用于单纯性肠梗阻。

【出处】《穴敷疗法聚方镜》。

17方

【药物】冰片1克。

【制法】研细末。

【用法】脐部常规消毒后，将冰片纳入神阙穴，外用胶布固定，再以松节油热敷，或以艾条灸15～30分钟，1日2～3次，一般6～12小时缓解，如仍不缓解，可改用其他疗法。用于肠梗阻。

【出处】《中医外治法集要》。

18方（消胀散）

【药物】鲜橘叶100克，小茴香30克，麸皮30克，食盐50克。

【制法】将橘叶、小茴香捣粗末后加入麸皮、食盐，炒热，装入纱布口袋。

【用法】外敷脐部3～4小时。用于小儿中毒性肠麻痹。

【疗效】治疗小儿中毒性肠麻痹80例，痊愈67例，减轻13例，全部有效。

【出处】《中西医结合杂志》（7）：421，1989。

【备注】本方与8方名同实异。

19方

【药物】葱白、头发、橘叶、皂荚，热毒型配栀子、滑石、冰片、鸡蛋清，元气亏虚型配肉桂、小茴香、米仁、麝香、麻油。

【制法】共捣烂。

【用法】敷脐。用于小儿麻痹性肠梗阻。

【疗效】治疗23例，除1例元气亏虚型因收治过迟救治无效而死亡外，22例均获痊愈。一般在敷药后10分钟左右可闻肠鸣音，30分钟左右得矢气，40分钟左右腹胀明显减退，平均敷药时间50分钟。

【出处】《上海中医药杂志》(12):17，1990。

五、脱 肛(直肠脱垂)

1方

【**药物**】柑子树叶、桃子树叶、薄荷叶各适量。

【**用法**】捣烂，用布包裹。

【**用法**】敷于肚脐眼。用于脱肛。

【**出处**】《广西民族药简编》。

2方

【**药物**】蓖麻子仁适量。

【**制法**】捣烂。

【**用法**】敷神阙、百会穴，每日1换，数次即上提。用于脱肛。

【**出处**】《穴敷疗法聚方镜》。

3方

【**药物**】生蜘蛛数个。

【**制法**】捣烂。

【**用法**】搭脐上。用于脱肛。

【**出处**】《穴敷疗法聚方镜》。

4方(灸神阙法)

【**用法**】细盐填满脐中，上置艾炷灸之，每次3～300壮。用于老人滑肠困重及小儿脱肛。

【**出处**】《扁鹊心书》《古今录验》。

5方

【**药物**】活田螺数只，米双酒适量。

【**制法**】将田螺捣烂如泥，入米双酒和匀，以芭蕉叶包好，埋于热火灰下，待热后取出。

【**用法**】放于肚脐、背部、尾骨等部位，每晚睡前敷1次，连用5～7日为1疗程。用于脱肛。

【**出处**】《常见病民间传统外治法》。

6方(艾灸神阙法)

【**用法**】先用凡士林涂脐中，再用麻纸盖于穴上，上放2分厚的小颗粒青盐，然后用压舌板压平放置大艾炷(下阔3～5分，高5分)灸之。用于脱肛。

【**验案**】患者，男，4岁，1982年9月4日诊。腹泻20余天，多方调治后泻止，随后在

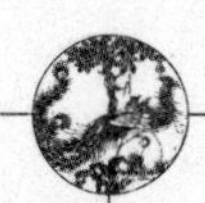

大便或咳嗽时肛门脱出约1寸许，大便后或咳嗽缓解时可自行还纳，面色萎黄，纳差，睡后露睛，舌淡苔薄，脉细弱。辨证为脾气下陷证。用上法灸神阙10次，诸症悉除。

【出处】《陕西中医函授》(3)：29，1986。

【备注】唐代孙思邈《千金方》就有治寒冷脱肛，灸脐中随年壮的记载。

7方

【药物】生莱菔。

【制法】捣烂。

【用法】实脐中束之，觉有疮，即除。用于大肠脱肛。

【出处】《本草纲目》。

六、痔　疮

【药物】肛泰(烟台荣昌制药有限公司研制)。

【用法】贴肚脐。

【疗效】1995年8月～1995年10月，中国中医研究院广安门医院、北京中医药大学东直门医院、山东中医药大学附属医院和济南市中医医院四家临床单位共同对肛泰治疗痔疮进行临床观察，其改善痔疮症状的总有效率为94.23%，显效率83.33%。

【出处】《山东中医杂志》16(11)：493，1997。

七、术后腹胀

1方

【药物】莱菔子(去壳)1勺，麝香回阳膏1张。

【制法】将麝香回阳膏放入温开水中浸泡1分钟(切忌火烤，以免炭化)，然后取出捏成薄片，再将莱菔子放入膏药中心。

【用法】敷贴神阙穴处。用于术后腹胀气、尿潴留。

【疗效】治疗30例，用药后肛门排气快者30分钟，慢者4小时，一般2小时；排尿快者35分钟，慢者3小时；治疗后达到排气的有15例，排尿的有12例，无效3例。

【出处】《中西医结合杂志》(6)：366，1986。

2方(桂萸膏)

【药物】肉桂、吴茱萸各等份。

【制法】共研极细末，过20目筛，将适量凡士林加热，药末渐倒入调匀成膏即可。

【用法】将药膏适量涂于纱布（约2×2厘米）中央，稍烘热后对准脐部贴敷，一般术毕即敷，24小时换1次；并设立对照组，除不贴桂萸膏外，其他的治疗及术前术后处理等均相同。用于阑尾切除术后肠功能的恢复。

【疗效】敷脐组肛门排气最早在术后16小时，最迟在40小时，平均23小时；对照组最快在术后22小时，最迟在72小时，平均41小时，敷脐组比对照组排气时间平均提前了18小时。

【出处】《北京中医杂志》(5)：26，1990。

3方

【药物】肉桂、吴茱萸、细辛、花椒、佛手、莱菔子。

【制法】将上药粉碎成细粉，过80目筛后，按即定比例混匀，装入布袋，制成实验用神阙袋（每袋50克），外裹无毒塑料袋，并固定于腹带上备用。

【用法】于术后10分钟左右将神阙袋外裹无毒塑料袋撕掉，将其对准脐部与腹带一起敷于患者腹部。

【出处】《中国中医药信息杂志》8(12)：64，2001。

4方

【药物】吴茱萸6克，枳实6克，丁香3克，胡椒6克，肉桂10克，元胡6克，大黄5克。

【制法】共研为细末，瓶装密封备用。

【用法】洗净脐部，将药粉约20克用热醋调和成糊状，敷于脐部，外敷一层脐纸以防药力发散，腹带固定，每日早晚各更换一次，同时配合腰部加垫和腰背肌功能锻炼。

【疗效】治疗48例病人，其中46例经敷脐2～3次后排气排便，腹胀痛缓解，肠鸣音恢复，另2例合并脊髓震荡经配合针灸足三里等穴治疗3天后腹胀痛减轻，排气排便，胃肠蠕动恢复。

【出处】《中医外治杂志》6(5)：21，1997。

八、术后膀胱痉挛

【药物】香附6克，延胡索6克，小蓟10克，艾叶3克，乳香5克，没药3克。

【制法】前4味药捣碎研粉；后两味炒制后研粉，各粉混匀。

【用法】取适量（2.0～3.0克）药粉用陈醋调成稠糊状（宁稠勿稀），直接敷于患者脐窝内，覆以纱布，并胶布固定，再用暖水袋（40℃左右）熨于纱布上。预防膀胱痉挛发生，每日熨3次，每次20分钟；治疗膀胱痉挛可持续热熨至每次痉挛缓解

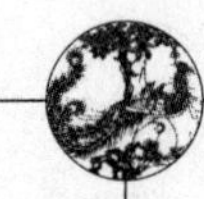

半小时以后停止，每日换药1次。

【出处】《陕西中医》25(10)：899，2004。

九、前列腺肥大

1方

【药物】大葱白5个，白矾9克。

【制法】将白矾研为细末，再混入葱白，捣成糊状。

【用法】用1块2寸方型塑料薄膜，将药全部撒在膜上，敷于肚脐。用于前列腺肥大症。

【出处】《医药卫生》1976年第6期。

2方

【药物】葱白10根。

【制法】捣烂，分为3等份，锅内加热。

【用法】交替熨脐。用于前列腺肥大，小便困难。

【验案】患者，男，64岁，1985年4月7日诊。小便滴沥10天，诊为前列腺肥大入院。住院后用乙烯雌酚和中药无效。面色萎黄，素畏寒肢冷及腰痛，舌淡白，脉沉细。诊为：肾阳虚弱不能温煦膀胱。用上法3份未用毕小便通畅，翌日出院。

【出处】《四川中医》(3)：12，1989。

3方

【药物】芒硝、明矾各等份。

【制法】研成细末，拌匀。

【用法】将墨水瓶盖盖顶去掉，仅留外圈，放在肚脐正中，将芒矾散填满，再用冷水滴入药中，以药物湿润、水不外流为宜，上用胶布固定，使其溶化完为止，每日1次。

【出处】《中医外治杂志》8(2)：24，1999。

十、慢性前列腺炎

1方(贴脐散)

【药物】麝香0.15克，白胡椒7粒。

【制法】白胡椒研成细粉，瓶装密封备用。

【用法】脐部温水擦净，先将麝香粉倒入，再放入胡椒粉，上盖一张圆白纸(以盖住肚脐为度)，外用胶布固定，每隔7～10天换药1次，10次为1疗程，每疗程间休息

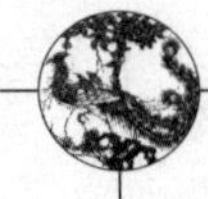

5～7天，连用6个疗程。用于慢性前列腺炎。

【疗效】治疗11例，治愈6例，好转3例，另2例初治已见效，因故中断治疗。

【验案】患者，男，50岁，已婚，干部。4年来经常感到会阴部热痛不适，有时排尿不畅，淋沥涩痛，伴有腰膝酸软，全身乏力；直肠指诊：前列腺肿大，中央沟消失，有显著压痛；前列腺常规检查：乳白色，稠度高，有脓丝，脓细胞++～+++（高倍视野），卵磷脂小体30%。用上法治疗3个疗程，症状消失，直肠指诊及前列腺常规检查均已正常，随访年余未复发。

【出处】《江西中医药》（2）：26，1984。

【备注】慢性前列腺炎属中医"尿浊""白浊"等范畴，可互参。

2方

【药物】野菊花、银花、吴茱萸、肉桂、僵蚕、玄参、大黄、槐花等30余种药物。

【制法】研为细末，以凡士林、醋为基质制成膏状。

【用法】先在神阙穴拔罐后，将本药膏加温敷于脐部，每周2次，15次为1疗程（2个月）。

【出处】《河北中医》18（2）：43，1996。

3方

【药物】前列通药袋{江苏省丹阳市保健药品厂生产，[苏卫药健字（1995）1451号]}。

【用法】把药袋对准神阙（肚脐）、气海、关元、中极、肾俞等穴位，有效期为15天，15天后更换新药袋，连续使用4只药袋。

【出处】《中国新药与临床杂志》17（1）：56，1998。

4方（前列脐贴）

【药物】苦参30克，大黄10克，土茯苓30克，牛膝15克，王不留行15克，花椒10克，益智仁15克，冰片1克，樟脑1克。

【制法】将大黄、花椒、冰片分别单独粉碎，过100目筛备用，其余各药加水适量煎煮2次，第一煎1.5小时，第二煎1小时，合并两次煎液，过滤，滤液先直火后水浴浓缩至稠膏状与大黄、花椒粉混合，置50℃恒温干燥后，粉碎过100目筛成细粉，再按等量递加法加入冰片、樟脑细粉，密封备用。称取2克药粉装3×4厘米薄型滤纸袋中作为药蕊，外加即时贴包装即可。

【用法】用药前先将酒精棉擦拭肚脐，取下即时贴背面的纸，将药蕊置于肚脐位置，每日1贴。4～6天为1疗程。

【出处】《中药材》22（6）：318，1999。

5方

【药物】黄芪5份，附子4份，川芎3份，大黄、黄柏各2份，马钱子、冰片各1

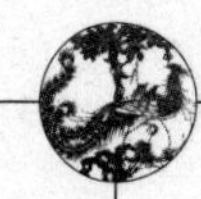

份。

【制法】焙干研末，密闭备用。

【用法】常规消毒脐部及四周皮肤，然后取药粉10克，用75%酒精调匀，填入脐孔，外用麝香止痛膏固定，24小时后取下。隔日治疗1次，10次为1疗程，每疗程间隔7天，共治3个疗程。

【出处】《新中医》31(3)：14，1999。

十一、疝　气

1方

【药物】白附子1个。

【制法】研为细末，加口涎调。

【用法】填脐。用于疝气偏坠。

【出处】《本草纲目简编》。

2方

【药物】吴萸、川楝子各9克，小茴香12克。

【制法】共为细末。

【用法】布裹脐上。用于疝气疼痛。

【出处】《常见病验方研究参考资料》。

3方

【药物】盐250克。

【制法】炒热，布包。

【用法】趁热熨敷脐部。用于疝气疼。

【出处】《食物疗法》。

4方

【药物】酢浆草、天胡荽各16克。

【制法】上药加热饭16克，共捣烂。

【用法】包脐眼，每日换药2次。用于疝气。

【出处】《贵州民间方药集》。

5方

【药物】爬地黄（报春花科植物金瓜儿）叶一小把。

【制法】捣烂，装在小酒杯内。

【用法】覆盖在患者脐眼上，每日换药2次。用于疝气。

【出处】《贵州民间方药集》。

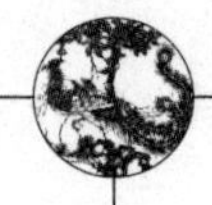

6方

【药物】白附子1个，川楝子30克，广木香15克，吴茱萸20克，小茴香15克，桂枝15克。

【制法】诸药混合粉碎为末，过筛。

【用法】取药末15克，用黄酒调匀，放于神阙穴，上盖纱布，胶布固定，1～2日一换。用于疝气，小腹攻撑作痛，痛引睾丸肿大，或一边睾丸肿大下坠。

【出处】《穴位贴药疗法》。

【备注】本方如配合内服，效果更速。

7方

【药物】肉桂。

【制法】研为细末。

【用法】敷脐，用于疝气。

【出处】《辽宁中医杂志》（11）：39，1980。

8方（温中傲寒散）

药物、制法详见“胃痛”2方，此略。

【用法】用酒调成膏，纱布包裹，压成饼状，敷神阙穴，以塑料薄膜、纱布覆盖，胶布固定，1日换药1次，10天为1疗程，中间停3～4天，再进行1个疗程，连用2～3个疗程。用于疝气。

【出处】《中医外治法集要》。

9方

【药物】小茴香（盐炒）适量，青木香、广木香、吴萸各30克，大葱半斤。

【制法】前4味药，烘干，研为细末，和大葱共捣为泥，纱布包裹。

【用法】敷神阙穴，外加热敷，1次30～60分钟。用于疝气。

【出处】《中医外治法集要》。

10方

【药物】葱白10根。

【制法】捣烂，分2份。

【用法】加热熨脐。用于寒疝坠痛。

【验案】患者，男，65岁，1987年1月4日诊。自幼有斜疝，经县医院外科行疝气修补术，术后刀口愈合良好，出院后患病侧仍有坠痛，且有寒凉之感，逢寒冷辄甚，服茴香桔核丸症减，停药后复然。用上法每日2次，3次后痛止，继用5次，半年未痛。

【出处】《四川中医》（3）：12，1989。

11方

【药物】丹参粉末10克，生姜1片，黄酒少许。

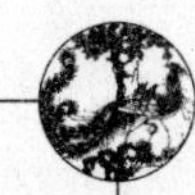

【制法】均匀捣膏如泥。

【用法】敷于脐上，上覆纱布固定，每日换药1次。

【疗效】一般3剂可愈。36例中治愈33例（2年内无复发），显效2例，无效1例。

【出处】《中国民间疗法》13(2)：61，2005。

十二、睾丸鞘膜积液

1方

【药物】八角茴香7粒，大枣（去核）7枚。

【制法】共研细末，与蜂蜜调成药饼。

【用法】敷脐，胶布固定；再用小茴香、屋梁上老尘土各50克，装入布袋熨热，敷睾丸20分钟，每日1次。同时加服黄芪荔枝核汤。

【疗效】治36例，痊愈21例，显效15例。

【验案】患者，男，27岁，1982年3月10日初诊。2个月前酒后卧于湿地，酒醒后即觉睾丸坠胀不适，逐日加重，继而睾丸肿大，疼痛，排尿困难，行动不便，走路双腿呈八字形，睾丸肿大透明，摸之如触浮瓢，舌红苔黄，脉滑。用上法治疗15天而愈。

【出处】《河北中医》(2)：47，1989。

十三、肠　痈（急性阑尾炎）

1方（灸脐四边穴法）

【药物】艾绒适量。

【制法】制成艾炷。

【用法】离脐上下左右各半寸处放艾炷灸之，以腹痛减轻或消失为度，连用数次。用于肠痈。

【出处】《扁鹊神应针灸玉龙经》。

【备注】原歌曰："肠痈围脐四畔灸，相去半寸当酌量。"又据《备急千金要方》："小儿卒腹皮青黑……又灸脐上、下、左、右，去脐半寸，并鸠尾骨下一寸，凡五处各三壮。"

十四、痈　疽

1方（灸神阙法）

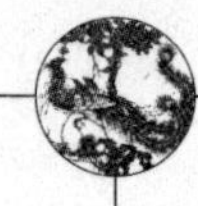

【药物】艾绒适量。

【制法】制成艾炷。

【用法】灸神阙二七壮。用于对口疽。

【出处】《简易普济良方》。

十五、原发性骨质疏松症

补血益精穴位透皮贴剂

【药物】由攀钢总医院中药制剂室提供的补血益精穴位透皮贴剂(以四物汤合左归丸为基础方,按膜剂工艺制成药贴),直径约2.5厘米,厚0.5厘米,每贴含药量相当于生药15克。

【用法】隔日贴于神阙穴,每次保留24小时后摘下,共治疗6个月。

【出处】《中国针灸》23(1):17,2003。

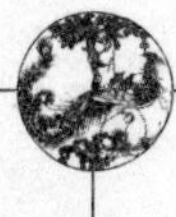

第五章　儿科病症

一、小儿发热

1方

【药物】雄鸡血10滴，生石膏5克。

【制法】鸡血与石膏捣成泥状。

【用法】敷于脐部，外用胶布固定，一般1小时见效。用于小儿高热。

【出处】《湖南中医杂志》(3):53，1988。

2方（硝石粉）

【药物】大蒜30克，芒硝60克，生石膏15克，寒水石15克，滑石15克。

【制法】共捣成糊状，以鸡蛋清调成糊。

【用法】敷脐部，4小时取去。用于高热大便干结者，腹泻患者禁用。

【出处】《中医急症通讯》(6):9，1985。

3方

【药物】土知母根（鸢尾科植物，鸢尾）31克，鸡蛋1个。

【制法】将药捣烂，用鸡蛋清调匀。

【用法】敷患儿脐眼，数小时热退食消。用于小儿隔食发热。

【出处】《贵州民间方药集》。

4方

【药物】燕子窝泥15克，田螺肉5个，吊扬尘30克，青黛0.3克。

【制法】共研捣匀，鸡蛋清调。

【用法】敷脐部，2小时后去药。用于小儿高热，烦渴有汗，尿黄，苔黄，脉洪数者。

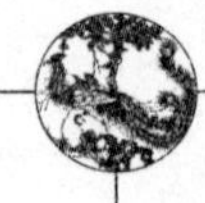

【出处】湖南《农村常见疾病中医简易疗法》、《中医外治法》。

5方

【药物】小雄鸡1只，雄黄15克，银戒指1个，灯芯数根。

【制法】小雄鸡剖开，不去肠杂，纳入余药。

【用法】敷脐部1～2小时取下，鸡肉与银戒指均呈绿色即效。用于小儿高热不退，昏迷谵妄者。

【出处】《湖南中医单方验方》《中医外治法》。

【备注】有的单用雄黄一味，研为极细末，鸡蛋清调成糊状，外敷脐部，数10分钟即可热退神清。

6方

【药物】地龙数十条。

【制法】洗净泥土，放入净碗内，上撒白糖，顷刻，地龙全身渗液大出，死亡，加面粉适量，捣为糊状，纱布包裹。

【用法】敷神阙穴，30～60分钟，高热即退。用于小儿高热。

【出处】《中医外治法集要》。

7方

【药物】稻草适量。

【制法】烧灰，用白酒或酸浆水，调为糊状。

【用法】敷神阙穴，下垫一层纱布，其烧自退。用于小儿高热。

【出处】《中医外治法集要》。

8方

【药物】葱白200克，石膏粉30克。

【制法】葱白去根洗净捣烂成泥，加入石膏和匀。

【用法】外敷神阙穴，上盖消毒纱布，每日2次，待厥回后再以清热解毒药内服。用于小儿肺炎、麻疹肺炎所致的高热喘息，四肢厥逆。

【验案】患者，男，5岁半，1988年6月23日诊。高热3天。诊见：咳喘高热，呼吸困难，张口抬肩，嘴唇青紫，鼻翼煽动，四末厥冷，脉象滑沉数，体温41℃；听诊：两肺干湿性罗音，口腔内出现麻疹黏膜斑。诊为麻疹肺炎，病毒内陷。急以葱泥外敷，次日四末转温，麻疹外现，体温退至38.5℃，仍以葱泥外敷，加内服方（荆芥、银花、连翘、前胡、杏仁、天花粉、桑白皮各10克，甘草、黄芩各6克），3剂后咳喘平，热退。

【出处】《浙江中医杂志》（7）：320，1990。

9方

【药物】生石膏12克，银花9克，板蓝根9克，鲜西瓜皮15克。

【制法】将上药共捣烂如泥，拌匀。

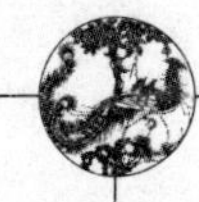

【用法】填于患者肚脐上，每日换药2～3次，连续填脐2～3日。用于小儿高热。

【出处】《常见病民间传统外治法》。

二、小儿感冒

1方（杏苏散）

【药物】苏叶2.5～4.5克，杏仁3～5克，前胡2.5～4.5克，桔梗1.5克，半夏2.5～3克，陈皮2～3克，枳壳2.5～3克，茯苓3～4克，炙草1.5克，生姜2片，大枣（去核）2枚。

【制法】除姜、枣外，上药共研细末，均分2包。每次用1包药末，置于碗内，加入白蜜7.5克，葱白连须3茎（打烂，涎泥入药）、生姜1片（打烂，渣汁入药），搅拌成团。另备生萝卜汁1盅（约10克），合大枣共煎滚汤，冲入药团，调成药饼。

【用法】敷贴于神阙穴，上盖塑料纸，外以纱布包扎固定，满12小时更换第2包。用于感冒风寒而头痛鼻塞、咳嗽痰多者。

【出处】《上海中医药杂志》（6）：20，1980。

2方（荆防败毒散）

【药物】荆芥2.5～4.5克，防风2.5～4.5克，羌活2.5～4.5克，独活2.5～4.5克，柴胡2.5～4.5克，前胡2.5～4.5克，枳壳2.5～4.5克，桔梗2.5～4.5克，川芎2.5～3克，茯苓2.5～4.5克，甘草1.5克。

【制法】共研细末。

【用法】敷神阙穴。用子感冒风寒较重，有恶寒头痛、鼻塞咳嗽、身重节疼等症。

【出处】《上海中医药杂志》（6）：20，1980。

【备注】咳甚可加象贝、白前各2.5～4.5克，杏仁3～6克；舌苔白腻，胃纳不馨，可去甘草，选加厚朴1.5～3克，半夏2.5～3克，陈皮2.5～3克；体虚者，可加党参3～6克。

3方（桑菊饮）

【药物】桑叶3～6克，菊花2.5～4.5克，薄荷1.5克，桔梗1.5～4.5克，杏仁3～6克，连翘2.5～3克，甘草1.5，芦根1支。

【制法】除芦根外，共研细末，均分两包。每包药末加连须葱白头3茎（打烂，涎泥入药），用芦根煎汁，与白蜜7.5克共同调和成药饼。

【用法】外敷神阙穴，包扎固定，满12小时更换第2包，同前法趁热调敷。用于风热感冒初起。

【出处】《上海中医药杂志》（6）：20，1980。

4方（银翘散加减）

【药物】银花4.5～9克，连翘4.5～9克，山栀4.5～5克，黄芩4.5～6克，豆豉4.5～6克，荆芥3～6克，菊花4.5～9克，薄荷1.5～3克，钩藤4.5～9克，生甘草1.5～3克，生姜2片，大枣2枚。

【制法】共研细末，分成两包。每包药末用1只生鸡蛋清拌入，加少量白蜜、生姜（打烂，渣汁入药），另用芦根1支，合大枣同煎滚汤调和上药成饼。

【用法】敷神阙穴，包扎固定，满12小时更换第2包。用于时行感冒，恶寒高热，甚则寒战，头痛骨楚殊剧，口渴神疲等症。

【出处】《上海中医药杂志》（6）：21，1980。

【备注】咽部肿痛者，加桔梗1.5～3克，射干、牛蒡子各3～6克，马勃2.5～4.5克，板蓝根3～6克。

5方

【药物】地龙20条，白糖适量，冰片少许。

【制法】将地龙与白糖搅烂1小时后，去地龙留黏液，加入冰片，再加入75%乙醇5毫升。

【用法】外涂肚脐及囟门，每日2～3次，可在当日见效。用于小儿感冒。

【出处】《陕西中医》（2）：27，1986。

6方

【药物】杏仁、桃仁、白前、前胡各5克，薄荷、牛蒡子、冰片各3克。

【制法】共研细末，用蜜或白开水调膏。

【用法】每次用3克，纱布包裹，外敷神阙穴，麝香虎骨膏固定，24小时换药1次。用于小儿感冒后咳嗽。

【出处】高树中。

7方

【药物】葱白12克，连翘9克。

【制法】将上2味药共捣烂如泥。

【用法】填于患者脐部，每日换药2次，连用数日，以愈为度。用于小儿感冒。

【出处】《常见病民间传统外治法》。

三、小儿哮喘

1方

【药物】麻黄、杏仁、甘草各等份，葱白头3根。

【制法】前3味碾成细末，入葱白头捣烂如泥。

【用法】敷贴脐孔，上盖油纸或塑料薄膜，胶布固定，半天取下，下午再敷，1日2次。用于风寒、饮食等外因所致的喘急。如感冒、流感初起发热时，本法亦有退烧作用。

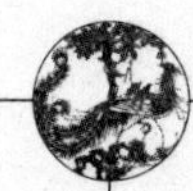

【出处】《陕西中医》（针灸增刊）：39，1981。

2方

【药物】热参总生物碱0.05～0.1克。

【用法】敷脐，每周换药1次。用于小儿哮喘。

【验案】患者，男，8岁，1980年10月20日诊。2岁患肺炎，愈后咳喘不止至今，喘重于咳，冬春季加重，吐白痰挟泡沫，气短无力，饮食不振，脉细，舌淡，苔薄白。用本法治疗，3天后咳喘渐轻，2周后喘停，虽冬天感冒也不复发。

【出处】《浙江中医杂志》（3）：131，1982。

3方（一捻金）

【药物】白丑、黑丑（各半生半炒、各取头末）15克，大黄31克，槟榔7.5克，木香4.5克，轻粉0.03克。

【制法】共研细末，蜜水调成饼。

【用法】贴脐内，微利为度。用于小儿胸满喘急，鼻翼煽动，痰涎壅塞等症。

【出处】《理瀹骈文》。

4方（马脾风散）

【药物】朱砂7.5克，甘遂4.5克，轻粉1.5克。

【制法】上研细末备用。

【用法】每次取0.03克药粉，以温浆水少许，上滴香油一点，抄药在油花上，待药沉到底，去浆水取药用，敷脐部。用于寒邪入肺化热所致的痰喘上气，肺胀齁鼾。

【出处】《理瀹骈文》。

5方

【药物】吴茱萸3克，胡椒7粒，五味子3克。

【制法】研成细末，调和做饼。

【用法】封于脐上。用于小儿虚喘。

【出处】《中国农村医学》（6）：18，1983。

6方（灸脐下一指处法）

【用法】小儿气喘如风，潮热火蒸，因饮食受风呛乳，离脐下一指用艾火三炷即安。

【出处】《痧惊合璧》。

7方（咳喘平软膏）

【药物】麻黄、苦参、黄柏、艾叶、杏仁、桃仁、僵蚕、细辛、南星各20克，白芥子、花椒、桂枝、川贝母、冰片各10克，阿胶60克，面粉100克，654～2600毫克。

【制法】将上药，除阿胶、冰片、面粉、654-2外，入锅内水煎2次，共取药汁1000毫升，浓缩成约350毫升。将阿胶烊化，得液体约100毫升，与前药液混合，放

入面粉、冰片、654–2，放入锅内蒸成稠膏状即可。

【用法】取咳喘平软膏适量，涂患儿脐部，并用纱布、塑料薄膜、纱布三层覆盖，胶布固定。

【出处】《中国民间疗法》（5）：22，1999。

四、小儿积滞

1方

【药物】玄明粉3克，胡椒粉0.5克。

【制法】研细末拌匀。

【用法】放于脐中，外盖消毒塑料纸或油纸、消毒纱布，用胶布固定，每日换药1次，病愈80%则停用。用于小儿积滞。

【疗效】一般1～2天即可见效，3～5天可愈。

【验案】患者，男，3岁。10天来呕吐食物，厌恶饮食，大便腥臭，3天1次而不畅，烦躁苦闹，少腹胀满，不发热，经中西医治疗无效。查肝功、血常规、大便常规等均无异常，苔黄腻，脉滑数。用上法治疗，每天换药1次，2天好转，4天痊愈，诸症皆除。

【出处】《四川中医》（2）：47，1985。

2方

【药物】桃树叶子（以朝阳面上好叶子）适量。

【制法】洗净放锅内，用水煮，约2小时，将叶取出挤干除去，再熬锅内之汁成膏。

【用法】摊布上，贴肚脐处。用于食积。

【出处】《常见病验方研究参考资料》。

3方

【药物】生栀子9克。

【制法】研细末，加飞面少许，鸡蛋白调成3个饼。

【用法】分敷在脐部及两足心。用于食积。

【出处】《常见病验方研究参考资料》。

4方（按揉神阙法）

【用法】医者用掌心按于患儿的神阙穴上，旋转揉摩300～500次（顺时针方向为泻，逆时针方向为补）。用于小儿乳食停滞，大便秘结。

【出处】《常见病民间传统外治法》。

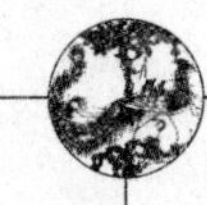

五、小儿疳症

1方（疳积散）

【药物】杏仁、桃仁、山栀子、皮硝各10克，白胡椒7枚，葱白（每根寸许）7根，鸭蛋（弃黄取清）1个，白酒5毫升。

【制法】前5味药研细末，加葱白捣烂，再加入鸭蛋、白酒调拌均匀，然后用纱布扎成两饼。

【用法】外敷神阙、命门二穴，24小时后取下。用于小儿疳积。

【疗效】本方为已故老中医李坦然先生的经验方，经鲍余生等10多年来数百例的临床验证，屡见奇效。

【验案】患者，男，4岁，1986年7月8日诊。食欲不振，精神欠佳，形体消瘦，渴喜饮，腹膨，大便稀溏，每日2～3次。检查：面黄憔悴，发黄易落，白睛青蓝，手心热，指纹色淡滞，青筋已达气关，体温37.6℃，大便常规（-）。用上法3天后，饮食增，腹软，口不渴，精神佳，二便调。继用稚儿灵、要儿素调服1周而愈。

【出处】《江苏中医杂志》（5）：14，1987。

2方（消疳膏）

【药物】焦山楂、炒神曲、炒麦芽各10克，炒鸡内金、炒莱菔子、生栀子各5克。

【制法】共研细末，装瓶备用。

【用法】以上药适量加开水调成膏状贴于脐中，用布、胶布固定，每日1换，5次为1疗程。用于疳积。

【疗效】治疗48例，痊愈31例，显效12例，好转4例，无效1例，总有效率为97.2%。

【验案】患者，男，1岁，1986年10月28日诊。患儿半年来食欲不振，夜睡不宁，面黄肌瘦，口渴烦急，大便经常干结或稀溏、秽臭，腹痛胀满，舌红，苔黄厚，脉滑数。诊为小儿疳积，证属食滞积胃，中运不畅。用上法治疗10次，诸症消失，精神、食欲恢复正常而告愈。

【出处】《四川中医》（2）：13，1990。

3方

【药物】桃仁6克，杏仁6克，大黄6克，山栀子6克，芒硝6克，鸡蛋白1个，面粉适量。

【制法】前5味药共研细末，加入鸡蛋白、面粉调匀备用。

【用法】直接敷于脐部（冬天可稍加温），可加布带固定，24小时后除去，敷后出现青紫无妨，约10～15天可自行消退，每隔7天用药1次；同时点刺四缝穴，7天1次。用于疳积，一般3次即愈。

【出处】《安医学报》（1）：79，1977。

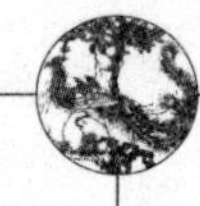

4方

【药物】山楂、栀子、大枣（去核）各7粒，葱头9个，芒硝30克。

【制法】共研细末，加入面粉30克，白酒适量，调和成两个饼。

【用法】冷敷于脐部及脐相应的背部（即命门穴），以纱布包扎，每隔2～3小时取下饼加白酒适量再敷，共敷3昼夜；然后改服汤药：芦荟、芜荑、山楂、麦芽、云茯苓、白术、党参各6克，大枣3枚，每日1剂，连服7日，3岁以上儿童加大剂量。用于疳证。

【出处】《湖南医药杂志》（4）：24，1980。

5方

【药物】苍耳全草、生姜、黄丹各适量。

【制法】共熬成膏。

【用法】贴脐和囟门处。用于小儿疳积。

【出处】《浙江中医杂志》（5）：23，1980。

6方

【药物】吴茱萸3克，生香附3克，鲜葎草叶15克，鲜侧柏叶15克，鸡蛋1个。

【制法】先将前2味药共碾成细末，再和后2药共捣如泥状，加入鸡蛋白适量调和，做成1个药饼备用。

【用法】将药饼敷在患儿肚脐上，外以宽布带束之，待药饼干燥或脐部发痒时去掉药饼，每日敷1次，连敷数次即愈。用于疳证。

【出处】《中草药外治验方选》。

7方

【药物】杏仁9克，皮硝9克，山栀9克。

【制法】共研细末，加葱白（1寸长）3根、艾头（1寸长）3根及面粉、白酒适量，同捣如泥。

【用法】于睡前敷于脐部，白天除掉，第2天再制1剂敷脐。用于疳证，早期效果最好，中期次之，晚期只宜作为配合疗法之一。

【出处】《安徽中医学院学报》（1）：21，1986。

8方

【药物】雷丸10克，榧子10克，吴茱萸10克，鸡内金10克，栀子10克。

【制法】共研末。

【用法】取药粉2克贴神阙，外用胶布固定，3日更换1次，可配合针刺四缝，每周1次，连刺3周。用于疳证。

【出处】《湖南中医杂志》（2）：33，1987。

9方

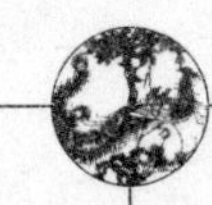

【药物】艾叶、胡椒各1克。

【制法】共研细末，备用。

【用法】用黄酒调糊，敷于脐部，隔日换药1次，连用3～5次为1疗程。用于疳积，对虚寒型疳积尤为适宜。

【出处】《新编中医学概要》。

10方

【药物】五倍子9克。

【制法】焙黄，以醋捣黏如膏。

【用法】抹于脐腹。用于小儿疳积，瘦弱，抓耳搓眼，搓鼻子。

【出处】《常见病验方研究参考资料》。

11方

【药物】皮硝30～60克。

【制法】纸包，放布袋内。

【用法】敷于脐上。用于小儿疳膨食积。

【出处】《常见病验方研究参考资料》。

12方

【药物】栀子、芒硝各9克，杏仁6克，葱白（1寸1节）7寸。

【制法】前3味药研末，用葱白捣烂成泥状，再搅白面、陈醋调和成膏。

【用法】贴脐部，7天后揭去。用于小儿疳积，消化不良。

【出处】《常见病验方研究参考资料》。

13方

【药物】桃仁、杏仁、小枣各7枚，栀子30克，朴硝、川军各9克，鸡子清3个，蜜30克。

【制法】将前药共为细末，用鸡子清、蜜调匀，摊布上。

【用法】贴肚脐，7日1换，连贴3次。用于小儿大肚子痞，面黄肌瘦，肚大青筋，午后发热。

【出处】《常见病验方研究参考资料》。

14方

【药物】皮硝10克，杏仁6克，栀子3克，葱白7茎，红枣（去核）7枚，头道酒糟30克，灰面90克。

【制法】诸药混合捣如膏状。

【用法】将药膏分作2份，摊于青布中间，分贴神阙、命门穴，胶布固定，3日换药1次，一般2～3次即可减轻症状，贴愈为止。用于疳积。

【出处】《穴位贴药疗法》。

15方

【药物】甜酒曲1个，芒硝6克，杏仁10克，栀仁6克，使君子肉7粒。

【制法】共研细末。

【用法】晚上用浓茶汁调敷脐部，布带包住，次晨除去，连敷3晚。用于疳积腹胀大，时而腹痛，时下蛔虫而服驱虫药暂未奏效者。

【出处】《湖南中医单方验方》《中医外治法》。

16方

【药物】山楂、栀子、大枣（煮熟去皮核）、芒硝各30克，大葱250克。

【制法】山楂、栀子烘干，研为细末，过筛；再和芒硝、枣肉、大葱，并加面粉30克，共捣融，加白酒适量，调和为膏。

【用法】敷神阙、命门穴，每隔3小时，把药饼取下，加酒适量再敷，连敷3～5天。用于疳积。

【出处】《中医外治法集要》。

17方（芒香散）

【药物】芒硝10～20克，小茴香1～3克。

【制法】小茴香研末。

【用法】小茴香纳入神阙穴，再将芒硝装入纱布袋内覆盖之，外用胶布固定。用于疳积腹胀。

【出处】《中医外治法集要》。

【备注】亦治新生儿腹胀。

18方（疳积散）

【药物】山楂、生栀子、桃仁、大枣（去核）各7个，葱头9个，芒硝30克。

【制法】共研末，加适量面粉、酒调做成3×3×1厘米大小药饼。

【用法】外敷肚脐上，用伤湿止痛膏固定。用于疳积。

【出处】《陕西中医》（6）：261，1985。

【备注】本方与1方均名“疳积散”，而药味不同。

19方

【药物】生栀仁30粒，桃仁7粒，皮硝9克，葱头7个，飞罗面1匙。

【制法】研为细末，与蜂蜜、鸡蛋清调匀，荷叶为托。

【用法】贴肚脐。用于小儿疳积。

【出处】《经验奇效良方》。

20方

【药物】黄芪、茯苓、白术、炙甘草、制厚朴、槟榔、山楂、麦芽、神曲、陈皮、益智仁、木香、砂仁、山药、莪术、使君子、川楝肉、胡黄连、芜荑各15克。

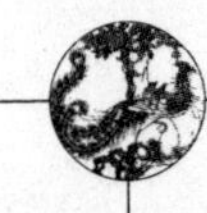

【**制法**】麻油熬，黄丹收，朱砂3克搅匀备用。

【**用法**】贴肚脐。用于小儿疳积。

【**出处**】《理瀹骈文》。

21方（冯氏化痞膏）

【**药物**】黄柏、莪术、秦艽、生山甲、大黄、川贝、木鳖子、山楂核、荆芥、三棱、当归、阿魏、肉桂、生龟板、皮硝、乳香面、没药面、麝香粉。

【**制法**】除乳香、没药、麝香外，余药依法熬成膏，再兑入乳香、没药、麝香搅匀。

【**用法**】贴于脐部。用于小儿疳积，有显效。

【**出处**】《冯氏疳积疗法》。

22方（秘方化积膏）

【**药物**】红花、阿魏、栀子、飞罗面、葱白、蜂蜜、麝香。

【**制法**】依法共调成膏。

【**用法**】贴敷脐部。用于疳积，一般5～6日即见疗效。

【**出处**】《河北中医》(3)：68，1980。

23方

【**药物**】(1)胡椒、丁香、莱菔子。(2)元明粉、莱菔子。

【**制法**】(1)(2)方分别研细末。

【**用法**】敷脐。(1)方用于疳积兼寒者，(2)方用于疳积兼热者。

【**出处**】《光明中医》(2)：22，1988。

24方

【**药物**】猪尿脬1个，曲酒100～200毫升。

【**制法**】将曲酒灌入猪尿脬中，扎紧上口。

【**用法**】置于患儿脐腹。用于疳膨之疾。

【**疗效**】此系江苏海门民间验方，治疗疳膨之疾，每有简捷之验。

【**出处**】《黑龙江中医药》(6)：34，1990。

25方（二香散）

【**药物**】丁香3克，广香3克，吴萸4.5克，肉桂1.5克。

【**制法**】研细末。

【**用法**】敷脐，2天换药1次；同时内服苡仁、山药粥。用于小儿脾疳。

【**出处**】《湖南中医杂志》(4)：10，1988。

六、小儿腹泻

1方（三香散）

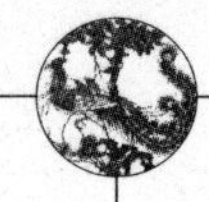

【药物】丁香、木香、小茴香、吴萸各30克，食盐250克。

【制法】将前4味药捣碎，与食盐混合，放铁锅内共炒，以能闻到香味为度，不可炒焦，迅速放入黑布袋内（20×10厘米大小）。

【用法】放肚脐上，上盖毛巾等物，以免热量迅速下降，约半小时即可，每天1次，每料药物可用3天。

【疗效】治83例，痊愈48例，显效13例，好转10例，无效12例，总有效率85.5%。

【验案】患者，男，3个月。腹泻2个月，以中西药物治疗效不显。大便3～5次/日，面黄肌瘦，神情呆滞，哭声低微，腹中雷鸣之声可闻，腹呈舟状，指纹淡红，舌淡苔白。用上药1剂，大便已成形，继用1周病愈。

【出处】《陕西中医》（1）：19，1991。

2方（止泻散）

【药物】肉桂、白大川、干姜各30克。

【制法】研细末，备用。

【用法】每用3～5克，用藿香正气水或生姜汁调成厚糊状，放肚脐上，用伤湿止痛膏封盖，用于小儿腹泻。

【疗效】运用上法并配合推拿，艾灸足三里、天枢穴，治124例，1天治愈者21例，2天48例，3天44例，总治愈率为95.5%。

【出处】《黑龙江中医药》（4）：47，1990。

3方（腹泻灵）

【药物】木香、肉桂、丁香各等量。

【制法】研细末。

【用法】每用5～6克，醋调外敷肚脐，24小时换药1次，3日为1疗程。用于婴幼儿腹泻。

【疗效】治130例，痊愈97例，占74%；好转18例，占13.8%；无效15例；总有效率为88.4%。

【出处】《河北中医》（6）：2，1990。

4方（丁桂散）

【药物】丁香、肉桂等量。

【制法】研为末。

【用法】每次用2～3克，用藿香正气水调成糊状。

【用法】涂脐上，伤湿解痛膏覆盖，每日1次，连用3日为1疗程。用于风寒泻。

【疗效】治疗234例，痊愈188例，好转41例，无效5例，总有效率为98%。

【出处】《上海中医药杂志》（9）：16，1987。

5方（三黄粉）

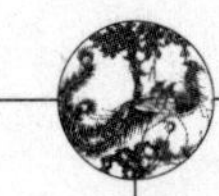

【药物】黄连、黄芩、黄柏各等份。

【制法】为细末。

【用法】用大蒜液调成糊状（每次用5克），涂脐上，蜡纸覆盖，纱布带固定，每日1～2次，3日为1疗程。用于湿热泻。

【疗效】治疗138例，痊愈43例，好转74例，无效21例；总有效率为84.8%。

【出处】《上海中医药杂志》（9）：17，1987。

6方

【药物】芒硝20克。

【制法】研细末。

【用法】敷脐，纱布固定，每日2次，3日为1疗程；夹有寒湿者加丁桂散3克；夹有湿热者加三黄粉5克。用于伤食泄泻。

【疗效】治疗208例，痊愈127例，好转52例，无效29例；总有效率为86.1%。

【出处】《上海中医药杂志》（9）：17，1987。

7方

【药物】丁香、肉桂各1.5～2.5克，暖脐膏1张。

【制法】丁香、肉桂研细末，用姜汁调成糊状。

【用法】涂脐上，暖脐膏覆盖，每日1次，5日为1疗程。用于脾肾阳虚泄泻。

【疗效】治疗83例，痊愈61例，好转18例，无效4例；总有效率为91.1%。

【出处】《上海中医药杂志》（9）：17，1987。

8方（苍藁散）

【药物】苍术30克，藁本15克。

【制法】共研细末，备用。

【用法】取适量用唾液调和，纳脐中令满，膏药或胶布固封，24小时换药1次。用于风寒泄泻。

【出处】《上海中医药杂志》（6）：18，1982。

9方

【药物】朴硝60～120克，苍术2～5克。

【制法】苍术研细末。

【用法】先用朴硝罨于脐腹部，布帛扎紧，6～12小时后取下；再用苍术适量，用唾液调和，填脐中令满，用膏药或胶布固定，1～2日换药1次。用于伤食泄泻。

【出处】《上海中医药杂志》（6）：18，1982。

10方（桂术散）

【药物】肉桂、苍术各等份。

【制法】共研细末。

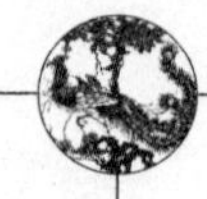

【用法】用唾液调和，封脐，24小时换药1次；同时可配合艾条灸足三里穴。用于脾虚泄泻。

【出处】《上海中医药杂志》（6）：18，1982。

11方（止泻膏）

【药物】炒苍白术、车前子、云苓、煨诃子、炒苡米各10克，吴萸、丁香、胡椒、炒山楂各6克。

【制法】共研细末。

【用法】取适量用香油调如花生米大小，塞脐窝，胶布固封，每日1换。用于婴儿慢性腹泻。

【疗效】此为祖传验方，李长远治疗30余例，治愈率达95%以上，一般2~3次即痊愈。

【出处】《山东中医杂志》（5）：45，1985。

12方（敷脐散）

【药物】雄黄3克，黄丹3克，银朱1克，巴豆仁9粒。

【制法】生姜包雄黄放瓦片上文火焙30分钟，同银朱、黄丹、巴豆共研细粉，制成细颗粒装瓶备用。

【用法】将脐眼用湿温棉球轻擦净，撒少许药物于内，胶布贴盖，24小时后取下。用于小儿寒性泄泻。

【疗效】治疗65例，敷药1~3天，痊愈58例，显效5例，无效2例，总有效率96.9%。

【验案】患者，女，2岁，1987年3月27日就诊。腹泻呕吐5天，大便日行5~6次，色淡有沫。臭味不大，一日呕吐2~3次，多为不消化物，纳差。查体：体温36℃，精神不振，面色无华，舌淡红，苔白稍厚，轻度腹胀，肛门不红。诊为寒性泄泻、呕吐。用敷脐散1次，当日泄泻、呕吐皆止。

【出处】《山东中医杂志》（3）：27，1989。

13方

【药物】干姜20克，艾叶20克，小茴香20克，川椒15克，鲜姜30克。

【制法】前4味药共为细末，加入鲜姜捣烂，装入纱布袋内。

【用法】敷脐，上以温水袋温之，保持温度，昼夜连续，5天为1疗程；腹胀不矢气者加荜茇9克，小便少者加大葱白茎7根，大便有黄黏液，呕吐痰涎者加大蒜5瓣。用于小儿腹泻。

【疗效】治疗98例，1疗程痊愈者12例，2疗程者58例，3疗程者23例；治愈率为94%。

【出处】《中医杂志》（2）；50，1987。

14方（小儿暖脐膏）

【用法】将小儿暖脐膏温热化开，对脐孔贴之，胶布固定4周，3天换药1次；同时

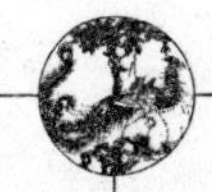

配合针刺长强、足三里（双），不留针，每日1次，以9天（贴3次）为限。用于婴幼儿虚寒型腹泻。

【疗效】治疗312例，痊愈288例，无效24例，痊愈率为92.34%。

【出处】《上海中医药杂志》（6）：22，1983。

15方

【药物】苍术15克，吴萸15克，丁香3克，胡椒1克。

【制法】研细末，备用。

【用法】取适量用香油调成糊状，摊敷脐部，纱布或胶布固定，24小时换药1次。用于婴幼儿腹泻。

【疗效】治疗90例，治愈81例，占90%；好转6例，占7%；无效3例，占3%；总有效率为97%。

【验案】患者，男，10个月。腹泻1周，每日3～9次，呈稀糊状或水样，色黄绿色，夜啼，有溢奶和轻度呕吐，口服黄连素、乳酶生等药，一直未见好转。诊断：单纯性消化不良。用上法治疗2次，显著好转，又继敷2次痊愈。

【出处】《中国针灸》（5）：32，1989。

16方（五倍子膏）

【药物】五倍子15克，枯矾10克，黄蜡30克。

【制法】先将五倍子、枯矾研细末，越细越好，将黄蜡置小锅内加温熔化，再入五倍子、枯矾末，边放边搅，搅匀后待凉备用。

【用法】先用温水将脐眼洗净，取膏药1克，放于4×4厘米胶布上，文火化开，贴于脐眼上，每日1贴，并热敷两次，以利药物吸收。用于小儿腹泻。

【疗效】一般贴1次即愈，最多3次，屡用屡效。

【验案】患者，女，2岁。患痢疾用庆大霉素等治疗8日，脓血消失，但每日大便仍10余次，为水样，镜检仅有少数白细胞。即单用五倍子膏贴脐，次日大便减为4次，贴3次而愈。

【出处】《江西中医药》（3）：8，1981。

17方（木鳖膏）

【药物】木鳖子2个，白胡椒2粒，丁香4粒。

【制法】将木鳖子煨熟去外壳，与白胡椒、丁香一起研末，与凡士林一起捣成膏状。

【用法】敷于脐中，再用胶布或伤湿止痛膏固定3天。用于小儿泄泻。

【疗效】治疗50例，痊愈45例，好转3例，无效2例；总有效率为96%。一般1～4次即可收效。

【验案】患者，男，7个月。泄泻月余，大便日行7～8次，为不消化食物及黄绿色稀

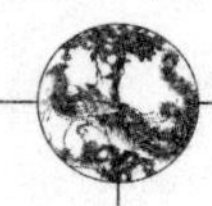

便，尿少。镜检：有脂肪滴，无脓血细胞。西医诊断为消化不良，曾服用西药效不佳。症见面色无华，四肢消瘦，舌质淡，苔白滑，指纹气关沉淡。用木鳖膏贴脐3天，诸症悉减，精神好转，续贴1周而告愈。

【出处】《湖北中医杂志》（2）：56，1987。

18方

【药物】巴豆1粒。

【制法】去壳研末，用白蜡烛少许熔化，将巴豆末掺入。

【用法】趁热放入脐中，胶布固定，约6小时后去掉，如1次不愈，可续用1～2次。用于婴儿腹泻。

【验案】患者，女，8个月。腹泻稀水样、蛋花样大便2天余，1日6～8次，伴有低烧，诊断为"消化不良性腹泻"。经注射复合维生素B，口服胃蛋白酶等不效，即予上法，嘱多喝盐糖水，次日即愈。

【出处】《湖北中医杂志》（4）：4，1988。

19方（止泻散）

【药物】黄连10克，黄芩15克，砂仁、米壳各6克，焦山楂20克，五倍子5克。

【制法】将上药研末，混匀装瓶备用。

【用法】取药粉适量，以陈醋调成糊状，填满脐窝，外用胶布固定，24小时后去掉，一般贴2次即愈。用于小儿腹泻。

【验案】患者，男，2岁。腹泻2天，日泻稀水样便10余次，伴纳差腹痛，哭闹不宁，查指纹紫暗。予止泻散贴脐1次，大便减为每日3次，质渐变稠，续贴2次而愈。

【出处】《湖北中医杂志》（3）：39，1989。

【备注】名"止泻散"者不止1方，而药物不同。

20方（止泻散）

【药物】吴茱萸60克，苍术70克，白胡椒20克，肉桂30克，枯矾30克。

【制法】上药分别研成细末，混匀，过80号目筛即成，瓶装密封，放干燥处。

【用法】先用淡盐水将脐部洗净擦干，然后取药粉5～7克，以老陈醋调成糊状，置脐部，外用麝香虎骨膏固定，每隔24小时更换1次，连用5次为1疗程。用于小儿单纯性消化不良腹泻。

【疗效】治疗85例，用药1～2个疗程，痊愈73例，显效11例，无效1例；总有效率98.5%。

【出处】《光明中医》。

21方（止泻散）

【药物】吴茱萸、公丁香各30克，肉桂15克，广木香、炒车前子、胡椒粉、五倍子各10克。

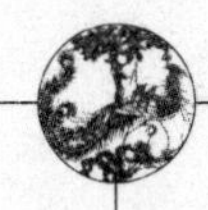

【制法】共研细末，装瓶备用。

【用法】每次用1.5～2克，用醋或酒调成饼状，置于脐中，外用伤湿止痛膏固定，每1～2天换药1次。有脐炎和皮肤过敏者忌用。用于小儿腹泻。

【验案】患者，女，2岁，1983年7月23日初诊。患儿经常腹泻，水样或蛋花样便，1日7～8次，纳差，腹稍大，消瘦，舌淡红，苔薄白，脉细无力，指纹淡红。用止泻散外敷3次泻止。

【出处】《江苏中医杂志》（8）：25，1989。

22方（脐敷止泻散）

【药物】胡椒、肉桂各20克，丁香10克。

【制法】共研细末，备用。

【用法】每次5克，温水调敷脐部，纱布覆盖，胶布固定，每日1次；同时内服七味白术散。用于小儿腹泻。

【疗效】治疗25例，痊愈22例，无效3例。

【出处】《广西中医药》（5）：54，1984。

23方（覆脐止泻散）

【药物】川椒、吴茱萸、肉桂、小茴香、淡干姜各等份。

【制法】共研细末，密贮备用。

【用法】每用3克，盛入小纱布袋内，覆盖于神阙穴上，绷带固定，24小时1换，2次（48小时）为1疗程。用于小儿腹泻。

【疗效】治疗212例，痊愈131例，有效51例，无效3例；总有效率85.85%。以伤食泻、风寒泻效果较好。

【出处】《江苏中医》（12）：11，1988。

24方

【药物】伤湿止痛膏或伤湿解痛膏或消炎止痛膏任选一种。

【制法】剪成4×4厘米方块状。

【用法】对准患儿肚脐中央贴牢，半天换1次，泻止后再贴2天，以巩固疗效。用于轻型婴儿腹泻（单纯性消化不良），大便稀薄或成蛋花样、黄绿色，一天5～10次，一般情况正常，中医辨证属虚寒型者。

【验案】患者，女，4个月，1983年6月29日诊。腹泻，日达18次之多，粪便呈黄绿色，有泡沫，哭闹不安，不吮乳。经用伤湿止痛膏贴敷5次而愈。

【出处】《江西中医杂志》（5）：51，1980；《四川中医》（5）：63，1984。

【备注】①用药后宜暂禁食2～4小时，但可喂服糖盐水；②对于重型婴儿腹泻，有脱水及中毒症状者，则不适用。

25方

【药物】黄连、吴茱萸、木香各2克，肉桂、苍术各3克。

【制法】共为细末，用食醋调成饼块状约2×2厘米大小。

【用法】置于脐孔上，胶布或伤湿膏严封，2天换药1次，连用2次（4日）为1疗程。并设对照组，以口服助消化和抗生素药物或静脉输液等。用于婴幼儿腹泻。

【疗效】敷脐组232例，治愈177例，显效28例，好转12例，无效15例；总有效率93.6%。对照组232例，治愈138例，显效24例，好转34例，无效36例；总有效率83.8%。

【出处】《陕西中医》（8）：352，1990。

26方

【药物】吴茱萸、白术各等份。

【制法】研成粉末，装瓶备用。

【用法】每用1～2克倒入脐中（以脐填平为度），外敷胶布或敷料，2日1换，一般1～2次即愈。用于婴幼儿腹泻。

【疗效】治疗100例，治愈70例，显效14例，无效16例；总有效率84%。

【验案】患者，男，1岁，1988年8月4日初诊。患儿腹泻为稀水样便3天，每天10余次，小便短少，口不渴，经中西药治疗2天效不显。T：37℃，营养欠佳，轻度脱水，皮肤弹性差，双眼球轻度凹陷，心率80次/分，律齐，舌淡红，苔白腻，指纹青色。实验室检查：脂肪球（+），WBC 2～3个/高。用上法，次日大便正常而告愈。

【出处】《陕西中医》（8）：364，1990。

27方

【药物】麝香虎骨膏3～5平方厘米，寒泻配白胡椒粉适量，热泻配六一散适量。

【制法】用醋调糊状。

【用法】贴于脐部，24小时更换1次。用于小儿腹泻。

【疗效】治疗54例（寒泻22例，热泻32例），痊愈44例，显效8例，无效2例；总有效率96%。

【出处】《河南中医》（3）：34，1989。

28方（艾灸神阙法）

【用法】先将神阙穴涂少许凡士林，用艾条温和灸5～10分钟（或以局部皮肤发红为度），每日1～3次，5次为1疗程。用于小儿腹泻。

【疗效】李秋云治婴幼儿泄泻10例，有良效；王自有治小儿泄泻52例，痊愈46例，好转6例。

【验案】患者，女，3岁，1986年7月14日诊。泄泻3月余，大便稀水样1日2～3次，腹胀，经服用中西药治疗月余效不佳，经艾灸神阙穴1日2次，连用5天后大便成形，饮食增加，继改用1日1次，连用5次而痊愈。

【出处】《辽宁中医杂志》（9）：45，1982；《陕西中医函授》（6）：26，1989。

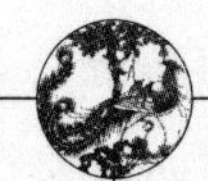

29方（药麻线灸神阙法）

【药物】药麻线

【用法】以灸神阙为主，如爆灯火，但要斜灸，不竖灸，灸10～15下，配穴灸3下，灸后起泡无妨，1～2天后自然消失。用于小儿泄泻。

【疗效】治愈50例，灸1次者37例，灸2次者13例。

【验案】患者，男，1岁半，1963年10月1日诊。因摄纳鸡蛋、瘦肉较多，1天后开始解水样大便，每日10余次；已泻9天，近2天汤药不进，经用中西药不效。查：患儿不省人事，形体消瘦，四肢厥冷，面色苍白，眼胞下陷，呼吸微弱，臀部呈索状，腹部柔软起皱，舌质淡，无苔，指纹沉滞。用上法灸神阙15下，次灸中脘、天枢（双）、足三里（双）、三阴交（双）、百会、食窦（双）、脾俞（双）、肾俞（双）各3下，翌日神清泻止，能进稀粥，1周后完全康复。

【出处】《四川中医》（2）：57，1983。

30方

【药物】槟榔20克，良姜10克。

【制法】碾细末装瓶备用。

【用法】取药末适量填脐中，以纱布覆盖，胶布固定。用于小儿腹泻、腹胀、纳差、大便夹有白色乳块，或有食物残渣，舌苔垢腻者。

【出处】《河南中医》（3）：22，1987。

31方（桂术散）

【药物】肉桂、苍术、五倍子各等份。

【制法】研末，陈米醋调匀加白蜜为糊状。

【用法】敷贴神阙穴，外加纱布或伤湿膏贴盖，12小时换取。用于脾虚泄泻。

【出处】《广州中医学院学报》（3）：46，1987。

32方（吴萸散）

【药物】吴萸2克，丁香1.5克，木香1.5克，肉桂3克，苍术3克。

【制法】共为细末，食醋调成糊状。

【用法】敷脐，用胶布或伤湿止痛膏严封，2日换药1次。用于小儿急慢性、迁延性腹泻，一般可在当天见效。

【疗效】治疗200例，痊愈188例，占94%；无效12例；占6%。

【验案】患者，女，6个月。腹泻蛋花样便3个月，每日5～8次，量少，食欲不振，经中西药物治疗无效。检查：精神较差，营养不良，大便镜检有大量脂肪滴，大便细菌培养阴性。诊断为慢性腹泻。用吴萸散敷脐，当晚泻止，再换药1次巩固。

【出处】《中西医结合杂志》（9）：565，1988。

33方（复方五倍子散）

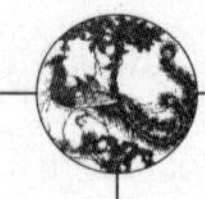

【药物】五倍子9克，生姜、吴茱萸各6克，白胡椒7粒，葱白1段。

【制法】将葱白、生姜捣烂如泥状，余药碾碎成细粉，食醋20～25毫升，加热50～60℃与上药搅拌如黏稀糊状。

【用法】脐部先用凡士林涂擦一遍，趁热敷肚脐约6×6×（0.3～0.5）厘米，外盖塑料纸、纱布，绷带包扎，每日1换。用于婴幼儿腹泻。

【疗效】治疗18例，治愈15例，好转3例。一般3～6次好转或治愈。

【出处】《中西医结合杂志》（6）：344，1986。

34方

【药物】暖脐膏（上海中药制药二厂制）1只，吴茱萸0.5～1克。

【制法】将暖脐膏烊化，加入吴茱萸粉，调匀。

【用法】迅速贴脐部，用腹带或腰带固定，3～5天取下，泻不止可另换1只。用于小儿腹泻。

【疗效】治疗50例（未服任何药物），一般多在1～3天见效，有效率约80%。

【出处】《广西中医药》（2）：封三，1982。

35方（丁香散）

【药物】丁香30克，荜茇10克，炒车前子20克，胡椒、肉桂、吴茱萸各5克。

【制法】共研极细末装瓶备用。

【用法】取药末0.1～0.3克，置入脐窝内，胶布固定，1～2天换药1次。用于小儿泄泻。

【疗效】治疗321例，痊愈221例，有效92例，无效8例，总有效率97.5%。

【出处】《广西中医药》（1）：13，1988。

36方

【药物】艾叶10克，鲜荷叶（干者亦可）1张，石菖蒲15克，酒饼药3个，葱白10根，生姜15克，大米饭适量。

【制法】将上药研成粉末或用刀切碎，加水煮沸2～3分钟，待水吸干，加入大米饭拌搅匀，做成大饼。

【用法】趁热敷于脐腹部，用纱布或白布缚紧。用于婴儿腹泻。

【疗效】治疗21例，敷药1次痊愈者19例，2次痊愈者1例，无效1例。

【出处】《广西中医药》（3）：23，1987。

37方

【药物】干姜9克，焦白术6克，五倍子3克，生姜6克，葱白适量。

【制法】前3味药共为末，每次9克，兑生姜6克，葱白适量，捣如泥状。

【用法】摊布敷脐，再用热水袋加温30分钟，每日1次，药干后取下；伴发热者，肌注柴胡注射液；伴脱水者，静脉输入5% 糖盐水。用于婴幼儿秋季腹泻。

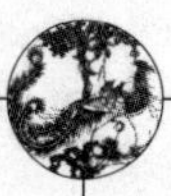

【疗效】治疗30例，治愈29例，好转1例。

【出处】《实用中医内科杂志》(3)：6，1990。

38方

【药物】制香附50克。

【制法】研末，加米酒调成干糊状，做成小饼，用纱布包裹。

【用法】待小儿入睡后外敷神阙，每次4～6小时；白天艾条施灸神阙、天枢、足三里，每穴10分钟，每日3次，轻者1日，重者2～3日即愈。用于小儿慢性腹泻。

【验案】患者，女，2岁。腹泻已5个月，日行7～8次。大便溏薄，带有不消化食物残渣，面黄色萎，不思饮食，肌肉瘦削，曾服多种西药及温中健脾渗湿之中药均无满意疗效。按上法敷灸2日，腹泻止，纳食增，病愈。

【出处】《四川中医》(1)：18，1987。

39方

【药物】五倍子(炒黄)、干姜各8克，吴茱萸、丁香、地榆各5克。

【制法】共为细末，装瓶备用。

【用法】取药置脐上，覆盖纱布，胶布固定，24小时换药1次。用于婴儿久泻。

【验案】患者，女，6个月，1986年3月5日诊。出生后1个月即开始腹泻，便中挟有黏液，每日7～10余次。精神萎靡，面白唇淡，呃逆频频，舌质淡，苔薄白，指纹色淡。5个月来住院3次，大便镜检有少许白细胞及脂肪球，中西药治疗均无效。用上法3次后，呃逆、呕吐已止，大便每日1～2次，便中黏液消失，继用3次痊愈，半年后随访未复发。

【出处】《四川中医》(1)：18，1989。

40方(温脐散)

【药物】五倍子、肉桂、冰片等。

【制法】共研细末。

【用法】每次用15克，温水调匀敷于脐部，以胶布固定并以热物熨之，每日1次；同时配合捏脊法，每日1次。用于小儿秋季腹泻。

【疗效】治疗110例。于24、48、72小时内大便转为1～3次/日，依次为64、90、110例，3日内治愈100%。

【出处】《陕西中医》(8)：366，1988。

41方(温脐散)

【药物】吴茱萸、桂楠(即肉桂中的桂板)、广木香各5克，公丁香、地榆各4克。

【制法】共为细末，过筛备用。

【用法】取上药放置肚脐上，上盖海绵或绒布一块，再用纱布包扎，48小时换药1次，一般连用2～4次多见效。用于小儿腹泻。

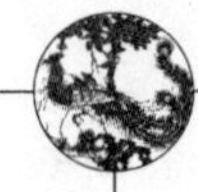

【出处】《中医杂志》(6):35,1983。

42方(温脐散)

【药物】附片、干姜、吴茱萸、五倍子、茯苓、白术等。

【制法】研细末,备用。

【用法】取10~15克,用加热的食醋调成糊状,放入布袋内,然后趁热置于小儿肚脐处,外用纱布或绷带固定,每日换药1次。用于婴幼儿腹泻。

【疗效】治疗32例,痊愈31例,另1例因随访困难结果不明,一般2~5天痊愈。

【出处】《湖北中医杂志》(3):36,1988。

43方(吴萸胡椒散)

【药物】吴茱萸6克,苍术7克,白胡椒2克,肉桂3克,枯矾3克。

【制法】共为细末,分为3等份。

【用法】每用1份,用食醋调匀,敷神阙穴,外用麝香止痛膏或胶布固定,每日换药1次。用于婴幼儿腹泻。

【疗效】治疗156例,痊愈147例,无效9例;总有效率94.2%,一般1~3天痊愈。

【出处】《陕西中医》(1):43,1988。

44方

【药物】吴茱萸20克。

【制法】研细末,加米醋适量调成糊状。

【用法】敷在脐周,以神阙穴为中心,范围包括下脘穴、天枢穴、气海穴,上盖塑料布,胶布固定,24小时换药1次。用于婴幼儿泄泻。

【疗效】治疗96例,敷药1次治愈37例,2次治愈51例,3次治愈5例,好转3例。

【验案】患者,女,2个月。泄泻2天,为水样便,每日6~8次,伴腹胀呕吐,舌苔白腻,指纹隐见淡红,证属脾虚泄泻,用上法敷药24小时后,大便转为每日3次软便,又敷1次即愈。

【出处】《陕西中医》(10):461,1987。

45方

【药物】胡椒适量。

【制法】研细末。

【用法】敷脐,胶布或麝香虎骨膏或布带固定,4~24小时换药1次。用于小儿腹泻。

【疗效】陈长义用胡椒粉(黑白均可)1克,撒在大米饭圆饼(1厘米左右)的中央,贴在肚脐上,布带缚住,4~8小时去掉,治疗婴幼儿腹泻(单纯性消化不良)56人,一般1次腹泻即止,最多3次即愈。马雅彬等用白胡椒1~2粒填脐,胶布固定,24小时更换1次,治轻型婴幼儿腹泻209例,痊愈139例,有效31例,无效39例,总有效率为

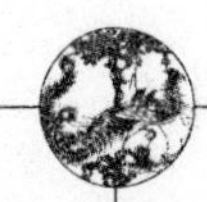

81.3%。山素萍用胡椒（黑白均可）1～3克，敷脐及脐周，麝香虎骨膏固定，治疗10例1岁以下的婴幼儿腹泻，除1例因脱水较重改用补液治疗外，其余全部治愈。陈鸿立用黑色或白色胡椒，1岁1粒，填脐，治小儿迁延型腹泻37例，治愈32例，好转5例。

【出处】《陕西中医》（4）：6，1980；《河北中医》（4）：23，1985；《陕西中医》（8）：365，1987；《浙江中医杂志》（12）：539，1987。

46方

【药物】车前草、滑石各3克，黄芩2克，黄连1克。

【制法】共研细末，以温水调成小指头大小1丸。

【用法】填于肚脐，用伤湿止痛膏固封，1日换药1次。用于婴儿腹泻属热型者。

【疗效】治疗300例，有效率在90%以上。

【出处】《传统医药综合信息》（内部资料）1990年9月15日。

47方

【药物】干姜、丁香各3克，五倍子1克。

【制法】共研细末。

【用法】以干粉1勺填入患儿脐中，用伤湿止痛膏固定，1日换药1次。用于婴幼儿腹泻属寒型者。

【出处】《传统医药综合信息》（内部资料）1990年9月15日。

48方

【药物】小茴香、肉桂、丁香、五倍子、苍术、木香各等份。

【制法】共研细末，温水调和。

【用法】敷脐，每日1次，连用5天，少数有脱水征象者予口服ORS。用于婴幼儿腹泻。

【疗效】治疗90例，治愈53例，有效27例，无效10例。

【出处】《新中医》（10）：31，1990。

49方

【药物】白胡椒4克，肉桂、丁香各2克，藿香3克。

【制法】研成细末，混匀装瓶密封备用。

【用法】每用1～3克调敷脐部，每日1次，胶布固定。用于脾虚型、脾肾阳虚型、风寒型之腹泻，湿热型忌用。

【疗效】适证治疗10例，均在用药2～3次后痊愈。

【出处】《新中医》（11）：18，1990。

50方

【药物】胡椒粉3克，广丹1克，米油（煮米粥时浮在上层的稀汁）适量。

【制法】把胡椒粉、广丹拌均匀，再用米油调成糊状，均匀地摊在纱布上。

【用法】以肚脐为中心紧贴，24小时更换1次。用于婴幼儿腹泻。

【疗效】治疗78例，痊愈48例，有效24例，总有效率为92.3%。

【出处】《新疆中医药》（4）：封3，1990。

51方

【药物】云南白药1克。

【制法】用60%～70%酒精调成糊状。

【用法】敷于脐窝并用风湿膏或麝香虎骨膏固定，每日换药1次，3～4天为1疗程。用于婴幼儿秋冬季腹泻。

【疗效】沈云生治疗40例，1～4天全部治愈，痊愈日数平均1.7天。孟玉蓉等治疗52例，1～3天治愈47例，无效5例，总有效率为90.38%；与对照组（西医常规治疗）对比，差异非常显著（P<0.01），说明本方法优于一般疗法。

【出处】《中西医结合杂志》（11）：670，1988；《中国医药学报》（4）：44，1990。

52方（红灵丹）

【用法】病情较轻，每天泻3～5次者，用红灵丹0.15～0.3克，放入脐内，外用胶布或薄膏药外贴，24小时后如泻未止，再换药1次；病程较久，每日泄泻5次以上者，用上法的同时，再用红灵丹0.15～0.3克，硫黄粉0.1～0.15克，贴于龟尾穴。用于小儿泄泻。

【疗效】一般轻症多在1～2天获效，如用2～3次无效，则宜改用或配合内服药治疗。

【出处】《浙江中医杂志》（6）：179，1965。

53方

【药物】车前子6克，丁香2克，肉桂4克。

【制法】各研细末和匀。

【用法】取粉末2克，置于脐中，然后以加热之纸膏药盖贴于上，每隔2天换药1次。用于小儿脾虚泄泻，一般1次即能获效。

【出处】《浙江中医杂志》（12）：465，1979。

54方

【药物】清凉油1盒。

【用法】每用少许涂擦患儿神阙穴和长强穴，每日2次。用于小儿腹部受凉而引起的寒泻（非细菌性腹泻），止泻效果明显。

【出处】《浙江中医杂志》（5）；232，1982。

55方（针神阙穴下缘法）

【用法】患儿平卧，腰部须使着实，神阙下缘常规消毒后进针6～8分，手法用平

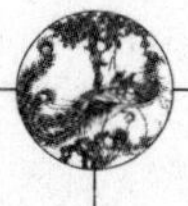

补平泻，捻转5～7次，不留针。发热者加针曲池，呕吐者加内关，腹胀加足三里，均不留针。用于夏秋季节小儿腹泻。

【疗效】治疗210例，针刺1次止泻者154例，针2次者44例，针2次泻不止而转用他法者12例。

【出处】《浙江中医杂志》(4):156，1985。

56方(针脐中四边穴法)

【用法】选用28～30号1寸细毫针，直刺1～2分或2～5分深，多捻转，速度稍快1～2次/秒，反复捻转6～8次，幅度160°～200°，然后出针。根据病情可酌配脾俞、阴陵泉、命门、大肠俞等穴，均不留针。用于小儿泄泻。

【疗效】治疗150例，效果显著。

【出处】《光明中医》(5):21，1989。

57方

【药物】樟脑、松香、朱砂、白矾各等份。

【制法】分别研细，先研朱砂、白矾，再研樟脑、松香，然后混匀，收装瓶内，勿令泄气，3～5日后即融合成膏状。

【用法】用时挑少许，捻如绿豆大或黄豆大，置脐中，以膏药覆盖。一般用后6～10小时即起治疗作用。

【出处】《江苏中医》(8):44，1960。

58方(脐部拔火罐法)

【用法】用口径4厘米型火罐，于脐窝处拔一罐，隔1天或隔2天1次。用于小儿腹泻。

【出处】《中医杂志》(12):17，1965。

59方

【药物】吴萸子30克，丁香6克，胡椒30粒。

【制法】研细末。

【用法】每次用1.5克调适量凡士林敷脐部。用于小儿腹泻。

【出处】《新中医》(1):41，1974。

60方

【药物】酒饼丸。

【制法】研成粉末，用醋调成糊状。

【用法】敷脐部，外盖纱布，胶布固定，每日1次，5～8小时后去掉。结合禁食，有脱水及酸中毒者，应给予输液及纠正酸中毒。用于小儿腹泻。

【验案】患者，男，1岁半。腹泻1天(7～9次)，粪便为蛋花样，伴呕吐低烧，有轻度脱水。经酒饼丸敷脐1次，并予禁食，8小时后痊愈。

【出处】《广西赤脚医生》1976年第3期。

61方

【药物】大蒜1～2片。

【制法】放热灰中煨熟，去皮捣烂如泥状。

【用法】温敷脐部，固定。用于小儿腹泻。

【疗效】治疗10例，均1～2次治愈。

【出处】《中华医学杂志》(12)：773，1976。

62方

【药物】鲜石榴皮30克。

【制法】砸成泥状。

【用法】敷于肚脐，外用胶布封贴，24小时换药1次。用于小儿腹泻。

【疗效】治疗24例，1次痊愈12例，2次痊愈5例，3次痊愈4例，好转3例。

【验案】患者，女，1岁。吐、泻已3天，泻黄绿色水样便，呈喷射状，每日将近20次，呕吐4～5次，少尿，体温39℃，前囟及眼窝下陷。诊断：中毒性消化不良，中度脱水。按上方敷药2次痊愈。

【出处】《湖南中医学院学报》(4)：45，1977。

63方

【药物】五倍子(炒黄)、干姜各10克，吴茱萸、公丁香各5克。

【制法】共研细末。

【用法】每用10克，用温白酒调成软面团状，做成直径5厘米的药饼，敷脐部，固定，晚敷晨揭，每日换药1次，连用1～3次。

【出处】《铁道医学》1980年第3期；《赤脚医生杂志》(5)：232，1977。

64方(腹泻膏)

【药物】白胡椒9克，干姜6克，鲜姜、葱白各适量.香油或豆油500克，黄丹250克。

【制法】先将油、胡椒、姜、葱置小锅内浸泡6～8小时，然后加温，直至将药炸姑，炼油至滴水成珠，再放入黄丹，边放边搅，待出现大量泡沫呈黑褐色时，取下小锅，取少许膏药至冷水中，以不粘手为度。再放冷水中72小时以去火毒，温化后将膏药涂在方纸或布上制成200贴，放阴凉处备用。

【用法】将膏用温火化开，贴于脐眼，隔日1次，一般1贴即愈，个别病例需2～3帖。用于小儿腹泻。

【出处】《赤脚医生杂志》(8)：9，1979。

65方

【药物】炒白术15克，土炒苍术15克，茯苓15克，陈皮10克，吴茱萸10克，丁香3

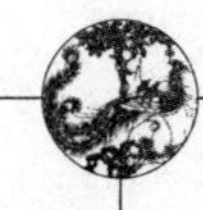

克，泽泻3克，白胡椒2克，草果5克。

【制法】诸药共研细末，过筛贮瓶备用。

【用法】用药2~5克直接放在或调糊敷于脐窝上，外用胶布固定，24小时一换，未愈者可换药2次，最多5次。用于小儿腹泻。

【出处】《广西中医药》(5)：35，1983。

66方

【药物】鲜橘皮30克，山楂30克，石榴皮30克。

【制法】捣烂如泥状。

【用法】敷于肚脐，胶布固定，每日换药1次。用于小儿腹泻。

【出处】《中医函授通迅》(2)：81，1984。

67方（止泻散）

【药物】炒五倍子10克，干姜10克，吴萸6克，公丁香5克，川椒5克，广木香5克。

【制法】研末，酒或醋调。

【用法】敷脐中，每晚1次。用于小儿腹泻。

【出处】《四川中医》(10)：52，1985;《陕西中医》(6)：261，1985。

68方

【药物】桂丁香10克，硫黄10克，公丁香10克，冰片3克，官桂10克。

【制法】共为细末。

【用法】每用1克，填脐，包扎。用于小儿腹泻属虚寒型者。

【出处】《江苏中医杂志》(6)：11，1985。

69方

【药物】破故纸适量。

【制法】用铁锅炒黄研成细末，装瓶备用。

【用法】临睡前先将敷药部位洗净揩干，然后取破故纸末用米醋调成黏厚糊状饼，敷在肚脐处。1岁以内，每次5克;2~3岁，每次10克;3~5岁，每次15克;5~10岁，每次20克;每晚1次，一般3~4次即可痊愈。滞颐者可敷于双足涌泉穴。用于小儿腹泻。

【出处】《河南中医》(2)：21，1987。

70方

【药物】胡椒5克，干姜5克，公丁香5克，肉桂5克，苍术5克，肉蔻霜10克。

【制法】共研末，用白醋调涂在胶布中心。

【用法】贴神阙穴、足三里(双)，外用胶布固定，2天换药1次。用于小儿脾虚腹泻。

【出处】《湖南中医杂志》(2)：33，1987。

71方

【药物】肉蔻、车前子、诃子、木香各等份。

【制法】上药共研细末。

【用法】每次取药粉适量(6个月以下婴儿每次用2克，6～12个月每次用2.5克，1岁以上每次用3～5克)，先用生姜汁调为糊状，铺在5×5厘米的胶布上，贴在脐部。每次贴4小时，每贴2次，间隔2小时即可。用药后暂禁食2～4小时，但可喂服糖盐水。

【疗效】治疗婴幼儿腹泻60多例，一般1～2次即愈，有效率达87%以上。

【出处】《中原医刊》1986年第4期。

72方(华佗治小儿泄泻神方)

【药物】木鳖子(煨熟去壳)1枚，丁香3粒。

【制法】上药共研末，米糊为丸。

【用法】填入小儿脐中，外贴寻常膏药即可。

【出处】《华佗神医秘传》。

73方(十香暖脐膏)

【药物】十香暖脐膏或狗皮膏(成药)1帖。

【制法】烘热。

【用法】贴神阙穴。用于婴幼儿消化不良所致的腹泻。

【疗效】多数能在1～2日内达到痛止泻减或泻止的效果。

【验案】患者，男，1岁半，1972年9月7日入院。患儿因中毒性消化不良收入院，经补液、抗菌素治疗，发热减，脱水情况改善，但每日仍腹泻10余次，呈蛋花样，历用氯、新、庆大霉素等无效。患儿面色苍白，舌淡苔薄白，指纹色红在气关。辨证为脾胃虚寒，但患儿服药即吐，乃以市售大号十香暖脐膏贴脐，次日，患儿不呕不泻，越二日，痊愈。

【出处】《江西中医药》(2):23，1984。

74方

【药物】肉桂3克，细辛0.9克，干姜6克。

【制法】将上药共研为细末，入冷开水和匀。

【用法】填于患者脐部，每日换药1次，连用3～5日。用于小儿腹泻。

【出处】《常见病民间传统外治法》。

75方(暖脐散)

【药物】胡椒30克，花椒(去种炒黄)15克，醋炒吴萸15克。

【制法】研成细粉，混匀。

【用法】取药粉适量，用白酒或醋调成糊状，敷于脐部，每日1次。用于小儿消化不良性腹泻、腹痛。

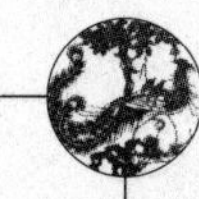

【出处】《山东中草药验方选》。

76方

【药物】陈仓米、枯矾、吴萸、胡椒各适量。

【制法】陈仓米煮饭，加枯矾、吴萸粉、胡椒粉适量，捏成饼状。

【用法】贴脐上。用于小儿寒泻。

【疗效】一般1次即止，最多2~3次。

【出处】《湖南中医杂志》(6)：45，1990。

77方

【药物】马齿苋适量。

【制法】捣烂。

【用法】敷脐。用于小儿热泻。

【出处】《湖南中医杂志》(6)：45，1990。

78方（阿魏膏）

【药物】樟脑、薄荷脑、肉桂、吴茱萸、丁香、阿魏、木香、枳壳、铅丹。

【制法】中药碾细末，待菜油煎熟后加入中药微火煎，最后放入樟脑、薄荷脑，稍冷后摊于厚牛皮纸或其他类型材料上即成。

【用法】每次一贴，敷于脐部，隔日一换，一般贴2~3次即可。

【出处】《实用中医药杂志》(3)：32，1994。

79方（白椒曲饼）

【药物】白胡椒1克，神曲6克，酒曲少许，新鲜稻米饭15克。

【制法】先将白胡椒、神曲、酒曲共研细末，把稻米饭揉成饼，铺于纱布垫上，再将上药粉均匀撒于饭饼上。

【用法】趁热敷于神阙穴，固定，每2日为1疗程。

【出处】《湖北中医杂志》(6)：44，1994。

80方（复方新霉素乳膏）

【药物】新霉素50克，山莨菪碱0.25克，氯丙嗪1克，基质149克。

【制法】制成20%复方新霉素乳膏。

【用法】先用生理盐水清洗脐部，将自制20%复方新霉素乳膏每日1~3克敷于脐窝，范围2×2厘米，盖上敷料，每日1次。

【出处】《中西医结合实用临床急救》4(4)：156，1997。

81方

【组成】麦麸500克，青盐150克。

【制法】棉布袋一只，长约25厘米，宽约15厘米，口部及底部各系一条带。将青盐粒及麦麸倒入热锅中，使其受热均匀，直至色变成老黄，摸烫手为止，趁热装入布袋中系口。

【用法】暴露患儿腹部，用大口罩盖脐（防止烫伤），然后将布袋敷在口罩上面（以脐为中心），在腰部打结系好。每隔1分钟用手试验口罩下面的温度，以能够耐受的温度为宜。待不太热时，重新炒热再敷，1日5～7次，每次约20分钟左右。

【出处】《内蒙古中医药》13（1）：21，1994。

82方（吸吮法）

【药物】陈醋30毫升。

【用法】临用前将陈醋加热，以不烫口为宜，其母将醋含入口中，对准婴儿肚脐用力向上吸吮，约5～7分钟，4～5次／天。此法主要适用于脾虚挟滞及受凉所致小儿泄泻者。

【出处】《湖北中医杂志》22（5）：36，2000。

七、小儿腹胀

1方

【药物】蛤蟆1个。

【制法】将腹剖开。

【用法】贴脐部。用于小儿腹胀。

【出处】《常见病验方研究参考资料》。

2方

【药物】火硝3克。

【制法】研细末。

【用法】用膏药1张贴脐部，或用布袋放火硝固定腹部，体弱者禁用。用于小儿腹胀。

【出处】《常见病验方研究参考资料》。

3方

【药物】赤小豆、白蔹、豆豉各9克。

【制法】共研成细末，用温水调。

【用法】敷脐上。用于小儿腹胀。

【出处】《常见病验方研究参考资料》。

4方（达原膏）

【药物】川朴、大白、黄芩、玉米、葛根、柴胡、番泻叶、三仙等。

【制法】共为细末，用凡士林膏调和。

【用法】取莲子大1团放于4.5×4.5厘米见方的橡皮胶布上，贴于肚脐，周围

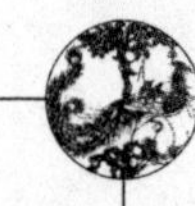

固定，8～10小时取下，每日1次。用于小儿腹胀。

【验案】患儿，男，8个月。于1989年8月患小儿麻痹症住院治疗1周，高热起伏，腹胀如鼓，灼手拒按，双下肢软瘫，口干唇燥啼哭，乳食难进，5日未大便，每日输液治疗竟无好转。遂用达原膏贴脐，贴后4时许，肠鸣作响，后泻下稠便多而且臭，腹胀好转；又敷1剂，胀消热退，诸症减轻，后转针灸科治疗而愈。

【出处】《四川中医》（12）：5，1990。

5方

【药物】麝香0.15克，芒硝黄豆大。

【制法】研末，混合。

【用法】置于患儿脐内，外用10平方厘米大小的棉垫3～4块，重叠敷盖在药上，再用一块长布带（绷带亦可）围腰1～2圈，将棉垫固定。勿用胶布固定，因胶布取下时，易损新生儿皮肤。敷后，最好仰卧，防止药末漏掉，一般敷10余小时，如需再敷，最小间隔10余小时。用于新生儿（婴儿亦可）腹部胀气，大便不通之属于实证者。

【验案】患者，男，出生20天，1977年3月10日诊。腹部胀气，大便5日不通，曾外用导泻法数次，有时发现大便呈白色，或呈黄色，全身发黄。黄疸见于出生1周以后，西医诊断为"新生儿阻塞性黄疸"。经用上方敷后，腹部胀气减轻，大便1日已解1次，两日后再敷，前后共敷3次，腹胀、便闭均除，两周后，黄疸亦逐渐消失。

【出处】《新中医》（2）：50，1982。

【备注】凡新生儿腹部胀气，或胀气不甚而大便泄泻之属于虚证者，或脐带未落或落后有感染者，均不能用上法，以免引起变证。

6方（消积散）

【药物】木香6克，鸡内金3克，陈皮3克。

【制法】研细末，置纱布袋内。

【用法】用绷带捆新生儿脐上1夜。用于新生儿出生两周内，由于胎热壅结肠胃，或乳食停滞，使肠蠕动功能减弱而引起的腹胀等。

【疗效】治疗新生儿腹胀30余例，一般1～2次即可痊愈。

【验案】患者，女。患儿出生1天后能吃奶，精神较好，能自解大便。4天后大便不通，腹部膨胀，哭闹不安，不能吃奶，在当地卫生院治疗，给予"食母生"等药未效，乃予消积散外敷1次，大便通畅，腹胀消退，能吃奶，恢复正常。

【出处】《中医杂志》（2）：8，1988。

7方

【药物】当归、白术、桔梗、陈皮、玄明粉、大腹皮各6克，莱菔子9克。

【制法】研粗末，加麸皮少许，共炒黄后喷醋。

【用法】趁热敷脐腹部。用于各种原因（如消化不良、菌痢后肠麻痹、伤食、胃肠积气等）引起的小儿腹胀。

【疗效】一般热敷后2～3小时就出现肛门排气，继之腹胀消除，无不良反应及副作用。

【出处】《上海中医药杂志》（4）：34，1985。

8方（玄香散）

【药物】玄明粉、小茴香各等份。

【制法】研末同拌即可。

【用法】置于双层纱布袋内，置新生儿肚脐上1夜，袋内的玄明粉受热后溶解吸收，患儿大便通，腹胀即减轻或消失。用于新生儿腹胀。

【出处】《江苏中医杂志》（3）：33，1984。

【备注】另据《新中医》1983年第6期报道，用玄明粉15克，小茴香3克敷脐，治疗新生儿腹胀60余例，效果显著，一般1～2次即愈。

9方

【药物】野菊花30克，食盐、米饭各少许。

【制法】上药共捣烂，加菜油少许，绍兴酒50克共炒。

【用法】趁热敷脐部（勿过热，以免烫伤），再用甘遂末3克，麝香末0.3克，分5次撒在脐上。用于小儿腹胀肠鸣。

【出处】福建《中医验方》。

10方

【药物】鲜黄花蒿（全草）适量，食盐少许。

【制法】将前一味药洗净，捣烂，入食盐拌匀，于锅中炒热。

【用法】趁热敷患儿脐部，每日换药2～3次，连用数日，以愈为度。用于小儿消化不良腹胀。

【出处】《常见病民间传统外治法》。

11方

【药物】全葱子100克，蜂蜜30克。

【制法】全葱子（去须根）切5分长，放锅内加蜂蜜共炒热，用纱布包好。

【用法】趁热熨肚脐。用于新生儿臌胀。

【疗效】治一男儿10天，西医诊断：①结肠转位引起胃肠功能紊乱，②胎粪性不完全肠梗阻。用本法治愈。

【出处】《遂宁医药》（中医药专辑）：78，1989。

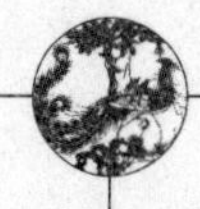

八、小儿腹痛

1方

【药物】茴香、老姜、艾叶各9克，葱头1个。

【制法】共捣烂，炒热。

【用法】敷脐或布包熨脐。用于小儿腹痛。

【出处】《常见病验方研究参考资料》。

2方

【药物】茶油少许。

【用法】点在脐上，外以火罐拔之。用于小儿腹痛。

【出处】《常见病验方研究参考资料》。

3方

【药物】生葱头250克。

【制法】捣烂，炒熟。

【用法】敷肚脐处。用于小儿虚寒性腹痛。

【出处】《哈尔滨中医》(4、5)：62，1965。

4方

【药物】当年土产烟叶。

【制法】卷烟点燃。

【用法】反复口吸热烟吮吸小儿肚脐。用于小儿虚寒性腹痛。

【出处】《湖北中医杂志》(5)：40，1981。

5方

【药物】公丁香30个，肉桂1克，白胡椒40粒，白豆蔻30粒。

【制法】上药共研细末，用100目筛筛过，贮瓶备用。

【用法】取药末1～1.5克，填敷脐中，再外贴万应膏，3天后除去，或换药再贴1次。用于感受寒邪之腹痛。

【出处】《湖北中医杂志》(3)：24，1985。

6方（隔蛋壳灸脐法）

【药物】鸡蛋1个。

【制法】取蛋1个，将其尖的一端打一小口，然后扩大小口，以保留2/3的蛋壳为宜，去尽蛋汁备用。另取一较厚之纸，剪一比蛋壳略小之洞套于蛋壳上（施灸时蛋壳覆盖于患儿脐上，纸盖住脐腹，以防艾火烧伤）。另将艾叶揉成艾绒，然后拌入少许冰片或麝香，捏成宝塔糖样大小，即成冰片艾绒或麝香艾绒。

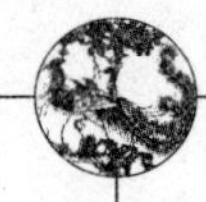

【用法】将套纸蛋壳覆盖在患者脐上，并将所需之艾绒置于蛋壳上，燃烧艾绒灸之，1天3次，1次3炷。用于婴儿腹痛等疾病。

【出处】《湖南中医杂志》(5)：56，1987。

【备注】此法在民间流传甚广，疗效甚捷，除治腹痛外，还可用于婴儿腹泻、呕吐、脐风等许多小儿疾患。

7方

【药物】艾叶30克，白酒适量。

【制法】将艾叶制成艾绒，用白酒湿润，制成饼状。

【用法】贴于脐部，每日1～2次。

【出处】《山东中草药验方选》。

8方

【药物】食盐适量，生姜数片，葱白数茎。

【制法】同炒至热，用细布包裹。

【用法】温熨脐腹部，同时轻轻按揉，疏通阻滞之气机，冷后炒热再敷，直至痛止。用于小儿腹痛。

【出处】《湖南中医杂志》(6)：46，1990。

9方

【药物】葱适量。

【制法】一部分水煎，另一部分炒熟。

【用法】用葱汤洗儿腹，仍以炒葱捣贴脐上，良久，尿出痛止。用于小儿盘肠内吊腹痛。

【出处】《本草纲目》。

九、小儿便秘

1方

【药物】大黄粉10克。

【制法】用适量的酒调成糊状。

【用法】涂于脐部，用纱布覆盖固定，再用热水袋热敷10分钟，每日1次。用于小儿乳食积滞之便秘。

【疗效】治疗30例，痊愈28例（用药1天8例，2天13例，3天7例），好转2例。

【验案】患者，大便干结，3～4日1行，身热面赤，口渴尿赤，纳减呕吐，舌质绛，指纹紫滞。用上方1天，排出羊屎状大便，身热口渴减轻，呕吐消失，再敷1天，大便通畅，诸症消失。

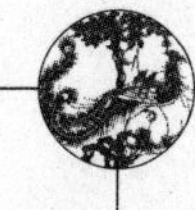

【出处】《浙江中医杂志》（7）：305，1988；《辽宁中医杂志》（2）：44，1989。

2方

【药物】葱头2根，酒糟1撮。

【制法】共捶烂炒热。

【用法】敷肚脐上，外加布扎紧。用于小儿大小便不通。

【出处】《常见病验方研究参考资料》。

十、先天性巨结肠

1方

【药物】当归、薏米仁、白术、桔梗、陈皮、白芍、玄明粉、大腹皮各6克，莱菔子、茯苓各9克。

【制法】上药研粗末，加麸皮少许，共炒黄后喷醋。

【用法】趁热敷脐腹部。用于先天性巨结肠。

【验案】患者，女，1977年2月4日出生。满月前3日，因其数日未解大便，其母打开腹带，见腹部高度膨胀，肠型显露，青筋暴出，即来我院外科门诊。初虑为先天性巨结肠，灌肠2次后，于3月6日转入上海某医院小儿科。该院儿科经摄片确诊为先天性巨结肠，嘱四、五个月（最好一周岁）后手术治疗，在手术前当腹胀严重时只能灌肠排便，别无良法。其母对手术有所顾虑，遂要求中医治疗。用上法当天晚上敷药，次晨自解大便1次，结肠积气明显减轻，但停药后，则便不解，腹又胀。遂嘱每晚热敷不间断，直至1978年夏，腹部肠型和腹胀未见，大便正常，才令其时敷时停。一般敷药后第2天腹部不胀气，可自行排便，但先稀后干。间断使用热敷直至1979年春节，逐渐停药。

1984年春随访，知患儿停药后，未再出现腹胀和腹部肠型，饮食二便良好，腹部平坦，营养较佳，发育、智力正常。

【出处】《上海中医药杂志》（4）：34，1985。

十一、小儿厌食症

1方

【药物】炒神曲、炒麦芽、焦山楂各10克，炒莱菔子6克，炒鸡内金5克。

【制法】共研细末，加淀粉1～3克，用白开水调成稠糊状。

【用法】临睡前敷肚脐部，再用绷带固定，第2天早上取下，每日1次，5次为1疗程。乳食停滞加陈皮6克，酒大黄5克；脾湿困中加白扁豆10克，苡米10克；先天不足加人参3克，干姜5克，炙甘草6克；脾胃虚弱加党参10克，山药10克，白术6克；恶心呕吐加半夏6克，藿香6克，枳壳6克；大便稀溏加苍术10克，诃子6克。用于小儿厌食症。

【疗效】治疗122例，痊愈65例，显效34例，有效21例，无效2例，总有效率为98.4%。

【出处】《山东中医杂志》（1）：48，1986；《中医杂志》（2）：31，1986。

2方

【药物】枳实、白术、砂仁各等份。

【制法】共研细末，备用。

【用法】将上药用茶水调成丸填塞肚脐，外用万应膏贴封，敷药时为寅时（3～5时），连敷3天（如见皮肤起泡者勿用），一般1次见效，必要时连敷2次。用于小儿厌食症。

【验案】患者，男，3岁半，1988年5月就诊。食欲不振近1年。1年前曾患肺门淋巴结核，经抗痨等治疗仍见消瘦、纳差、乏力，但无明显咳嗽、盗汗之症。用上法治疗1次，食欲大增，后再敷脐1次。1年后追访，患儿一切正常。

【出处】《湖南中医杂志》（5）：6，1990。

3方

【药物】大黄、大白、白蔻、三仙、良姜、陈皮各等份。

【制法】粉碎过120目筛，用凡士林调配成膏状备用。

【用法】每次取莲子大药膏置于一块4.5×4.5厘米橡皮膏中央，药膏对准脐必贴在脐上，四周粘牢，每次敷8～12小时，每天1次，10天为1疗程，最长为2疗程。用于小儿厌食症。

【疗效】治疗300例，痊愈263例，好转28例，无效9例。多数敷5次即食欲大增。

4方（脐敷化食丹）

【药物】山甲、鳖甲、内金、使君子、槟榔、麝香、红榆虫、枳壳、甘草。

【制法】山甲、内金、鳖甲砂炒醋炙，红榆虫瓦上焙干，诸药掺匀，粉碎为末加麝香过箩，蓖麻油少许调和，共为黄豆大药丸，重2.5克。将药丸放入2×2厘米敷料中，中间为塑料薄膜，外层为橡皮胶布，约4×4厘米，包好放入干燥处。

【用法】用温水将脐部洗净，擦干，敷化食丹，每3天更换1次，2次为1疗程。用于小儿厌食症。

【疗效】治疗200例，痊愈150例，显效30例，好转13例，无效7例，总有效率为96.5%。

【验案】患者，女，3岁。患儿自1岁半断奶后，食欲低下，继之出现形体消瘦，面色萎黄，精神不爽，时汗出，易感冒。诊断为厌食症。给化食丹2粒，6天后食欲改善，伴发症减轻，第2个疗程后，食欲明显改善，有饥饿感，大便成形，日行1次。治疗2个

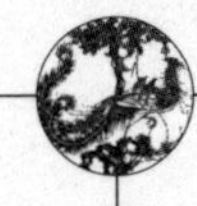

疗程后停药。1个月后随访，饮食增加一倍，伴发症消失，精神爽。

【出处】《河南中医》(1)：40，1991。

5方(千层化积膏)

【药物】生杏仁、栀子、小红枣各适量。

【制法】药量均为女七男八，黍米一小撮，制成膏药。

【用法】贴于脐部。用于小儿食积、乳积和厌食症。

【疗效】治疗40例，有效39例，无效1例。

【出处】《河北中医》(2)：45，1988。

6方

【药物】生山楂9克，陈皮6克，白术6克。

【制法】将上药共为细末。

【用法】填于患儿脐上，每日换药2次，连续3～5日。用于小儿厌食症。

【出处】《常见病民间传统外治法》。

7方

【药物】脾运膏1号(脾胃气虚型)：党参、苍术、炒麦芽、焦山楂、鸡内金、砂仁、槟榔、香附(按10∶10∶9∶9∶5∶6∶5∶6比例配药)。

脾运膏2号(脾胃不和型)：苍术、厚朴、炒麦芽、焦山楂、鸡内金、砂仁、槟榔、香附(按10∶9∶9∶9∶5∶6∶5∶6比例配药)。

【制法】先将药物筛选、洗净、低温烘干、称重，研细末过80目筛，混匀，封口塑料袋分装，经环氧乙烷灭菌后，装瓶密封备用。

【用法】用时将药末(2.5克／袋)加甘油醋(1∶3)混合液(5毫升／瓶)调配制成糊状，置于“天源牌”自粘性压敏胶敷料中心(规格7×9厘米，中央带木浆纤维，由天津药检所提供)，敷于脐部12小时／天(晚10时至次日上午10时)，连用6天，停药2天，再重复用药6天，合计14天为1个疗程，连用2个疗程。

【出处】《中医外治杂志》14(2)：11，2005。

8方

【药物】大黄、槟榔、高良姜、陈皮、山楂、鸡内金、胡黄连等。

【制法】粉碎加工为极细的粉末，用特制透皮吸收促进剂，提炼精制成膏状。

【用法】取药膏如桐子大，敷于肚脐，外用透气胶布固定，每日1次，1次12小时，7～10天为1个疗程。

【出处】《中医儿科杂志》2(3)：32，2006。

9方

【药物】桂心、小茴香、丁香各5克，冰片2.5克。

【制法】研磨成粉状。

【用法】配以米醋调制成糊状，涂敷于脐部，用伤湿止痛膏固定，保留6～8小时。

【出处】《护理学杂志》21(3)：41，2006。

十二、小儿遗尿

1方

【药物】2寸长连须葱白3支，硫黄30克。

【制法】共捣如泥。

【用法】等患儿临睡前将上药敷脐上，外用纱布胶布覆盖固定，8～10小时后除掉。用于无器质性原因之小儿遗尿症。

【疗效】治疗7例，多在2～3次获效，经随访未复发。

【出处】《中医杂志》(12)：63，1982。

2方

【药物】生硫黄3克，葱白1节。

【制法】将两药合捣如膏。

【用法】睡前将药膏外敷脐上，用绷带固定，或用伤湿止痛膏固定，晨起取下，每晚1次，连用3～5次。用于小儿遗尿。

【疗效】治疗20余例(年龄均在15岁以下)，3～5次症状均控制。

【出处】《山东中医杂志》(5)：42，1983。

3方

【药物】黑胡椒适量。

【制法】研成粉末。

【用法】每晚睡前将胡椒粉放在肚脐窝中，以填满为度，然后用伤湿止痛膏贴盖固封，24小时后去掉或更换，7次为1疗程。用于非器质性的小儿遗尿症，一般用药1～3个疗程可愈。

【出处】《中医杂志》(7)：28，1986。

4方(桑益贞丝散加敷脐法)

【药物】(1)内服：桑螵蛸30克，益智仁、女贞子各50克，菟丝子30克。(2)敷脐：硫黄10克，葱白7段。

【制法】内服药焙黄，共研为极细末，装空心胶囊备用；敷脐药捣如泥状。

【用法】内服药每次6克，1日3次，开水送服；敷脐药临睡前贴神阙穴，次晨取下，18天为1疗程。用于小儿遗尿。

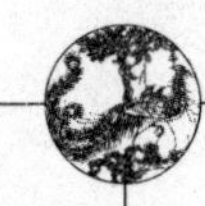

【疗效】治疗5例全部治愈。显效时间最短2天，一般1～2个疗程便可痊愈，半年随防无复发。如撤去敷脐之法，则疗效顿减或无效。

【出处】《陕西中医学院学报》（4）：21，1990。

5方（遗尿散）

【药物】丁香、肉桂、五倍子、补骨脂各30克。

【制法】研细末，备用。

【用法】每取适量，白酒调敷肚脐，每晚1次。用于小儿遗尿。

【验案】患者，男，9岁，1977年10月8日初诊。患儿遗尿已3年，每晚尿床2次以上，经中西医多方治疗无效，舌淡红，苔薄白，脉沉细。用遗尿散敷脐，3次后遗尿减少，5次后遗尿之症若失，继敷5次痊愈，迄今未复发。

【出处】《陕西中医》（6）：261，1985。

6方

【药物】白术、白芍、白矾、硫黄、甘草各等份。

【制法】上药共研细末，备用。

【用法】每次取药粉10克，葱汁（或用水）调糊，敷于脐部，3日换药1次。用于小儿遗尿。

【出处】《河南省秘验单方集锦》。

7方

【药物】丁香3粒，米饭适量。

【制法】丁香研细末，同米饭捣作饼。

【用法】贴患儿肚脐。用于遗尿。

【出处】《常见病验方研究参考资料》。

8方

【药物】五倍子、桑螵蛸、芡实、硫黄。

【制法】共为末，醋调。

【用法】临睡时敷于脐部。用于小儿遗尿。

【出处】《湖南中医杂志》（6）：46，1990。

9方（加味生姜膏）

【药物】生姜30克，炮附子6克，补骨脂12克。

【制法】生姜捣泥，余药研细末，合为膏状。

【用法】填入脐中，外用无菌纱布覆盖，胶布固封，5天换药1次。用于下元虚寒遗尿。

【疗效】治疗小儿遗尿25例，换药2～6次，痊愈20例，显效3例，无效2例。

【出处】《江苏中医杂志》（2）：封三，1984。

十三、小儿小便不通

1方

【药物】鲜葱白、大田螺、食盐少许，橘叶1握。

【制法】共捣烂。

【用法】敷脐。用于小儿小便不通。

【疗效】一般敷药30分钟后，小便即通。

【出处】《湖南中医杂志》（6）：46，1990。

2方

【药物】田螺3粒，朴硝9克，槟榔3克，鲜车前草30克，生葱白8寸，冰片1分。

【制法】共捣烂。

【用法】贴脐中。用于小儿小便不通。

【出处】《常见病验方研究参考资料》。

3方

【药物】鲜芸香叶9～15克，鲜雷公根（全草）16克，鲜薄荷叶6克，食盐少许。

【制法】将前3味药洗净，捣烂如泥，入食盐拌匀，放入锅中炒热。

【用法】贴于患者脐部，每日换药1～2次，连用数日。用于小儿小便不通、腹胀。

【出处】《常见病民间传统外治法》。

4方

【药物】鲜车前草30克，活田螺10个，鲜葱3株。

【制法】共捣烂，烤热。

【用法】敷于患儿脐部，每日换药1～2次，连用5～7日。用于小儿身热，小便不利，腹胀。

【出处】《常见病民间传统外治法》。

5方（摩脐法）

【用法】小儿淋闭，以摩脐及小腹即通。

【出处】《本草纲目》。

十四、小儿水肿

1方

【药物】商陆根、鲜葱白适量，麝香少许。

【制法】共捣烂。

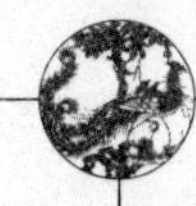

【用法】敷脐。用于小儿水肿。

【出处】《湖南中医杂志》(6):46，1990。

2方

【药物】地龙、猪苓、针砂各30克。

【制法】上药共研末，捣葱汁和药为膏。

【用法】敷脐，外用纱布包扎，每天换药1次。用于小儿水肿。

【出处】《严氏济生方》。

十五、小儿惊风

1方

【药物】鲜地龙3～5条，麝香0.15克。

【制法】共捣烂。

【用法】敷神阙穴，能缓解抽搐。用于小儿急惊风。

【出处】《浙江中医药》(4):32，1977。

【备注】《理瀹骈文》记载，治急惊用“老蚓当中切断，跳一段治急惊，不跳一段治慢惊，同麝捣敷脐，然治急惊为效。”

2方

【药物】麝香0.3克，活地龙(白项最佳，红项亦可，紫项者不可用)3～5条，白糖10克，面粉少许。

【制法】将地龙洗净，和白糖一起捣烂，加面粉做成小饼。

【用法】麝香置于神阙穴内，再将药饼盖于脐上，用绷带或胶布固紧，直至高热退下，惊厥停止后保留数小时取下。用于小儿急惊风(高热惊厥)。

【验案】患者，女，8岁。因高热住院数天，经中西药、输液等治疗均无效，病情危重，高热抽搐日发数次，昏迷，牙关紧闭，头项强直，角弓反张，目不转睛，口唇发绀，腹部膨隆，脉洪数有力，症属暑温，用麝香地龙白糖膏贴脐，用后半小时惊厥消除。

【出处】《四川中医》(1):30，1983。

【备注】笔者曾用本方去麝香，加朱砂1克，敷脐，治惊风有效。

3方

【药物】雄黄15克，砂仁2克，栀子(炒)5枚，冰片0.15克。

【制法】共研细末，鸡子清调。

【用法】敷肚脐之四周，碗口大，留出脐眼，入麝少许，棉纸盖，软帛扎，一周时洗去。用于急惊等症。

【出处】《理瀹骈文》。

【备注】另据《理瀹骈文》记载，治急惊"以布衬儿腹，抱乌毛鸡于上蹲吸，或以鸡尾对儿脐，无风鸡必远去，有风鸡必贴紧。慢惊亦可用。"

4方

【药物】羌活、防风、天麻、薄荷、黄连、甘草、全虫、僵蚕、陈胆星、犀角油、朱砂、牛黄、麝香、冰片。

【制法】前10味药熬后收膏，再入余药拌匀。

【用法】贴脐。用于小儿惊风。

【出处】《理瀹骈文》。

5方

【药物】黄栀子、鸡蛋清、飞罗面、葱白（连须）各适量。

【制法】共捣数百下。

【用法】敷脐下及手足心。用于急惊风。

【出处】《常见病验方研究参考资料》。

6方

【药物】芙蓉花嫩叶6片，鸡蛋1个。

【制法】芙蓉花叶切碎，和鸡卵打匀，煎作薄饼。

【用法】乘热敷患儿脐部，冷再换。用于小儿急、慢惊风。

【出处】《常见病验方研究参考资料》《中医外治法》。

7方

【药物】丁香、葱白、艾蓬头各7个。

【制法】将上药共捣烂，拌匀。

【用法】外敷于患儿脐孔，用布裹好，每日换药1次，连敷3～5日。用于小儿惊风。

【出处】《常见病民间传统外治法》。

8方

【药物】燕子巢1个，鸭蛋（取白去黄）适量。

【制法】先将燕子巢捣烂，加入适量鸭蛋白，同捣如泥。

【用法】敷于肚脐上，用绷带固定，干则再换新药，连续2～3次。用于小儿慢惊风。

【出处】《常见病验方研究参考资料》。

9方

【药物】全蝎5个，蜈蚣1条，僵蚕5条，蝉蜕头7个。

【制法】研末。

【用法】放脐中，外盖煎熟鸡蛋1个。用于小儿慢惊风。

【出处】《常见病验方研究参考资料》。

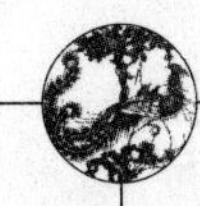

10方

【药物】全蝎8条，蜈蚣2条，守宫2条，飞朱砂、樟脑各3克。

【制法】共研细末，蜜调。

【用法】敷囟门及脐部，外以纱布覆盖，每日换药，一般药后3～4小时，可见肠鸣排便。用于慢惊风（结脑之呈昏迷状态者），对部分病例可促使好转。

【出处】《虫类药的应用》。

11方

【药物】胡椒7粒，生栀仁7粒，肉桂3克，葱白7枚，白颈蚯蚓（可无）、鸡蛋清适量。

【制法】先将前3味捣碎为末，再与后3味合捣如膏状。

【用法】取上药摊贴神阙、脾俞穴，覆以纱布，胶布固定，一般1～2日愈。用于小儿慢惊风。

【出处】《穴位贴药疗法》。

12方

【药物】炙黄芪、党参、炮附子各30克，白术62克，肉蔻仁（煨）、酒炒白芍、炙甘草各15克，丁香9克，炮姜炭6克。

【制法】油熬丹收，掺肉桂末。

【用法】贴脐上，再以黄米煎汤调灶心土敷膏外。用于慢脾风。

【出处】《理瀹骈文》。

13方

【药物】丝瓜叶、苦瓜叶、鲜荷叶各30克，燕子泥、石膏粉各100克。

【制法】共捣成泥。

【用法】外敷神阙穴，每日2次。用于小儿急惊风。

【出处】《浙江中医杂志》（7）：320，1990。

14方

【药物】栀子20克，明雄5克，冰片1克，蛋清适量，元寸0.4克。

【制法】研细末。

【用法】贴神阙、天柱穴。用于小儿高热惊风。

【出处】《陕西中医》（11）：36，1984。

十六、小儿夜啼

1方

【药物】黑丑（即牵牛子）7枚。

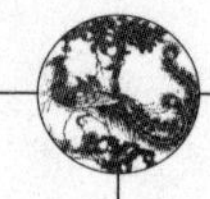

【制法】捣碎。用温水调成糊状。

【用法】临睡前敷于肚脐上，用胶布固定。用于小儿夜啼，经医院检查无异常发现者。

【疗效】治疗20例，大多在当晚就能止哭。

【验案】患者，男，1岁，1982年11月20日就诊。其父代诉：患儿白天没有事，一到深夜12点无故哭闹，到天明前就止。到医院检查，说发育正常，未发现病变，服药月余，不见好转。即用黑丑敷脐，次日喜告昨夜安睡未啼，随访1个月未复发。

【出处】《中医杂志》（4）：34，1983。

【备注】《本草纲目》有此记载。

2方

【药物】朱砂0.5克，五倍子1.5克。

【制法】共研末，再与适量捣烂（或嚼烂）的陈细茶拌匀，加水少许，捏成小饼状。

【用法】外敷于脐中，用胶布固定，每晚更换1次。用于小儿夜啼。

【疗效】一般敷2～6次症状消失。

【出处】《山东中医杂志》（5）：47，1984；《四川中医》（6）：50，1984。

3方

【药物】朱砂适量。

【制法】研极细末，瓶装备用。

【用法】于晚上临睡前用干净毛笔或鸡羽毛（棉签亦可），以温开水浸湿，再蘸药末少许，涂于神阙、劳宫（双）、膻中和风池等穴，不用包扎，每晚1次。用于小儿夜啼。

【疗效】治疗71例均愈。一般1次即效，可连用3日。

【出处】《中西医结合杂志》（7）：422，1989。

【备注】另据报道，取朱砂在粗瓷碗内磨水（或粉末调水），用毛笔蘸朱砂汁涂于脐部，同时涂心窝和手足心，连用5～7天，治疗小儿夜啼效佳。[《乡村医学》（11）：45，1986]

4方

【药物】牛蒡子50克，珍珠粉2克，朱砂3克。

【制法】共为细末。

【用法】每用1克填脐，包扎固定。用于小儿夜啼。

【出处】《江苏中医杂志》（6）：11，1985。

5方

【药物】朱砂、琥珀各等份。

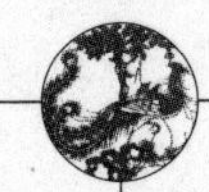

【制法】研极细末，装瓶备用。

【用法】于晚上临睡前用干净毛笔或鸡羽毛（棉签亦可），以温开水浸湿，蘸药末少许，涂于神阙、膻中、劳宫等穴，为免污染衣物可酌包扎，每晚1次，可连用3日。用于小儿夜啼。

【疗效】治疗100例，痊愈92例，总治愈率为92%；无效8例，占80%。

【验案】患者，女，6个月。不明原因的整夜哭闹20余天。入夜即哭，天明方止，偶尔入睡稍有声响即醒，无寒热，食欲、二便正常。其父业医，无策时灌服安定之类镇静药，可图一时之功，但不能根治，且对小儿身体不利。用上法治之，一夜即愈，连用2次，半年来再未发作。

【出处】《光明中医》（4）：21，1989。

6方

【药物】公丁香3粒，米饭适量。

【制法】公丁香研末，与米饭和匀作饼。

【用法】贴小儿脐部。用于小儿夜啼。

【出处】湖北省《验方选编》《中医外治法》。

7方

【药物】陈茶叶适量。

【制法】研成细末，用酒调。

【用法】敷在小儿脐部，盖以药棉，布带包扎。用于小儿夜啼。

【出处】《安徽省单验方选集》《中医外治法》。

8方

【药物】活地龙2～3条。

【制法】捣烂。

【用法】敷在脐上，用纸盖好，一夜即安。用于小儿夜啼。

【出处】《常见病验方研究参考资料》。

9方

【药物】五倍子30克。

【制法】烧存性研末，用乳母口水调作成饼。

【用法】贴患儿脐部，以布缚定。用于小儿夜啼。

【出处】《常见病验方研究参考资料》。

【备注】《增广验方新编》载："用五倍子研末，口水和作饼，纳肚脐内，以带扎之，效。"又据《本草纲目》"小儿夜啼，五倍子末，津调，填于脐内。"

10方

【药物】牛蒡子3克。

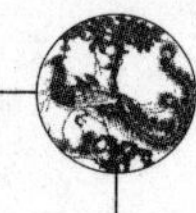

【制法】研末，掺膏药上。

【用法】贴患儿脐中。用于小儿夜啼。

【出处】《常见病验方研究参考资料》。

11方

【药物】吴茱萸30克，五倍子15克，面粉15克，朱砂6克。

【制法】共研为末，水调为糊状。

【用法】敷患儿神阙穴及脚底涌泉穴。用于小儿夜啼。

【出处】《穴敷疗法聚方镜》。

12方

【药物】陈艾9～15克。

【制法】炒热揉绒。

【用法】包脐眼。用于小儿夜啼。

【出处】《食物疗法》。

13方

【药物】鸡蛋1个，油虫沙1.5克，葱白适量。

【制法】将鸡蛋煮熟，连壳纵切，掏去蛋黄，将油虫沙、葱白共捣烂如泥，纳入蛋黄窝中。

【用法】趁温覆盖肚脐，布带缚定，次晨去掉。用于小儿夜啼。

【出处】《简易推拿疗法》。

14方

【药物】鸡粪适量。

【用法】涂小儿脐中，男用雄鸡粪，女用雌鸡粪，极妙。用于小儿夜啼。

【出处】《增广验方新编》。

15方

【药物】羌活、防风、天麻、薄荷、黄连、甘草、全蝎、僵蚕、陈胆星各9克，犀角片3克，朱砂3克，牛黄1.5克，冰片少许，麝香少许。

【制法】前10味药用麻油熬膏，黄丹收，再入余药搅匀。

【用法】摊贴胸、脐。用于小儿夜啼。

【出处】《理瀹骈文》。

【备注】亦可清心、解热、退惊、安神、除烦躁。

16方

【药物】韭菜子适量。

【制法】烘干，研为细末，过筛，用水调成膏，纱布包裹。

【用法】敷神阙穴，12～24小时换药1次，连敷3～4天。用于小儿夜啼属脾脏虚寒

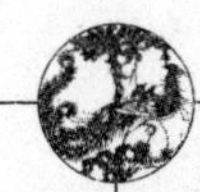

者。

【出处】《中医外治法集要》。

17方

【药物】丁香、肉桂、吴萸各等份。

【制法】烘干，共研为细末，过筛，用水调成膏，纱布包裹。

【用法】敷神阙穴，外用胶布固定。用于脾寒腹痛夜啼。

【出处】《中医外治法集要》。

18方

【药物】艾叶、干姜各等份。

【制法】烘干，研为细末，用酒调成膏，炒热，纱布包裹。

【用法】以肚脐为中心在腹部从上而下热熨，反复多次，冷则用热水袋热敷。用于小儿夜啼属寒者。

【出处】《中医外治法集要》。

19方

【药物】乌药10克，僵蚕10克，蝉衣15克，琥珀3克，青木香6克，雄黄5克。

【制法】上药共研细末备用。

【用法】使用时取上药10克，用热米酒将药末调成糊状，涂在敷料上，敷脐。每晚换一次，7天为一疗程。

【出处】《四川中医》（5）：39，1994。

20方

【药物】血竭3克，冰片1克，菖蒲6克，朱砂1克，磁石5克，肉桂6克。

【制法】研粉混用，干燥装粽色瓶备用。

【用法】温水洗净肚脐，将散剂放入，外敷纱布固定。每日1次，每次3克，7天为1个疗程。治疗1个疗程后停止用药30天做疗效观察。

【疗效】治疗30例，治愈25例，好转3例，未愈2例，总有效率为93%。

【出处】《中国中医基础医学杂志》10（10）：43，2004。

21方

【药物】蝉蜕、栀子、朱砂各等份。

【制法】研为细末备用。

【用法】用药末填脐，外用胶布固定，1～2天换药1次。

【备注】用于小儿仰卧，见灯火或上半夜啼哭尤甚，啼声响亮，烦躁不安，小便短赤，大便秘结。

【出处】《中国民间疗法》14（1）：27，2006。

22方

【药物】朱砂、珍珠粉、五味子各等份。

【制法】研为细末备用。

【用法】取少许药粉填脐，外用胶布固定，1～2天换药1次。

【备注】用于因受惊恐惧的患儿，哭声尖锐，时高时低，紧偎母怀，唇与面色乍青乍白。

【出处】《中国民间疗法》14（1）：27，2006。

23方

【药物】山楂1克，芒硝1克，蝉衣1克。

【用法】共研细末填脐，胶布固定，2天换药1次，每晚热敷15～20分钟。

【备注】用于夜间阵发性啼哭，腹胀，呕吐乳食，大便酸臭，乳食不节。

【出处】《中国民间疗法》14（1）：27，2006。

十七、小儿夜惊

1方

【药物】生龙骨、绿豆各5克，朱砂2克，鸡蛋1个。

【制法】共研细末，鸡蛋清调匀。

【用法】敷贴在患儿的神阙、百会、涌泉穴，24小时取下，如疗效不佳可再敷1次。用于小儿夜惊。

【出处】《穴敷疗法聚方镜》。

十八、小儿客忤

小儿客忤一症，是小儿突见异物、突见异人、突闻异声而致惊吓啼哭，多兼有惊风之病。

1方

【药物】衣鱼2枚。

【用法】涂母手中，掩儿脐，得吐下愈；外仍以摩儿顶及项强处。用于小儿客忤。

【出处】《食医心镜》。

十九、小儿疝气

1方（暖脐膏）

【药物】万应膏药500克，白胡椒12克，肉桂24克。

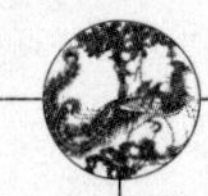

【制法】将白胡椒、肉桂研细末，调入膏药内，摊布上。

【用法】敷脐，3日1次。用于小儿疝气。

【出处】《浙江中医药》(6):39，1978。

2方（桂香白姜膏）

【药物】肉桂10～20克，丁香10～20克，葱白根20克，鲜生姜20克。

【制法】将前2味药制成粗粉，葱白根炒热，鲜生姜捣烂，4药合匀，捣成泥膏，制成7×7厘米或10×10厘米大的圆饼，备用。

【用法】敷前先用温水将脐部洗净，用酒精棉球消毒，膏饼以覆盖三经（任脉、足少阴肾经、足厥阴肝经），八穴（神阙、水分、中注、肓俞、阴交、气海等）为宜，敷后，用宽布带托提扎紧，每次5天，10天为1疗程。

【疗效】治疗125例儿童腹股沟斜疝，治愈79例，好转41例，无效5例。

【验案】患者，男，2岁。1977年4月，患儿哭闹不安，发现右侧阴囊有肿物，经市医院诊断为嵌顿性腹股沟斜疝。家属不同意手术，遂用桂香白姜膏敷脐，敷前用手法托举突出物复位，宽布带托举扎紧，1次后阴囊肿物缩小，又连敷2次，阴囊肿物消失，诸症尽除，为巩固疗效再敷3剂痊愈。随访3年，未复发。

【出处】《辽宁中医杂志》(12):33，1981。

3方

【药物】葱白、生姜、食盐各等量。

【制法】炒熟，布包。

【用法】熨脐部（勿过热烫伤），1日2次；同时加服荔香散（荔子核、木香、小茴香、升麻、乌药、白芍，水煎徐徐服之）。用于婴幼儿疝气。

【验案】患者，男，70天，1979年4月11日诊。1周前患儿感受寒凉，哭闹不止，发现左侧阴囊肿大明亮，得暖稍缓，睡眠后阴囊缩小，醒后依然，舌苔薄白，指纹微红，唇白肢冷。用上法3天，病告痊愈。

【出处】《河南中医》(4):37，1982。

4方（丁香散）

【药物】母丁香适量。

【制法】研极细末，过100目筛，装瓶密封备用。

【用法】填满脐窝，敷料覆盖，胶布固定，2天换药1次，治疗期间适当减少活动。用于小儿疝气。

【疗效】治疗小儿疝气32例，23例痊愈，7例有效，2例无效。一般4～6次见效。

【验案】患者，男，4岁，1985年3月就诊。2年前发现患儿右侧阴囊部有一可复性包块，哭闹或咳嗽时尤为明显。3天前因在幼儿园跑步，右侧阴囊部又复见一乒乓球大小肿块，且难以回纳，在县医院诊断为右侧腹股沟斜疝（难复性），建议手术治

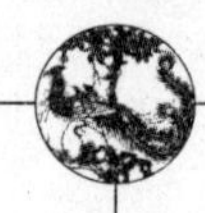

疗。因患者拒绝手术，遂用丁香散如法填脐治疗，次日肿块较前为软，经换药2次，肿块逐渐消失，继敷4次以巩固，随访半年未复发。

【出处】《陕西中医》(9)：412，1986。

5方

【药物】白胡椒3克。

【制法】研末，备用。

【用法】将上药分为两份，分贴于肚脐部及两足心，上盖棉花，以胶布固定，每半月换贴1次。用于小儿疝气。

【疗效】治疗3个月～1岁的婴幼儿疝气50例，均有效，一般治疗3～4次，即可痊愈。

【出处】《中医医论医方医案选》。

6方

【药物】吴萸、川楝子、小茴香各12克。

【制法】共研为细末。

【用法】用布裹于患者脐上，每日换药1次，连用5～7次。用于疝气疼痛。

【出处】《常见病民间传统外治法》。

二十、小儿盗汗症

1方（五味敷剂）

【药物】五倍子、赤石脂、没食子、煅龙牡各100克，辰砂5克。

【制法】共研细末，和匀备用。

【用法】6个月～1岁者每次用10克，1～5岁者用15克，5岁以上者用20克，用凉水、食醋各半调药成稀糊状，每晚临睡前敷肚脐，以纱布绷带固定，翌晨揭去，3～5夜为1疗程。用于小儿顽固性盗汗。

【疗效】治疗小儿顽固性盗汗118例，连敷3夜痊愈者81例，连敷6～7夜痊愈者21例，无效者6例，愈后复发继用有效者6例，无效者3例。

【验案】患者，男，3岁，1983年7月诊。入睡盗汗淋漓，历经年余，伴有龄齿，呓语，脘腹张满，口渴喜饮，形体消瘦，舌质淡红，苔花剥，指纹淡红隐隐。曾服中药无效。予五味敷剂，配以午时茶泡当茶饮，5天后其汗即止，夜睡亦宁，追访至今未复发。

【出处】《陕西中医》(5)：209，1985。

2方（止汗散）

【药物】五倍子10克，明矾3克，煅龙牡各6克。

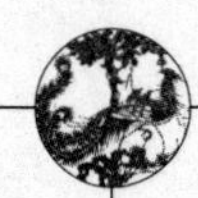

【制法】研末。

【用法】调敷脐部，每天1次。用于小儿虚汗。

【验案】患者，男，3岁，1978年5月10日诊。患儿不分寤寐，无故汗出已1年，多方求治罔效。纳差，消瘦，舌淡红，苔薄白，脉细数，指纹淡红。证属营卫失调。用止汗散外敷脐部，3次后自汗减少，10次后汗止。

【出处】《四川中医》（10）：52，1985。

3方

【药物】五倍子6份，辰砂1份。

【制法】共研末。

【用法】每取少许，用患儿口津调敷脐中，3天1换。用于小儿盗汗。

【验案】患者，男，5岁，1977年9月16日初诊。盗汗如雨已2年，屡治不愈，经X光透视为肺门淋巴结核，除服参麦散加固表药外，用上法半月汗止。

【出处】《云南中医杂志》（1）：30，1985。

4方（止汗粉）

【药物】龙骨、牡蛎各30克，大麦芽50克。

【制法】共研细末，搅匀。

【用法】每次以药粉5克，撒于脐部，包扎固定，12小时换药1次。用于小儿自汗盗汗。

【验案】患者，男，1岁半，1985年就诊。日间动则汗出，晚间醒后汗湿衣衫，时已半载，屡治无效。胸透无异常。症见面色萎黄，精神萎靡，动则汗出。用止汗粉敷脐，药用5天而汗止，继用5天，以巩固疗效。

【出处】《上海中医药杂志》（6）：13，1987。

5方（五龙散）

【药物】煅龙骨、五倍子各等份。

【制法】研末。

【用法】每次10克，用温开水或醋调成糊状，敷于患儿脐部，用胶布固封，晚敷晨揭，连用2次。用于小儿虚汗。

【疗效】治疗小儿虚汗（自汗、盗汗并见）76例，显效54例，占71.05%；有效22人，占28.95%，总有效率为100%。

【出处】《江西中医药》（6）：封底，1987。

6方

【药物】五倍子、五味子、牡蛎各等份。

【制法】共研细末。

【用法】填脐，外用纱布固定。用于小儿盗汗。

【疗效】外敷1~2夜盗汗即止。

【出处】《湖南中医杂志》(6):45，1990。

7方

【药物】生黄柏、五倍子各等份。

【制法】共研为细末，贮瓶中备用，另备5×5厘米的一张医用橡皮膏。

【用法】治疗施治前先将患儿脐部洗净擦干，然后取药面适量(约将脐窝填满为度)，用温开水调药作饼，置于胶布正中，敷于脐内，保留24小时换药，作为1次治疗。

【出处】《中医外治杂志》(5):25，1995。

8方

【药物】五倍子、麻黄根、锻龙骨、煅牡蛎以1∶1∶3∶3取量。

【制法】将上药焙干研末，过80目筛备用。

【用法】用时先将五龙敛汗散约加1/3量凡士林调成软膏状，每取3~5克填入脐中，覆盖干净纱布块，胶布固定，24小时换药1次，10天为1疗程。

【出处】《河南中医》19(4):52，1999。

二十一、小儿虚脱

1方

【药物】吴萸1.5克，胡椒7粒，五倍子3克。

【制法】共研，酒和作饼。

【用法】敷神阙穴。用于小儿虚脱喘气，气不归元等。

【出处】《云南中医杂志》(1):30，1985。

【备注】原载于清代陈复正《幼幼集成》。

2方

【药物】生姜100克，鲜橘皮、米饭各50克。

【制法】先将生姜、橘皮捣碎，再加入米饭共捣如泥。

【用法】外敷神阙穴，上盖消毒纱布，并压以热水袋加温。用于小儿呕吐不止所致的虚脱(脱水性酸中毒)。

【验案】患者，女，2岁半，1986年11月26日诊。患者1天前因感外寒忽发呕吐，继则恶寒发热，某医院诊断为急性胃炎，经输液抗感染治疗无效，并增腹泻。诊见：呕吐不止，兼有下泄，腹中雷鸣，发热恶寒，四肢厥冷，面色苍白，眼眶凹陷，舌苔白干，脉数带紧。辨证为寒邪犯胃，急采用上法外敷神阙穴，敷后顷刻，呕吐即止，四末转温。乃继用并内服中药(粉葛根、姜厚朴、炒扁豆、神曲各10克)，诸症消失而愈。

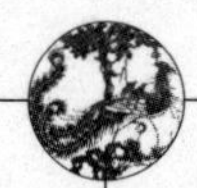

【出处】《浙江中医杂志》(7):320，1990。

二十二、小儿口疮

1方

【药物】细辛5克。

【制法】捣成细面，用陈醋调成糊状。

【用法】贴敷肚脐，用纱布包扎，24小时换1次。用于小儿口疮。

【疗效】轻者3～4次即可痊愈，重者3～10次可愈。

【出处】《山西医药杂志》(6):4，1979。

【备注】《卫生家宝方》《本草纲目》有此记载。

2方（隔药灸脐法）

【药物】细辛3克，丁香、肉桂各2克，吴茱萸3克。

【制法】共研为细末，用麻油调成糊状。

【用法】涂填肚脐眼，再将艾叶捏成直径2厘米、高1.5厘米的圆锥形艾炷，放药上灸之，每日1次（重者2次），每次7壮。用于小儿口疮。

【疗效】治疗34例均愈，其中灸1～3次者24例，灸4次以上者10例。

【出处】《辽宁中医杂志》(10):38，1989。

3方

【药物】吴茱萸、干姜、木鳖子各适量。

【制法】共研为末，冷水调。

【用法】以纸压脐上。用于小儿元脏气虚，浮阳上攻所致口舌生疮。

【出处】《杨氏家藏方》。

4方

【药物】细辛4.5克，吴茱萸6克。

【制法】研细末，分作5包，每用1包，米醋调如糊状。

【用法】敷脐部，外贴清膏药1张，或用纱布橡皮膏固定，每天换1次，连用4～5天，如皮肤发痒或发小红疹，暂时停用。用于小儿口疮。

【出处】《上海常用中草药》。

5方

【药物】茵陈、黄柏、黄连、生地、白术、甘草等。

【制法】上药研细末，用蜂蜜及75%乙醇调成糊状。

【用法】敷贴脐部；以纱布块覆盖，周围用胶布固定，敷脐时间3～4小时揭去，日敷贴1次，4次为1个疗程。

【出处】《中医外治杂志》7(2):43，1998。

二十三、小儿鹅口疮

1方

【药物】细辛3克。

【制法】研细末。

【用法】置肚脐内，以平肚脐为度，然后用胶布固封，2日后去掉，一般1次可愈，若不愈可再用1次。用于小儿鹅口疮。

【验案】患者，男，1岁。患儿患口疮2日，疼痛啼哭。检查：口唇及舌尖有溃疡面，口腔舌上及两颊部内侧粘膜处均有白屑堆积，周围焮红热甚，哺乳时啼哭不止。诊为心脾积热，发为鹅口疮。用上法1次即愈。

【出处】《河南中医学院学报》(4):66，1980。

2方

【药物】细辛、大黄各等份。

【制法】研细末。

【用法】填脐。用于小儿鹅口疮。

【出处】《陕西中医》(6):261，1985。

二十四、小儿锁喉风

1方

【药物】芙蓉叶、鸡蛋。

【制法】将芙蓉叶槌汁煮鸡蛋。

【用法】一贴肚脐，一贴囟门即愈。用于小儿锁喉风。

【出处】《增广验方新编》。

二十五、小儿蛇舌

小儿蛇舌是指小儿之舌常卷于两边口角。

1方

【药物】木芙蓉根皮或花、叶适量，鸡蛋2枚。

【制法】将木芙蓉捶烂，以鸡蛋和匀煎热，俟冷。

【用法】敷脐及心口部，用布扎紧之极效。用于小儿蛇舌。

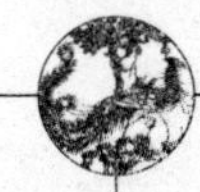

【出处】《华佗神医秘传》。

【备注】《理瀹骈文》也有类似记载，并治小儿惊风、马牙重舌等症。

二十六、小儿滞颐（流涎症）

1方

【药物】细辛10克。

【制法】研细末，凡士林调膏。

【用法】敷脐，1日3次，每次1～2分钟。用于小儿滞颐。

【出处】《辽宁医药》（6）：31，1979。

2方

【药物】焦栀子。

【制法】研为细末，加糯米粉适量，用开水调成膏。

【用法】贴神阙穴。用于小儿流涎。

【出处】《俞穴敷药疗法》《常见药用食物》。

3方

【药物】益智仁30克。

【制法】研细末备用。

【用法】取适量用藿香正气液调和填平脐部，塑料薄膜覆盖，胶布或伤湿止痛膏固定，每天换药1次。

【出处】《中国社区医师》21（8）：39，2005。

二十七、小儿鼻眼净中毒

1方（灸神阙法）

【用法】将食盐填满神阙穴，再用艾条行雀啄灸法，并同时灸膻中穴。用于小儿鼻眼净中毒。

【疗效】抢救2例患儿，均愈。

【验案】患者，男，4个月，1987年9月15日初诊。代诉：3日前因鼻塞流涕，左耳流脓，某医院诊断为"上感并发中耳炎"，注射庆大霉素并予双氧水、氯霉素油滴耳，现耳内分泌物减少，但鼻塞加重，吃奶时憋气、哭闹。今晨其母将自购之浓鼻眼净给患儿滴鼻2次，每次两侧鼻孔各1滴。第2次滴鼻半小时后患儿嗜睡、昏迷、手足发凉，遂急送入院。刻诊：患儿面色苍白，昏睡露睛，呼之不应，瞳神展缩失灵，唇绀，舌质淡，指纹紫滞。急以艾条用雀啄法灸神阙（隔盐）、膻中，约7分钟后患儿苏醒，面色

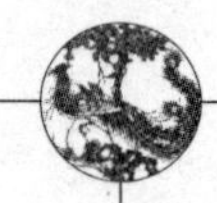

转红，手足渐温，但哭闹拒食，烦躁不安。1小时后再如法灸治1次，患儿遂安，吸奶正常。

【出处】《成都中医学院学报》（4）：33，1988。

【备注】鼻眼净即萘唑啉（Naphazoline），有0.1%及0.05%两种浓度，为拟肾上腺素药，本品能引起过敏或中毒，尤其是小儿误用浓鼻眼净后，可致中枢神经系统抑制发生嗜睡、昏迷、心率减慢，甚至虚脱死亡。

二十八、小儿脐风（破伤风）

1方

【药物】僵蚕末。

【制法】蜜调成糊膏状。

【用法】敷脐内。用于小儿脐风。

【出处】《常见病验方研究参考资料》。

2方

【药物】马蜂窝（煅成灰）、蜂糖适量。

【制法】合一处调成膏，涂布上。

【用法】敷脐。用于小儿脐风。

【出处】《常见病验方研究参考资料》。

3方

【药物】枯矾、硼砂各8克，朱砂2克，冰片0.2克，元寸0.2克。

【制法】混合研为细末。

【用法】每次取药末2克，散布神阙穴内，盖以纱布，胶布固定，1日1换。用于小儿出生后，有脐风先兆症状时的预防和治疗。

【出处】《穴位贴药疗法》。

4方

【药物】蜘蛛1个，活地鳖1个，妇女头垢2克，乳汁10毫升，黄酒60毫升。

【制法】将诸药放酒入锅浓煎用。

【用法】用时将煎取过滤的药渣敷于神阙穴，用药汁频频向渣上滴润，待药气透入，腹内作响即愈。

【出处】《穴位贴药疗法》。

5方

【药物】麝香0.15克，冰片1.5克，雄黄1.5克。

【制法】共研末，以蜜糖30克，微煮3分钟，将药末和蜜糖调匀，敷摊于布上。

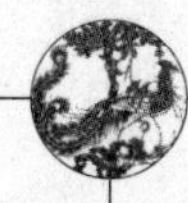

【用法】贴脐部。用于初生小儿脐风。

【出处】《穴敷疗法聚方镜》。

6方（艾条灸法）

【用法】脐风患儿的上腹部正中线，多有暴露的青筋（小静脉）一条，向上延伸。可用小艾条（如两根火柴棒粗细）点燃，由上向下，反复灸之，至青筋完全消退为止。用于小儿脐风（新生儿破伤风）。

【出处】《民间灵验便方》《中医外治法》。

【备注】历代用此法治脐风者甚多，并盛赞其效。如《证治准绳》："脐风……看脐上有赤脉真上者，即于脉尽头灸3壮，赤散无患矣。"《实用针灸学》脐风灸法："脐上初起有青筋一条，自脐而上冲心口，若此筋已至心，十难救一矣，看此筋未至心口时，用艾绒在此青筋头上烧之，此筋即缩下寸许，再从缩下之筋上烧，此筋即消，而病痊矣，屡试屡验。艾圆不过如小黑豆大，或麦子大，或用灯火烧之亦可。"

7方（隔蒜灸脐法）

【药物】蒜、艾绒各适量。

【制法】蒜切成片，艾绒制成小艾炷。

【用法】隔蒜放艾炷灸脐，候口中有艾气，亦得生者。治脐风撮口。

【出处】《类经图翼》。

二十九、新生儿脱脐

1方

【药物】枯矾、矮地茶、白芨各等量。

【制法】研末，混匀，高压消毒后贮瓶备用。

【用法】婴儿出生后，将脐带平脐轮剪断，再外敷药粉。用于脱脐。

【疗效】经1045例验证，无1例发生感染或并发症。

【出处】《湖南省中草药单方验方选编》。

2方

【药物】枯矾、槐花各等量。

【制法】研末，混匀，高压消毒后贮瓶备用。

【用法】新生儿断脐后，再敷上药粉。

【疗效】观察125例，无1例出血感染。

【出处】《湖南省中草药单方验方选编》。

3方（脱脐散）

【药物】枯矾、白芨、黄柏各等份。

【制法】研细末，混匀，高压消毒后贮瓶内备用。

【用法】新生儿断脐后，再敷上药粉。用于脱脐。

【疗效】观察768例，取得预期疗效。

【出处】《常见病的验方及简易疗法》。

4方

【药物】头发。

【制法】烧成灰，用清油调。

【用法】傅之，不可伤水。用于小儿断脐。

【出处】《本草纲目》。

【备注】脐湿不干，亦傅之。

三十、新生儿硬肿症

新生儿硬肿症属中医“五硬”范畴，是指小儿项硬、口硬二手硬、足硬和肌肉硬。本症病因，多是小儿体质虚弱，或生后受寒。

十香暖脐膏

【药物】肉桂、附子、干姜、丁香、茴香、木香等。

【用法】将患儿脐部用温水洗净，用十香暖脐膏1张火上加温化开，乘热敷于脐上。注意不可使膏药过热，以免烫伤皮肤。3～4天换药1次。

【出处】《时珍国医国药》10（5）：366，1999。

三十一、婴幼儿黄疸

加味金黄散

【药物】大黄10克，黄柏10克，姜黄10克，白芷10克，南星5克，陈皮15克，苍术15克，厚朴10克，天花粉10克，甘草10克，阳黄类加生大黄20克，阴黄类加肉桂粉6克。

【制法】上药研细末，全部均用藿香正气水将加味金黄散调成糊状。

【用法】使用时，将药糊做成直径约4厘米，厚约1厘米的圆形饼状，放置脐中，外用纱布包扎，每天换药两次。

【出处】《中医外治杂志》8(6)：53，1999。

【备注】金黄散出自《医宗金鉴》，由大黄、黄柏、姜黄、白芷、南星、陈皮、苍术、厚朴、天花粉、甘草组成，功用清热利湿、散结化痰、消肿止痛，常用于疮疡阳证。

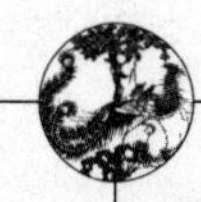

三十二、小儿肠麻痹

【药物】肉桂1.5克，丁香1.5克，木香1.5克，麝香0.09克。

【制法】共研细末。

【用法】用熟鸡蛋一个，去蛋黄，将蛋白纳入药末加醋拌匀，涂于脐眼外敷，用绷带固定，同时热敷脐部，加速药物吸收。

【出处】《中国民间疗法》(4):20，1998。

三十三、婴幼儿绿便

【药物】朱砂100克，明矾100克，樟脑100克，松香100克。

【制法】先将朱砂研细，于干净石板上先将松香砸碎，次入明矾、朱砂粉、樟脑共砸成膏，装瓶备用。

【用法】使用时取朱砂贴脐膏1克，纳脐中，伤湿止痛膏固定。24小时后观察疗效。

【疗效】24小时内治愈826例，有效124例，无效50例，总有效率为95%。

【出处】《江苏中医》19(7):34，1998。

【备注】惊泻之便色绿，或黄绿相兼，或青如绿苔。故青绿之便除与脾胃功能失调有关外，与肝胆关系亦很密切。

三十四、小儿肠痉挛

肠痉挛是小儿急腹痛中常见的疾病，以突发及间歇时缺气、出现异常体征为特点，与各种原因诱发肠功能紊乱有关。中医属气滞寒痛之证。

1方

【药物】香附12克，元胡12克，小茴香10克，干姜10克，食盐100克，葱白50克。

【用法】将干姜碾碎，食盐炒热，拌匀纳入葱白，用布包好趁热敷脐。1日1～2次，3～5日1疗程。

【疗效】收治30例，用药2～3天，腹痛止未再发作者20例，用药3～5天，腹痛缓解者10例，总有效率为100%。

【出处】《中医外治杂志》(3):47，1995。

2方

【药物】木香10克，延胡索10克，白芍10克，甘草6克。

【制法】将上药共研细末，混匀。

【用法】取适量，用藿香正气水调成膏状，敷肚脐上，外用伤湿止痛膏固定，每日更换1次，3～5天1疗程。

【出处】《实用全科医学》2(4)：313，2004。

3方

【药物】干姜20克，川椒20克，草豆蔻20克，枳壳20克，木香20克，焦三仙20克，鸡内金20克，元胡20克。

【制法】研碎，以蜂蜜、食醋调和成膏状备用。

【用法】每次取药膏20克，置于无菌纱布上，贴敷于脐窝处，每日2次，3天为1个疗程，期间不使用阿托品等止痛药物。

【出处】《现代中西医结合杂志》11(11)：1015，2002。

三十五、抽动-秽语综合征

【药物】天麻、钩藤、地龙、胆南星各15克，防风20克，人指甲5克，珍珠粉10克。

【制法】将上药前6味放入砂锅内焙干，研成细末，再加入珍珠粉混匀，装瓶备用。

【用法】先用温热水将肚脐洗净擦干，再将制动散细末放入肚脐孔内，以填满为止，然后用胶布固定密封，每3天更换1次。若对胶布过敏者，可根据患者肚脐孔大小，用纱布缝一小口袋装入药末放入肚脐，再以绷带固定即可，不间断直至治愈为止。

【出处】《新中医》(7)：38，1994。

三十六、婴儿湿疹

【药物】生地15克，赤茯苓15克，黄连30克，牛蒡子10克，白藓皮10克，银花10克，薄荷10克，木通10克，荆芥6克，肉桂6克。

【制法】上药混合粉碎，过80目筛后，装瓶备用。

【用法】用时取药末2～4克填脐(脐部先用生理盐水棉球擦净)，外用纱布、绷带固定，每2日换药1次，连用3次为1疗程，2个疗程后停药观察。患处用黄连粉适量干撒，待皮损渗液减少后，用香油调适量黄连粉外涂，每日换药1次。

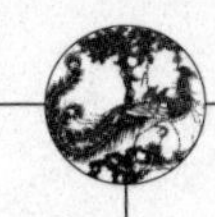

【出处】《浙江中医杂志》31(7):323，1996。

【备注】消风导赤汤出自《医宗金鉴》，为治疗胎癣(即婴儿湿疹)的良方。

三十七、红霉素胃肠反应

【药物】炒麦芽、焦山楂、鸡内金、延胡索、细辛按21∶21∶21∶7∶30配制。

【制法】将上药研成细粉，备用。

【用法】使用时取粉剂3克，用甘油、醋调成糊状，于静滴前半小时敷于脐部，外用一次性自粘性敷料固定，静滴完毕后1小时取下。

【疗效】54例静滴不贴药时均有胃肠反应。其中轻度8例、中度30例、重度16例，每日静滴药物剂量、浓度相同，贴药时静滴时间略有缩短，均无延长现象。静滴前半小时贴药，在静滴过程中胃肠反应消失者42例，总有效率为98.15%。

【出处】《中医外治杂志》8(2):7，1999。

三十八、小儿睾丸鞘膜积液

【药物】母丁香40克，党参20克，滑石10克。

【制法】为末过筛，装瓶备用。

【用法】取消液散3克放入患儿肚脐中(神阙穴)，盖上敷料，用胶布十字固定，每隔2日换药1次，20日为1疗程，间隔5～7日进行下一个疗程。

【疗效】治疗57例，痊愈51例(其中1个疗程痊愈32例，2个疗程痊愈19例)，显效4例，有效2例。治愈率为89.5%，总有效率为100%。

【出处】《河北中医》21(1):18，1999。

【备注】①用药前先洗净肚脐及脐周并擦干，然后放入消液散，治疗期间尽量不让小孩哭闹和剧烈活动，以免影响疗效；②个别患儿皮肤对胶布过敏改用肤疾宁固定。

第六章 皮肤科病症

一、皮肤瘙痒症

1方（祛瘀散）

【药物】红花、桃仁、杏仁、生栀子各等量，冰片适量。

【制法】前4味研细末，加入冰片，用凡士林或蜂蜜调成稠糊状。

【用法】摊成3×3×1厘米大小饼块，直接敷脐上，再用敷料覆盖固定，每日换药1次。用于皮肤瘙痒症。

【疗效】治疗90例，其中荨麻疹38例，治愈37例，好转1例；全身皮肤瘙痒症21例，治愈21例；局限性皮肤瘙痒症5例，治愈5例；痒疹26例，治愈24例，好转2例。一般4次见效。

【验案】患者，男，60岁，1981年6月13日初诊。全身皮肤瘙痒，脱屑7年，每遇冬令及饮食不当则瘙痒更甚，彻夜不眠。经几所医院皮肤科诊为“皮肤瘙痒症”。长期使用抗过敏、镇静剂及温泉浴治疗，均未见明显疗效，近年来瘙痒更甚。诊见全身皮肤呈散在苔藓样变，满布小片状暗红斑丘疹，表皮脱屑，全身均有抓痕，色素沉着。经用祛瘀散外敷脐部14次，瘙痒全止，皮疹消失。随访至今未复发。

【出处】《广西中医药》（4）：24，1984。

【备注】填脐后病人脐部可出现瘀血斑，出现越早，疗效越好。又，笔者用上方加蝉衣、僵蚕，治疗荨麻疹等引起的皮肤瘙痒，疗效颇佳。

2方（止痒散）

【药物】红花、桃仁、杏仁、生栀子、荆芥、地肤子各等份。

【制法】研细末，蜂糖调糊状，摊成大小药饼。

【用法】敷肚脐。用于小儿皮肤瘙痒症。

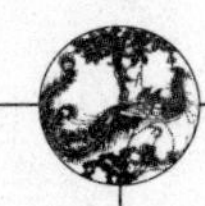

【验案】患者，男，9岁，1981年6月15日初诊。患儿四肢及胸腹皮肤瘙痒月余，尤以晚间更甚，久治罔效。可见皮肤散布细小红丘疹。舌红、苔薄黄，脉细数。证属湿热蕴于肌肤。选用止痒散敷肚脐，外用伤湿止痛膏或胶布固定，每日1次，3次后皮肤瘙痒明显好转，5次痒止，再敷2次痊愈。

【出处】《陕西中医》（6）：261，1985。

3方

【药物】桃仁15克，红花15克，杏仁15克，栀子15克，冰片7克。

【制法】先将红花、栀子烘干，研为细末过筛，再把桃仁、杏仁研为细末，二者混合调匀，然后加入冰片，再研一遍，药粉纳瓶备用。

【用法】将药粉用凡士林或蜂蜜调成膏，敷神阙穴，外用纱布包裹，1～2天换药1次，7次为1疗程。

【疗效】治疗27例，痊愈15例（占55%），显效5例（占19%），好转4例（占15%），无效3例（占11%）。总有效率为89%。

【出处】《湖南中医杂志》14(6)：40，1998。

二、荨麻疹

1方（神阙穴拔火罐法）

【用法】①法：患者仰卧，将酒精棉球着火迅速投入罐内，随即取出，乘势将罐扣在脐部（神阙穴），待3～5分钟后将火罐取下。连续拔罐3次为1次，1日1次，3次为1疗程。②法：准备玻璃罐头瓶1个及大于脐眼的塑料瓶盖1个，酒精棉球若干。治疗时用1枚大头针扎入塑料盖，将酒精棉球插到大头针尖上点燃，立即将玻璃瓶罩在上面，待吸力不紧后取下，连续拔3次。每日1次，3天为1疗程。用于荨麻疹。

【疗效】杨玉玲用①法治疗荨麻疹105例，痊愈101例，痊愈率为96.19%，一般4～9天痊愈。刘天峰用②法治疗荨麻疹195例，全部有效，轻者治疗1～2次，重者治疗4个疗程。

【验案】患者，男，56岁，干部。全身皮肤有散在性大片状风团，四肢为甚，皮肤奇痒，诊断为荨麻疹。经5%葡萄糖500～1000毫升加地塞米松10毫克静脉点滴，口服扑尔敏、葡萄糖酸钙等抗过敏药无效，经神阙穴拔火罐，两次后皮肤发痒开始减轻，疹子颜色变淡，逐步消退，4次后痊愈。

【出处】《中国针灸》（12）：48，1983；《中国杂志》（12）：43，1986。

2方（艾灸神阙法）

【用法】详见“脊髓灰质炎及其后遗症”1方，此略。

【验案】患者，女，50岁，农民，1980年1月9日诊。全身瘙痒3年，皮疹色淡，爪抓

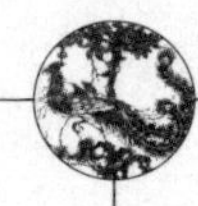

后皮疹呈地图状片样改变。近3月来脐周隐隐作痛，每遇风冷皮肤反复发作，痛苦不堪，舌淡，苔薄白，脉细弱。辩证为风寒侵袭太阴，客于肌肤而发为瘾疹。大灸神阙3次而愈。随访半年未复发。

【出处】《陕西中医函授》(3)：30，1986。

3方

【药物】黄芪220克，徐长卿220克，黄芩220克，葛根220克，丹皮220克，生地220克，地龙220克，苦参220克，松香400克，蜂蜡50克，香油100毫升，薄荷脑5克，氮酮16毫升。

【制法】将徐长卿等8味中药粉碾碎至粗粉，置适宜容器内加75%乙醇加热回流提取60分钟2次，合并两次提取液用2层纱布过滤，回收乙醇浓缩至稠膏，干燥，粉碎过60目筛，备用(约300克)。取松香、蜂蜡、香油置适宜容器内，加热熬至滴水成珠，然后加入8味中药提取物干粉，调至小火，不断搅拌至滴水成珠状，手捏之不粘手为宜，稍冷却加入薄荷脑、氮酮，搅拌近冷凝，分摊于胶布块(8×10厘米)中央，膏重约2.5克，待冷凝后加盖塑料纸即得。

【用法】上述硬膏1贴在神阙穴贴敷，每贴持续2天，贴5贴共10天为1个疗程。

【出处】《皮肤病与性病》22(4)：23，2000。

4方(适用于小儿)

【药物】银柴胡、川芎、当归、桃仁、红花、炒枳壳、乌梅、苍术、徐长卿、川朴、防风、蝉衣各12克，益母草30克，白芍15克，炙甘草6克。

【制法】上药为散，适量醋调为膏状。

【用法】敷神阙穴，外用纱布包裹，胶布固定。隔日1次，7次1个疗程。

【出处】《四川中医》23(8)：86，2005。

【备注】五积散出自宋代《太平惠民和剂局方》，由白芷、川芎、炙甘草、茯苓、当归、肉桂、芍药、半夏、陈皮、炒枳壳、麻黄、苍术、干姜、桔梗、川朴、生姜共16味药组成，原方系针对寒、湿、气、血、痰五积而设，故名“五积散”。祖国医学认为荨麻疹系从风起，由风邪侵袭(外因)或因肠胃积热(内因)致使邪郁肌肤而阻毛窍，经气不能外泄透达，郁积而出现疹块。小儿荨麻疹具有儿科特点，往往风、寒、湿、气、血、痰、积俱备，故河北省中医院张贵印老师对该病提出祛风、行气、活血、祛瘀、导滞五法并用，以五积散为底方化裁，取益母草辛甘，微寒，祛瘀活血，消肿利尿，清热解毒，《本经》谓其“主瘾疹痒”，红花疏通气血，促进药物吸收。全方散寒之力较原方为弱，重在活血祛瘀和消食导滞，倡导邪有出路。

5方

【药物】多虑平。

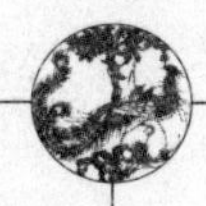

【制法】多虑平0.5克，调匀成糊，备用。

【用法】涂在棉球上，塞入脐凹内，用医用胶条封包粘贴，24时更换1次，至临床症状体征消失或连续服用30天后停药观察。

【出处】《辽宁中医学院学报》8(3)：85，2006。

6方

【药物】吴茱萸、防风各2克。

【制法】研细末备用。

【用法】米醋调成糊状敷脐，以填平脐窝为度，覆以保鲜膜，胶布固定。每天1次，7天为1疗程。

【出处】《四川中医》24(6)：83，2006。

三、银屑病

1方（去屑丸）

【药物】马钱子35克，朱砂6克，核桃仁12个，水银35克。

【制法】先用香油或豆油将马钱子炸鼓起来轧成粉末，核桃仁放入铁锅内炒焦轧细，将上3味药拌匀，然后加入水银做成15个约鸡蛋黄大小的药丸备用（水银需先单独加适量香油，研好后再加入上药内）。

【用法】患者清洗肚脐，然后将一药丸放入肚脐固定，24小时后更换新药丸，用过之药丸可外擦皮损处。用于银屑病。

【疗效】治疗银屑病52例，痊愈28例，显效21例，无效3例，总有效率为94%。平均痊愈天数为48.3天。

【验案】患者，男，59岁，干部。患银屑病20年，曾用多种方法治疗，效果不佳。查体一般情况可，皮肤病变分布全身，为红斑浸润性损害，上有较厚的鳞屑，形如蛎壳，奥氏征阳性，诊断为寻常型银屑病。给予去屑丸敷脐治疗，20天皮肤明显好转，脱屑减少，皮损变薄，36次后腹部皮损消退，治疗60余次后皮损全部消失。

【出处】《山东中医杂志》(1)：21，1989。

2方

【药物】升麻9克，葛根30克，赤芍10克，生地30克，大枫子9克，丹参9克，甘草9克，水牛角粉9克，冰片6克。

【制法】研末，过120目筛，装瓶密封备用。

【用法】将药粉填满脐眼，外贴肤疾宁膏胶布固定，24小时换药1次，7次为1疗程。用于银屑病。

【疗效】治疗106例，痊愈42例，显效32例，有效24例，无效8例，总有效率为

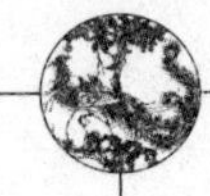

92.44%。

【验案】患者，女，15岁，1988年12月28日初诊。主诉：全身长癣已半年之久，曾经中西药物治疗未见效反加重。查：全身散在丘疹，红斑，覆盖银白色鳞屑，奥氏征阳性，舌红苔黄，脉数。诊断；急性进行期银屑病。辨证：血热型。用上法填脐，药后当晚瘙痒明显减轻，一周后鳞屑脱落，查体皮损消退80%，继用2周全身皮肤完全正常，随访一年未复发。

【出处】《北京中医学院学报》（1）：35，1991。

3方

【药物】654-2 10毫克，维生素 B_{12} 100微克。

【用法】患者仰卧，双下肢呈曲屈式，在脐旁开约半寸处，常规消毒，进针时倾斜30°~40°（因病人胖瘦而定），缓慢刺进脐中，待有酸麻胀感后缓慢注射药物，每次1穴。头皮皮疹重者加百会，左下肢重配右后溪，右下肢重配左后溪，同时外用5%白降汞霜。矿泉水水疗，每日1次。用于银屑病。

【疗效】治疗40例，痊愈27例，显效9例，有效4例，总有效率为100%。

【验案】患者，男，46岁。全身钱币状皮疹脱屑微痒21年，曾治无效，诊见头、四肢散在蚕豆至铜钱大斑状皮损，表面覆盖多层银白色鳞屑，躯干呈地图状，高于皮表、颜色红润的皮疹，附有薄碎银屑，奥氏征阳性，全身皮损面积约80%，诊为寻常型银屑病。经用上法治疗10天后，皮损消退85%，瘙痒明显减轻，26天后皮损全部消失，自觉症状消失。

【出处】《山东中医杂志》（1）：33，1991。

4方

【药物】蜂房30克，板蓝根30克，补骨脂20克，鸡血藤20克，赤芍15克，当归20克，防风15克，乌梢蛇15克，珍珠母30克，白芍20克，随症加减：血热者加生地20克，丹皮15克；血燥者加首乌15克，熟地15克；血瘀者加三棱15克，莪术15克；偏风湿者加白蘚皮15克，蛇床子15克。

【制法】将上药粉碎成散剂，过筛，备用。

【用法】用苯海拉明针25毫克，维生素C针50毫克将上药调成糊状，取药3克涂于1寸见方单层纱布上，填于脐眼（神阙穴），再敷以肤疾宁膏，24小时更换1次，15天为1疗程。治疗期间以水牛角粉冲茶常饮。

【出处】《国医论坛》4：37，1995。

5方

【药物】生川军10克，白蘚皮6克，生姜适量。

【制法】前2味药研粉，姜取汁，备用。

【用法】取药粉以温开水调成药糊，用药前加姜汁15滴。再次用药需将神阙穴

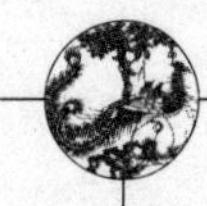

擦洗干净，2天后再用。每月6次为1个疗程。

【出处】《齐齐哈尔医学院学报》20(3)：228，1999。

6方

【药物】黄芪、丹参、白芷、青黛、狼毒。

【制法】上药按8∶8∶5∶5∶1比例制成粉剂，加甘油、10%二甲基亚砜适量配制成膏。

【用法】每次取药膏2克敷脐，用医用胶布贴盖，2天换1，次药，30天为1疗程。

【出处】《中医外治杂志》8(3)：4，1999。

四、神经性皮炎

1方（艾灸神阙法）

【用法】将香艾条点燃后，于患者的神阙、曲池及局部穴位处各灸1壮，每日1次，连续灸5～10日为1疗程。若灸后再于其上喷姜水，疗效更佳。用于神经性皮炎。

【出处】《常见病民间传统外治法》。

五、妇女面部色斑

1方

【药物】山楂、葛根、穿山甲、厚朴、乳香、没药、鸡矢藤各100克，桂枝、甘草各30克，白芍50克，细辛、冰片各15克。

【制法】将山楂、葛根、白芍、甘草水煎去渣，煎液浓缩成膏；穿山甲、厚朴、桂枝共碾成细粉；乳香、没药溶于95%乙醇中以除去不溶成分。以上三者混合，烘干研细；细辛、鸡矢藤提取挥发油，加入冰片，共混入上述细粉中备用。

【用法】用时取药粉0.2克敷脐，胶布固定，3～7天换药1次，连续用药数次。用于妇女面部色斑。

【疗效】治疗2例妇女面部色素沉着，皆愈。

【出处】《辽宁中医杂志》(1)：11，1984；《江苏中医杂志》(6)：30，1984。

2方

【药物】黄芪、当归、川芎、赤芍、羌活、白附子各30克，肉桂30克，大黄30克，冰片20克。

【制法】前6味药混匀研细末备用，后3味药分别研末，装瓶备用。

【用法】酒精棉球在神阙穴作常规消毒。对辨证属气滞血瘀型者，取祛斑药粉

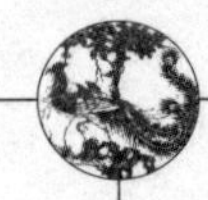

5～10克，加冰片1克，用温开水调成糊状，做成药饼填于脐中(上置蚕豆大艾柱点燃)，燃烧至患者感局部发烫时除去，此为1壮，每次灸3壮。对辨证属胃肠积热型或大便秘结者，在祛斑药粉中加大黄粉约2克，和匀后加水调制成药饼，施灸方法同上。辨证属脾肾两虚型者，在祛斑药粉中加肉桂粉约2克，操作方法同前。灸毕即用塑料薄膜敷盖药饼，再以医用胶布固定。每周治疗1～2次，每10次为1个疗程。治疗期间不配用其他药物及疗法。24小时后自行将药饼取下，并用清洁棉球或医用纱布蘸温水擦净，局部痒者可提前取下药饼。

【出处】《中国针灸》(5)：37，1995。

3方(麒麟消斑散)

【药物】血竭12克，参三七12克，乳香10克，没药10克，葛根12克，杭白芍12克，川芎12克，香附12克，白芷10克，冰片6克，甘草6克。

【制法】先将上药(血竭、冰片除外)焙干研粉，血竭、冰片分别研极细末后与上述药粉混合均匀备用。

【用法】用药前先将肚脐用温开水洗净擦干，每次取药粉3～4克，用米醋调成糊状敷于脐中，外加油纸或塑料薄膜隔湿，纱布覆盖，胶布或绷带固定。每5～7天换药1次，3次为1个疗程，连用2～3个疗程。

【疗效】治疗240例，痊愈153例，显效48例，有效29例，无效10例，总有效率为95.8%。

【出处】《中国民间疗法》(8)：17，1999。

六、疥　疮

1方

【药物】核桃仁(连皮)30克，大枫子仁15克，水银9克。

【制法】共槌极融烂。

【用法】先用此药3～6克，放在手心中擦匀，将左手心在肚脐眼上顺着摩擦，至手心发热即止。再用此药3～6克，放右手心中擦匀，在肚脐眼上照前摩擦，擦至肚腹滚热即止。每日1次，疮上不擦，轻者2日即愈，至重3日断根。此方一切湿热疮疾皆治。

【出处】《增广验方新编》。

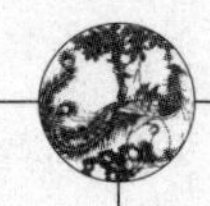

七、热　疖

热疖俗称“痱毒”，常见于炎热季节，好发于儿童及产妇的头额及颈部，初起在汗孔部发出多个脓疱，后炎症逐渐向下深入，发展成黄豆至栗子大小的硬结，可迅速形成脓肿，严重者可引起败血症，西医为葡萄菌性汗管周围炎及汗腺脓疡，均系小汗腺的化脓性炎症。

【药物】杏香兔耳风。

【用法】取鲜杏香兔耳风一株，去除茎叶，根洗净后加少许食盐，捣烂敷肚脐处，面积以覆盖脐眼即可，塑料薄膜覆盖，胶布固定，令患者卧床1小时后，即可去除。如无鲜杏香兔耳风，干根可加适量水捣烂同样有效。

【出处】《四川中医》15(11)：48，1997。

【备注】杏香兔耳风，别名一支香，味苦、辛、平，多野生于山坡灌木林下较阴湿处及草丛中，我国华东、中南及西南各省区均有分布，便于人们采集。功能清热解毒、消积散结、止咳、止血。临床上可用于上呼吸道感染、肺脓疡、肺结核咯血、乳腺炎等疾病。外用可治中耳炎、毒蛇咬伤。

八、带状疱疹

【药物】木香、降香、乳香、丁香、香附各200克。

【制法】上药研碎成末，过120目筛，装瓶备用。

【用法】使用前洗净脐部，将药粉填满脐窝，外贴伤湿止痛膏，1天1次。7日为1疗程，1疗程观察疗效。

【出处】《皮肤病与性病》21(1)：23，1999。

第七章　五官科病症

一、口　臭

1方

【药物】薄荷脑。

【制法】研为细末。

【用法】脐部清洗干净，常规消毒，将薄荷脑纳入神阙穴，外用胶布固定，3～6天换药1次。用于口臭。

【疗效】一般用药后次日，口腔即有清凉爽适的感觉。

【出处】《中医外治法集要》。

二、口　疮

1方

【药物】细辛。

【制法】烘干，研为细末，用甘油或陈醋调成膏。

【用法】敷神阙穴，外用胶布固定。用于口疮。

【疗效】张建德治疗15例复发性口腔炎，全部治愈；杜荣俊治疗口腔溃疡68例，取得较好疗效，轻者1～3次即愈，重者3～10次痊愈。

【出处】《中医外治法集要》。

2方

【药物】吴茱萸。

【制法】研细末。

【用法】敷神阙穴。用于口疮。

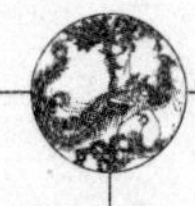

【疗效】治疗口疮256例，其中大部分是经过抗生素和维生素多种治疗无效的溃疡性口腔炎，治愈247例，治愈率为96.48%，好转5例，无效4例，总有效率为98.43%。一般敷药后3～5天痊愈。

【出处】《中医外治法集要》。

3方

【药物】黄芩、黄连、黄柏、栀子、干姜、细辛各等份。

【制法】烘干，研为细末，过筛，用水调成膏。

【用法】敷神阙穴，胶布或布带包扎固定。用于口疮。

【出处】《中医外治法集要》。

4方

【药物】黄柏、细辛各等份。

【制法】烘干，共研为细末，用醋调成膏状。

【用法】敷神阙穴，外用胶布固定。用于口疮。

【出处】《中医外治法集要》。

【备注】又方去黄柏，加黄连、大黄各等份。

5方（灸脐法）

【用法】用艾绒或加入其他药物（如丁香、吴萸、附子、细辛等以加强作用）做成的艾条（16.67×1.67厘米）点燃，对准脐部进行熏烤（悬灸），直到病人感觉温热舒适，即将艾条燃端固定在一定高度（一般距离2厘米左右），连续烤灸5～10分钟至局部发红为止。也可配合雀啄灸，每日1次，重者加灸1次，孕妇勿灸。用于口腔溃疡。

【疗效】治疗口腔溃疡104例，灸1～2次治愈58例，3次以上治愈30例，12例无效，4例未随访到。本法对每久灸而不知温热者疗效特灵，其中12例无效者，皆一灸便叫局部热痛难忍而拒灸。

【验案】患者，女，61岁，农民。口腔唇周广泛糜烂，疼痛难忍，常用吸气为快，曾治无效。改用上法，灸脐1次痛减，2次痛大减，溃疡范围缩小，5次痊愈。

【出处】《新中医》（4）：36，1989。

6方

【药物】吴茱萸3克，细辛3克，川黄连1克，冰片0.5克。

【制法】上药研细过80目筛，混匀，装瓶备用。

【用法】首先清洁脐窝，取药粉0.5克，加食醋少许调成稀薄糊状，涂于脐部，复以清艾条点燃后，保持2～3厘米距离进行悬灸，每晚1次，每次30分钟，再以胶布覆盖固定，24小时去除。发作期每日治疗1次，一般1～2次疼痛缓解，3～4次溃疡愈合。缓解期每隔5日治疗1次，1月为1个疗程。

【出处】《安徽医学》19(3)：62，1998。

三、慢性舌炎

1方（揉脐摩腹法）

【用法】患者平卧，术者立其右侧。先用右掌在胸部沿前正中线从上到下平推3遍，次用双掌分推胸部两侧7次（从内到外）。然后双掌重叠，绕脐周揉摩（先顺时针，后逆时针，各25次）。最后用双掌擦腹部两侧（上下方向）。至腹部有温热感为止。每日施术2次。用于慢性舌炎。

【验案】患者，男，30岁，1985年4月4日诊。患者于2年前患湿温，愈后，舌面前部出现水泡数个，破溃后见裂纹数条，有灼痛感。数月后裂纹增多，舌尖白苔大部脱落，舌质红。屡服清解之剂，大便转溏，每日数次。近半年来食少神疲，食后则便，日便数次，面色萎黄，舌质淡胖，边有齿印。舌前部舌苔全部脱落，淡白之舌质显露，疼痛不甚。诊断：慢性舌炎。用上法治疗10天后，大便成形，次数减少；38天后，饮食如常，舌质红，白苔满布。嘱患者每天自行如法摩腹。随访1年，未见复发。

【出处】《四川中医》（1）：43，1988。

四、慢性唇炎

慢性唇炎是一种表现在上下唇反复发作，急性期炎症加重，缓解期好转，迁延不愈的慢性炎症，主要症状为患唇肿胀、充血、水疱糜烂及脓血痂皮等，均为非特异性炎症症状，疼痛剧烈，遇刺激加重。

【药物】细辛、米醋适量。

【制法】细辛研为细末，备用。

【用法】每次取细辛2克，以米醋调为糊状敷于脐部，外贴纱布或膏药。每日换药1次，3日为1个疗程。

【疗效】显效34例，有效15例，无效5例，总有效率为90.74%。

【出处】《齐齐哈尔医学院学报》20(6)：573，1999。

五、喉　痹

【药物】细辛、食醋适量。

【用法】将细辛5克放锅内焙碎研成细末，兑少量食醋，摊于5厘米×5厘米伤

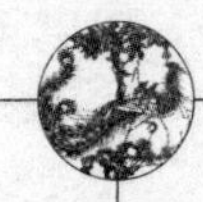

湿止痛膏上，外贴脐部，夜敷晨取，连贴4次。用于防治喉痹疗效颇佳。

【**出处**】《时珍国药研究》（2）：46，1994。

六、过敏性鼻炎

1方

【**药物**】党参10克，白术7克，干姜5克，炙甘草3克，盐酸苯海拉明1.25克。

【**制法**】将前4味药混合烘干碾面，加入苯海拉明（研末），备用。

【**用法**】每用0.2克填脐，覆盖一软纸片，再加棉花，外用白胶布固封，3～7天换药1次。用于过敏性鼻炎。

【**验案**】患者，女，38岁，1981年8月2日就诊。经常感冒，鼻塞不通，时常打喷嚏、流清涕，某医院诊为过敏性鼻炎。时常头晕，身闲怕冷，白带清稀量多。脉弱无力，舌淡体胖，苔薄白。用上法治疗1周后基本痊愈，续治疗3周以巩固疗效。

【**出处**】《河南中医》（1）：39，1983。

2方

【**药物**】白芥子、元胡、细辛、辛夷、苍耳子、肉桂各等量。

【**制法**】上药研成细粉混合，备用。

【**用法**】用鲜姜汁把药粉调制成圆饼贴敷于脐眼，药饼大小视患者肚脐大小而定，一般以覆盖整个肚脐为准，后用胶布固定，24小时后取下，每隔10日贴敷1次，3次为1个疗程，间隔1个月再行第2个疗程，连治3个疗程。

【**疗效**】治疗30例，治疗后症状消失，3个月以上未复发者为痊愈，有18例，占60%，临床症状明显减轻，发作次数减少者为好转，有9例，占10%，经3疗程治疗后症状无明显改善者为无效，有3例，占10%。

【**出处**】《四川中医》16（2）：45，1998。

七、慢性鼻炎

【**药物**】辛荑3份，苍耳2份，干姜1份，白芷2份，升麻2份，木通2份，当归3份，白术4份。

【**制法**】苍耳子用中火炒至焦黄取出放凉，碾去刺，筛净备用；当归加黄酒拌匀（每100千克当归片用黄酒10千克）稍闷，待酒被吸尽后用文火炒至深黄色，取出放凉备用；白术用文火微炒至黄色，喷洒盐水（100千克白术用水20千克、盐1千克），炒干，取出放凉备用。各药分别研末，过80目筛混匀，先用95%酒精将其浸湿搅拌，以握之成团，抖之则散为度，加盖放置30分钟，然后加入芝麻油，以10∶1的比例，搅拌均匀后，装入干净瓶中密封备用。3天后，若瓶内药物上方未见浸出油，则应开瓶，加入芝麻油，以至油能高出药物1厘米为度。

【用法】先用生理盐水棉球把患者脐部擦净，然后将瓶中药物（尽量控干油）置于脐内，稍加压，以填平脐窝稍凸为好（用药量约2～2.5克），稍后，用4厘米×4厘米胶布覆盖固定。2天换药1次，3次为1个疗程。此时停用其他药物。

【疗效】本方法治疗50例，其中临床痊愈46例，好转4例。

【出处】《新疆中医药》20（5）：80，2002。

八、针　眼（麦粒肿）

1方

【药物】食盐适量。

【制法】研细末。

【用法】患者仰卧，将盐放脐内，以填满并隆起为度，上盖一小纸片或小布片，再用橡皮膏固定，每日一换。

【疗效】一般3天后即可消肿，痊愈。

【出处】日本《特效疗法100种》。

九、闪辉性暗点

闪辉性暗点为眼科门诊常见病，其发病机理为大脑枕叶视皮质血管痉挛而致的视觉功能障碍。本病中医辨证为厥阴虚寒、胃阳被困、寒浊内扰、经络受阻。

【药物】吴茱萸9克，干姜9克，清半夏9克，党参9克，陈皮9克，甘草3克。

【用法】上方诸药以厚白布包裹热敷脐部，每日1次，7天为1疗程。

【出处】《中医外治杂志》13（6）：39，2004。

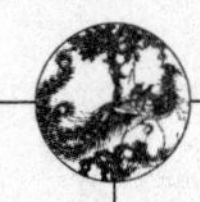

第八章　脐部疾患

一、脐　疝

1方

【**药物**】艾绒适量。

【**制法**】用艾绒包裹五分硬币1个，外包纱布。

【**用法**】压在脐部固定，7天换药1次，直至痊愈为止。用于脐疝。

【**疗效**】用上法治疗脐疝8例，疗效良好。

【**出处**】《新医学杂志》12，1977。

2方（二豆散）

【**药物**】赤小豆、豆豉、天南星（去皮脐）、白蔹各3克。

【**制法**】上药共研末，用芭蕉树汁（或温开水）调成糊状。

【**用法**】敷于脐四周，以纱布包扎，每日换2次。用于脐疝。

【**疗效**】一般用药2～3剂即愈。

【**出处**】《陕西中医》（6）：17，1981。

3方

【**药物**】艾绒、食醋各适量。

【**制法**】将艾绒置食醋内浸泡。

【**用法**】行脐疝手法复位后，将艾醋填满脐孔，上压盖硬纸垫，胶布固定20天。用于脐疝。

【**疗效**】湖南许美纯老中医治疗10例脐疝，均获痊愈。

【**出处**】《辽宁中医杂志》6，1982。

4方

【**药物**】猪牙皂2克，雄黄1.5克，细辛1，5克，地龙1条，吴茱萸1.5克，乳香1.5克，没药1.5克，冰片1.5克。

【制法】共研细末，备用。

【用法】每用3克，用开水调成糊状，外敷于脐疝处，再以铜钱1枚，压盖于药上，最后用绷带固定，每日换药1次，5日为1疗程。如未愈，可再治疗1个疗程。用于小儿脐疝。

【疗效】治疗13例，治愈11例，好转1例，1例效果不详。

【出处】《广西中医药》6，1985。

5方

【药物】安息香400克，乙醇（30%）适量。

【制法】称取处方量的安息香研细，加入乙醇（30%），适量静置过夜，过滤，加入乙醇（30%）至1000毫升，分装即得。

【用法】先在脐旁两侧皮肤上（脐孔除外）涂上一层安息香酊，然后用一条7～8厘米宽、10～15厘米长的胶布一端粘贴在脐旁一侧的皮肤上，再用手揿压脐疝使之内陷复位，并将胶布另一端稍加拉力闭拢脐环粘贴在腹部的另一侧，贴好后以脐孔部皮肤起纵形皱褶表示粘贴恰当。胶布每周更换1次。

【出处】《中药材第》20（12）：642，1997。

二、脐湿、脐流水

1方（白龙粉）

【药物】煅白矾3克，煅龙骨1克，麝香少许。

【制法】研细末。

【用法】先将患儿脐部擦干，然后将上药放在脐中，用纱布裹好避风，每日1换。用于婴儿脐湿。

【验案】患者，女，19天，1987年3月4日诊。出生后2天，因洗澡脐部未揩干，出现了脐部长期潮湿，若擦干又渗液，舌淡红，苔薄白，余无殊，乃用上方外敷，2天后即愈。

【出处】《浙江中医杂志》（4）：176，1989。

【备注】本方见于《医宗金鉴》，名渗脐散。

2方

【药物】黄柏9克。

【制法】研细末。

【用法】敷脐部。用于婴儿脐中流水。

【出处】《常见病验方研究参考资料》。

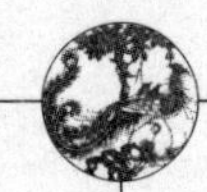

【备注】另方加鸡蛋1个做成饼，冷后贴患处。

3方

【药物】车前子4.5克。

【制法】炒焦，研细末。

【用法】撒在脐上。用于婴儿脐中流水。

【出处】《常见病验方研究参考资料》。

4方

【药物】五倍子3克。

【制法】炒深黄色，研细末。

【用法】撒在脐上。用于婴儿脐中流水。

【出处】《常见病验方研究参考资料》。

5方

【药物】槟榔、黄柏、苍术。

【制法】共研细末。

【用法】搽脐部。用于婴儿脐中流水。

【出处】《常见病验方研究参考资料》。

6方

【药物】龙骨1.5克，黄柏、枯矾各6克。

【制法】共研细末。

【用法】撒于脐上。用于婴儿脐中流水。

【出处】《常见病验方研究参考资料》。

7方

【药物】蚕茧壳1个。

【制法】烧灰。

【用法】撒于脐中即收敛，如无蚕茧壳，用绸缎丝品一角烧灰敷。用于婴儿脐中流水。

【出处】《常见病验方研究参考资料》。

8方

【药物】柿蒂7个（或再加梅片少许）。

【制法】焙干为细末。

【用法】敷脐部。用于婴儿脐中流水。

【出处】《常见病验方研究参考资料》。

9方

【药物】龙骨。

【制法】醋煅，研末。

【用法】敷脐部。用于婴儿脐中流水。

【出处】《常见病验方研究参考资料》。

10方

【药物】槐树嫩皮、鸡蛋清。

【制法】将药捣成饼，烘热。

【用法】贴肚脐。若烂穿时，另用干车前草、蚕茧壳烧灰研成细末，露1夜，流水者干搽；溃烂无水加冰片调香油搽。用于婴儿脐中流水。

【出处】《常见病验方研究参考资料》。

11方

【药物】赤石脂、枯矾各等份。

【制法】研极细末。

【用法】撒患处。用于脐湿、脐疮。

【出处】《常见病验方研究参考资料》。

12方（龙骨散）

【药物】煅龙骨、枯矾各等份。

【制法】共研细末。

【用法】撒在脐中，上盖纱布，膏布固定。用于脐湿。

【出处】上海中医学院《儿科学》、《中医外治法》。

13方

【药物】煅牡蛎、炉甘石各等份。

【制法】共研细末。

【用法】撒在脐中。用于脐湿。

【出处】上海中医学院《儿科学》、《中医外治法》。

14方

【药物】露蜂房。

【制法】烧灰。

【用法】敷脐部。用于脐风湿肿，久不瘥者。

【出处】《本草纲目》。

三、脐疮、脐炎

1方（云南白药）

【药物】云南白药1克。

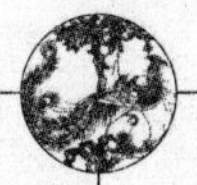

【用法】先用生理盐水或新洁尔灭清除局部分泌物，然后于患处撒上云南白药，再用消毒纱布覆盖后用绷带包扎。用于婴儿脐炎。

【疗效】治疗婴儿脐炎10例，取得显著疗效。

【验案】患者，女，62天，1982年8月21日初诊。患儿脐炎20余天，曾在脐部外敷消炎粉、土霉素粉等数日均未奏效。查：脐窝湿润，脐周轻度糜烂，伴有少量白色分泌物。用上法隔日1次，外敷2次痊愈。

【出处】《中医杂志》（4）：77，1983。

2方（脐带粉）

【药物】黄连20克，枯矾30克，朱砂10克，冰片2克。

【制法】分别研为细末，再加入氧化锌、炉甘石粉各10克，将各药混匀过细筛，高压消毒，贮瓶备用。

【用法】局部先以3% 双氧水清洗，拭干，取2% 甲紫溶液适量调脐带粉少许为稠糊状，每天2～3次涂于患处，并用消毒敷料包扎。用于小儿脐炎。

【疗效】治疗小儿脐炎12例，总有效率达83.3%，一般2～3天即效，5～7天痊愈。

【验案】患者，女，28天，1982年5月17日诊。脐周皮肤焮红漫肿，局部灼热、糜烂、溢液。诊为脐炎。用此药调涂，治疗3天，红肿消失；5天疮面结痂生肌而愈。

【出处】《四川中医》（5）：5，1985。

3方（烧盐散）

【药物】食盐（火烧）、白矾（煅枯）各等份。

【制法】研细末，混匀，瓶装密贮备用。

【用法】先将脐孔及脐周用无刺激性消毒药水清洗，待稍干后取本药末少许（约黄豆大体积），撒于脐孔及周围，用干药棉球或干纱布垫覆盖，并稍加压固定，勿受潮，忌搔抓。用于脐孔湿疹，脐周糜烂搔痒。

【疗效】一般用药2次（隔日1次）即可结痂，数日后痂皮脱落而痊愈。

【出处】《新中医》（5）：41，1990。

【备注】烧盐散原为《医宗金鉴》治疗口腔上腭痈的处方。

4方

【药物】干马齿苋1把，四季葱数根。

【制法】将马齿苋烧灰存性（即烧成黑炭状），研细粉，瓶贮备用。

【用法】先用四季葱温水煎洗脐孔，洗后即以消毒脱脂棉球拭干脐孔中水，再取马齿苋黑粉适量，撒满脐孔，外加消毒纱布覆盖，胶布固定。如无马齿苋，用棉花籽烧炭研粉代替亦有效。用于脐疮（脐炎）。

【疗效】一般1次即可痊愈，倘1次未愈，可如法再用1次。

【出处】《中草药外治验方选》。

5方

【药物】绿豆粉、茶油。

【制法】混合。

【用法】抹在脐部患处。用于小儿烂脐。

【出处】《常见病验方研究参考资料》。

6方

【药物】车前子(微炒)、炉甘石粉3克。

【制法】共研细末。

【用法】撒肚脐中。用于小儿烂脐。

【出处】《常见病验方研究参考资料》。

7方

【药物】煅龙骨9克,川连3克,枯矾、轻粉各1.5克。

【制法】共研细末。

【用法】干撒脐中。用于小儿烂脐。

【出处】《常见病验方研究参考资料》。

8方

【药物】苧麻1~6克。

【制法】烧灰存性。

【用法】撒入脐中。用于小儿烂脐。

【出处】《常见病验方研究参考资料》。

9方

【药物】生姜120克,慈竹叶1把。

【制法】共捣烂成泥状。

【用法】敷硬处。用于小儿脐部周围硬痛。

【出处】《常见病验方研究参考资料》。

10方

【药物】蚕茧壳(烧灰)3克,龙骨3克。

【制法】共研细末。

【用法】调敷脐部。用于小儿脐肿。

【出处】《常见病验方研究参考资料》。

11方(金黄散)

【药物】川黄连7.5克,胡粉、煅龙骨各3克。

【制法】上为末。

【用法】敷患处。用于脐部焮赤成疮。

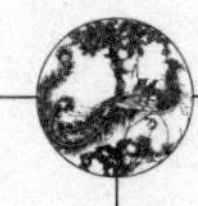

【出处】《医宗金鉴》。

12方（黄龙乌贼散）

【药物】黄连2份，煅龙骨2份，乌贼骨1份。

【制法】研细末。

【用法】撒脐部。用于小儿脐疮。

【出处】《中医杂志》（8）：40，1984。

13方

【药物】冰片20克，硫酸锌10克，红霉素20克，滑石粉950克。

【制法】取前3味药混合碾匀，过6号筛后加入滑石粉，充分混匀后，过6号筛即得。紫外线辐射灭菌30分钟（波长240～280），在无菌净化台下分装，每瓶10克。

【用法】用双氧水冲洗脐部创面后，用0.5%碘伏消毒待干后，涂上冰红散0.2克后，护脐带包扎，1天1次。

【出处】《齐鲁护理杂志》11（4）：306～307，2005。

14方（紫草油）

【药物】紫草150克，麻油1000克。

【制法】紫草浸于70℃麻油中1小时，再于常温下浸泡24小时，取出紫草，除去残渣，过滤，取无菌纱布浸泡，经过高温蒸气消毒后，储藏在遮光密封处备用。

【用法】用消毒棉签蘸3%过氧化氢溶液涂擦脐部，由内向外作环形消毒，清除脓性分泌物，再用紫草油均匀涂抹局部，最后用紫草油纱布敷于脐部，每日2次。

【出处】《中国中西医结合杂志》26（4）：383，2006。

四、脐　突

1方（加压包扎法）

【用法】取五分硬币一枚，用消毒纱布包裹，将患儿仰睡，暴露肚脐部位，局部常规消毒，将硬币压平突脐，再用伤湿止痛膏条作"十"字形固定，外加胶布扎紧，5～7天后解下，或让其自行脱落。贴胶布时，切忌将患儿腹皮叠起，亦不能缠腰扎紧，以免影响患儿生长发育；对胶布过敏者，宜另择固定之物。用于婴幼儿脐突。

【疗效】治疗婴幼儿脐突200例，均获1次性痊愈。

【出处】《四川中医》（1）：10，1986。

2方（二豆散）

【药物】赤小豆10克，淡豆豉10克，天南星5克，白蔹5克。

【制法】共为细末，用芭蕉汁调。

【用法】外擦脐突四周，若脐带未脱，脐带顶端中央忌擦，1日1次。用于婴幼儿脐突。

【验案】患者，男，4天，1987年10月8日初诊。代诉：婴儿娩出后，发现脐部有庞大肿物，纳乳、大小便正常，在某人民医院儿科、外科会诊，疑为先天性胚胎瘤，建议送省医院检查，因种种原因未能前往。查：脐部有一大型肿物，状如暖水瓶盖，高6厘米，直径5.5厘米，平顶，中间略有凹陷，质硬，压之不退，色微红，满腹紧张。诊为脐突，乃婴儿腹中蕴热，气胀冲脐所致，遂以二豆散外擦，并内服犀角解毒饮（牛子、生甘草、银花、香附各5克，荆芥、防风各3克，浓煎犀角、磨水兑服1日数次）。经外擦及内服中药各2剂，其突出物缩小一半，继用各2剂后霍然而愈。

【出处】《湖南中医杂志》（2）：44，1988。

【备注】二豆散出《医宗金鉴》。

3方

【药物】杏仁6克。

【制法】打烂做饼。

【用法】贴脐眼上，用束腰带裹紧。用于小儿脐突出。

【出处】《常见病验方研究参考资料》。

【备注】本方亦可治脐疮，用香油调敷。

4方

【药物】乌药。

【制法】磨水。

【用法】敷脐上即收缩。用于小儿脐突。

【出处】《常见病验方研究参考资料》。

5方（外消散）

【药物】煅牡蛎、大黄各15克，朴硝6克。

【制法】共研细末，用田螺浸水，调前药末。

【用法】包敷肚脐。用于小儿脐突出。

【出处】《医宗金鉴》。

6方

【药物】豆豉、胡椒、食盐、艾叶各等份。

【制法】共研细末，热饭和成饼。

【用法】敷脐上。用于小儿脐突出。

【出处】《常见病验方研究参考资料》。

7方

【药物】乌药10克，高良姜6克，川楝子10克，巴豆2枚，橘核15克，橘叶10

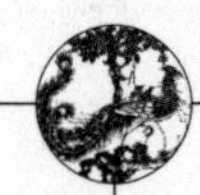

克。

【制法】研末过60目筛，备用。

【用法】将上药以绢两层包如铜钱大小（略大于脐）贴于脐突部位，将药包置于脐上，再以腹带固定压至平腹，每3日更换1次。半月后脐凸恢复正常。此后亦未复发。

【出处】《中国中医急症》14（5）：482，2005。

8方

【药物】北细辛、丁香。

【制法】上药按2∶1取药，研细末贮瓶备用。

【用法】以盐水清洗脐部拭干，消毒周围皮肤，用消毒纱布块轻轻加压使疝环回复，撒上辛香散（约1克）。盖上纱布块压紧疝环，用绷带固定。一般经1～2次治疗痊愈。无并发症。固定良好者，不需换药。

【出处】《湖南中医杂志》10(3)：18，1994。

五、尿从脐出（脐尿管瘘）

1方

【药物】漂白术、猪苓各3克，建泽泻、白茯苓、生黄芪各4克，桂枝1克，滑石粉30克。

【制法】研细末，装入一小布袋内。

【用法】置于脐部，用宽绷带紧绑脐周；同时用上药去滑石，水煎服，日1剂。用于尿从脐出（脐尿管瘘）。

【验案】患者，女，1个月，1970年11月10日初诊。代述：小女出生5小时，即发现近脐部衣服潮湿，未知何故。出生24小时后下胎粪，而未见小便，尿布亦未见湿，只见脐部衣服湿润，自后每日衣服（近脐部处）潮湿7～8次，而始终未见小便。曾求治于当地卫生院、县医院，均未见疗效，乃求中医治疗。查：面色萎黄，形体不丰，口唇淡红，舌正苔薄，指纹淡红，腹部不胀，余无异常。见尿布敷于脐部。询之此小女乃第一胎足月顺产，其母怀孕期间多病，但未曾服任何特殊药物。

辨证为其母多病，致患儿先天不足，膀胱气化失调，通调不利，是以尿不循尿道，而从脐出。治以上法外敷内服并用，服药2剂后，尿已从前阴排出，脐部未见浸湿。用药14天，脐尿完全消失。为巩固疗效，嘱原方再用1周。现女孩体健如常人，已上学读书。

【出处】《中医杂志》（1）：53，1982。

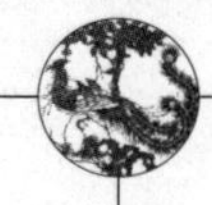

2方

【药物】枯矾。

【制法】研成粉末。

【用法】填满脐窝，外盖橡皮膏，隔日换药1次。用于尿脐瘘。

【验案】患者，男，20岁，丝织厂工人。患者自幼发现脐部潮湿，无其他不适。近年来细观脐中，有圆柱形赘生物约1厘米高，边缘有皮肤移行，中间有红色肉芽肿块，常溢出晶亮的液体。患者的里裤穿1天即有水痕，并有腥味。从症状分析，属尿脐瘘。

经用枯矾粉填脐，开始几次换药，枯矾粉皆潮湿，有时结块；换药至8饮，枯矾粉仅一部分潮湿，而突出的赘生物已萎缩2/3。因外出暂停敷枯矾粉，又潮湿如前。继而仍如前换药至5次，枯矾粉干燥不潮湿，赘生物已消失。迄今一载，未见复发。

【出处】《江苏中医杂志》(2)：25，1983。

六、脐出血

1方

【药物】鸡内金。

【制法】瓦上焙干研末。

【用法】敷患处。用于脐出血。

【出处】《常见病验方研究参考资料》。

2方

【药物】胎发(煅存性)6克，煅龙骨4.5克。

【制法】共为末。

【用法】撒脐部，外用纱布包好。用于脐出血。

【出处】《常见病验方研究参考资料》。

3方

【药物】棕灰、枯矾、艾灰各适量。

【制法】共研细末。

【用法】敷脐部。用于脐出血。

【出处】《常见病验方研究参考资料》。

4方

【药物】炒白石脂。

【制法】研末。

【用法】敷于脐上，令其白干自落。用于脐出血。

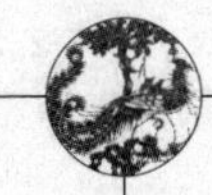

【出处】《常见病验方研究参考资料》。

【备注】又方用赤石脂6克，研末，涂于脐中。对脐流水、脓血、溃烂者亦可用之。

5方

【药物】枯矾、艾叶各等份。

【制法】研为细末。

【用法】撒在脐上。用于脐出血。

【出处】《中医外治法》。

6方（止血粉）

【药物】三七、地榆、小蓟、茜草。

【制法】制成粉剂。

【用法】外敷脐部。用于脐出血。

【出处】《中医外治法》。

七、脐流黄水伴经期出血

1方

【药物】炙鸡金6克，黄柏10克，赤石脂6克，煅龙骨6克，枯矾10克，蚕茧衣5只。

【制法】共研极细末。

【用法】先用冷开水将脐部洗净擦干，再将药末适量掺入脐内，并用消毒纱布包扎，每日早晚各1次。

【验案】患者，女，45岁，干部，1976年3月26日就诊。自述近年来带下量多，色黄，有秽腥气味。半年前曾服中药治疗，药后带下止，即出现脐内时流黄水，质黏微有腥味，且每值经行脐内黄水减少而渗出血水，经净后血止复见黄水，持续半年未愈，脐部无痛痒感，妇科检查未见异常。曾经某医院中西药治疗，内服清热利湿剂、安络血，外用消炎粉、磺胺软膏等，均未见好转而来求诊。予上法外敷脐部10余日后，患者脐内黄水渐减而止，经期亦未见出血。经随访，愈后未见复发。

【出处】《上海中医药杂志》（3）：4，1987。

八、先天性脐不闭合症

1方

【药物】乌梅90克，糯米粉、蛋黄油各适量。

【制法】将乌梅蒸熟去核，捣为膏状。

【用法】以淡盐水洗净肠脐及周围皮肤后，先涂蛋黄油一层，再撒一层糯米细

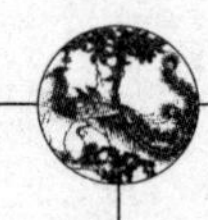

粉，然后将乌梅膏敷脐部，外用敷料绷带扎束，隔2天换药1次。

【疗效】治疗1例先天性脐不闭合症，11天后愈合如常人。

【出处】《新中医》（6）：21，1983。

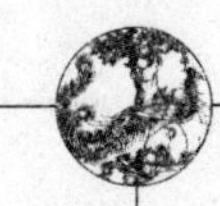

第九章　其他病症

一、肥　胖

【药物】熟附子、干姜、吴茱萸、苍术、泽泻、茯苓、丁香、肉桂、川芎各3份，白胡椒1份。

【制法】上药研极细末，备用。

【用法】治疗时取用5～6克药末，用藿香正气水调匀成饼贴敷于脐，上置大艾炷（大如橄榄）熏灸2壮，共约25～30分钟，每周2次。平时嘱患者将药饼贴于脐上，晚上用热水袋外敷，隔日1次，每次2小时。总疗程为24次，其间可适时休息7～10天。

【出处】《中国民间疗法》14（2）：19，2006。

【备注】此方适于虚型单纯性肥胖。

二、更年期综合征

【药物】生地、肉苁蓉、菟丝子、吴茱萸各等份。

【制法】上药共碾为末，加入等量食盐备用。

【用法】将药盐填脐，填平后再填成厚0.5厘米左右，长、宽约3×3厘米的范围，以高1厘米、直径0.8厘米、重0.1克艾炷点燃置于药盐上，灸至局部皮肤出现潮红为度。每日1次，4周为1个疗程。

【出处】《中国针灸》24（10）：689，2004。

三、晕车、晕船

1方

【药物】风油精。

【用法】将风油精数滴滴入肚脐眼，外用伤湿止痛膏或胶布封固。用于晕车、晕船引起的不适。

【出处】《大众中医药》（3）：29，1988。

2方

【药物】生姜1片，伤湿止痛膏1张。

【用法】将姜片放肚脐内，伤湿止痛膏固定，乘车船前30分钟贴。

【出处】高树中。

3方

【药物】食盐。

【用法】乘坐车或船前半小时，取食盐块如豆大1粒放入肚脐，用胶布固定。下车、船后自行取下，如长途旅行，中途不需更换。

【出处】《中医外治杂志》（5）：10，1997。

4方（敷脐镇吐膏）

【药物】主要成分：天麻、乌梅、代赭石、丁香、石菖蒲、车前子、薏苡米等。药品敷脐镇吐膏（田氏晕宁膏）由南通市中医院制剂室提供，专利申请号：03131789。

【出处】《南通医学院学报》24（4）：419，2004。

四、梅尼尔病

【药物】法半夏、茯苓、枳实、胆南星、黄芩、生姜、大枣各10克，陈皮、甘草各5克。

【制法】诸药共研细末，装瓶备用。

【用法】用时取药末适量，用米酒调成糊状，如钱币厚，敷于肚脐及脐周，覆盖消毒纱布，长、宽各6厘米，胶布固定。每天换药1次。

【出处】《新中医》36（12）：32，2004。

五、化疗胃肠反应

1方（和胃散）

【药物】姜半夏150克，白术150克，砂仁150克，陈皮100克，云茯100克，木香60

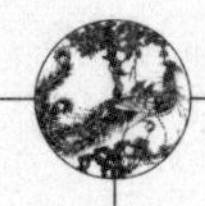

克，甘草30克。

【制法】各药为末，调匀，装瓶密封用。

【用法】用消毒干棉球擦净肚脐，取和胃散0.5克填于神阙穴内，再用麝香止痛膏或麝香虎骨膏贴于肚脐上封固，48小时更换1次。用于恶性肿瘤化疗中引起的胃肠反应。

【疗效】治疗50例（贴脐的同时加贴耳穴肾上腺、神门、脑点、胃），痊愈15例，显效8例，好转22例，无效5例。

【出处】《中医杂志》(1)：40，1989。

2方（化疗和胃散）

【药物】蒲公英180克，粉葛根120克，藿香梗90克，紫苏梗90克，生赭石90克，土炒苍术90克，花槟榔45克，佛手片60克，姜半夏150克，白茯苓120克，乌梅肉90克，方儿茶60克，生甘草30克。

【制法】各药研为细末，混匀装瓶备用。治疗时取和胃散1～1.5克，以米醋或茶水或蜂蜜适量，调成稠糊状。

【用法】将药糊填充于神阙穴内。外用伤湿止痛膏半张（或纱布覆盖脐上，胶布条）固定。24小时更换1次。

【疗效】一般敷脐后半小时内即可使恶心、呕吐停止，腹胀缓解，泄泻次数减少。75例放、化疗过程中出现胃肠反应的患者，经施用"化疗和胃散"敷脐治疗后，痊愈48例（64%），显效24例（32%），好转3例（4%）。总有效率为100%。经分析，该疗法既可消除放、化疗之胃肠毒副反应，又能保证其放、化疗的顺利进行。文章作者观察到，本法在化疗开始之前，即予预防性应用，大大有助于化疗的正常进行，而且胃肠反应极轻微甚至几乎不再发生，可谓一举两得。

【出处】《肿瘤研究与临床》7(3)：185，1995。

六、放疗致白细胞减少症

1方（脐疗升白散）

【药物】主要成分：肉桂、干姜、血竭、冰片等，河南洛阳老君山中药厂生产。

【用法】每次0.5克，外敷神阙穴，6天更换1次。

【出处】《新中医》36(6)：38，2004。

七、气功纠偏

1方

【药物】五倍子适量。

【制法】制成细末，用淡盐水调为糊状。

【用法】敷神阙穴。用于练静功时意守不当，呼吸不匀或一味追求气贯丹田，出现下坠、气憋、气胀现象者。

【疗效】敷药后，可感到全身之气有向丹田灌注的感觉。

【出处】《实用中医内科杂志》(9)：16，1989。

八、体温过低

1方（艾灸神阙法）

【药物】艾条1支。

【用法】患者仰卧，手持艾条悬灸脐部，热度以舒适能忍受为度，每日1次，每次30分钟，7天为1疗程。

【验案】患者，女，50岁，1989年9月初诊。体温过低（35.5℃）1年余。自觉潮热、乏力。舌质红，苔薄白，脉细。既往有慢性肾炎病史。嘱其用上法灸之，1周后潮热消失，体温36.5℃，随访2年未复发。

【出处】高树中。

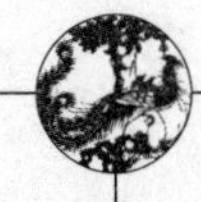

第十章　养生保健方

一、彭祖接命丹

【功用】暖丹田，助两肾，添补髓，却病久固，返老还童，延年益寿。

【药物】大附子1个（重69克或48克亦可），甘草60克，甘遂60克，麝香0.9克，烧酒2斤。

【制法】先将大附子切成薄片，用纱布包裹，再将甘草、甘遂共捶碎。然后将上3味药放入烧酒中共浸半日，用文武火煮，以酒干为度。旋即取起附子待用，并把甘草、甘遂去掉不用。最后把附子片与麝香共捶千下至极融烂程度，做成2个药丸，阴干，备用。

【用法】临用时取1个药丸填脐内，7天换药1次。

【出处】《串雅外编》。

【备注】本法有提高免疫系统功能、抗衰老、抗肿瘤、美容等作用。

二、长生延寿丹

【功用】强身健体，益寿延年。妇人腹冷无子者尤宜此灸。

【药物】人参、附子、胡椒各21克，夜明砂、没药、虎骨、蛇骨、龙骨、五灵脂、白附子、朱砂、麝香各9克。

【制法】上药共研末。

【用法】另用白面做条圈于脐上，再将上药1料分为3份，把1份药末填入面条围圈内脐中，以手按紧，上扎数孔，外用槐皮一块盖于药上。以艾火灸之无时，损则益壮，其热气透身，患人必倦沉如醉。灸至五六十壮，遍身大汗，苟不汗则病未除。再于三五日后又灸至汗出为度。慎风寒，戒生冷、油腻，保养一月，百病皆除，益寿延年。妇人腹冷无子尤宜此灸，去麝香，加小脑3克。

【出处】《医学入门》《东医宝鉴》。

【备注】梧州医道白照伟老人，享年96岁，擅长此灸。其平生常以此丹灸脐，从35岁始至96岁，60多年间从未间歇，竟臻高寿之龄。可见此丹灸脐，为长生延寿之妙术也。

三、太乙真人熏脐法

【功用】补诸虚百损，益寿延年。通治劳伤、失血，及阴虚遗精、白浊、阳痿、精神倦怠、痰火、妇女赤白带、子宫冷等症。

【药物】麝香、龙骨、虎骨、蛇骨、附子、木香、丁香、乳香、没药、雄黄、朱砂、灵脂、夜明砂、胡椒、小茴、青盐、两头尖各等份。

【制法】上药除麝香另研外，余药共研细末。

【用法】以麝填脐眼，荞面圈脐外，填药盖槐皮，艾灸之，汗出病已。慎风寒，戒油腻、生冷、酒色等。如畏灸者，可加艾和药，装袋铺腹上，熨斗熨之，逼药气入肚，但令温暖即止，亦效。

【备注】原评曰："麝香引透诸药；丁香坚守其胃，启饮食之进；青盐入肾，以实其子，使肺无漏泄；夜明砂以补其血，散内伤之有馀；乳香、没药、木香、小茴，升降其气，不致咳嗽；龙骨、虎骨、蛇骨、朱砂、雄黄，以削病根；两头尖巡视经络，有推前拽后之功；附子、胡椒补元气，使血行血室，气归气宅，痰散为金波；灵脂连操其肺，削有余补不足；用槐皮之浆，闭押诸药之性，使无走窜之患；艾灸有拔毒起死回生之功。"凡诸药不效，可用此法。

【出处】《理瀹骈文》。

四、彭祖小接命蒸脐秘方

【功用】壮固根蒂，保护形躯，熏蒸本原，除却百病，蠲五脏之疾患，保一身之康宁。其中药品禀性忠良，采阴阳之正气，配君臣之辅佐，其效如神，其应如响，复有回生济世之功，保益延年之妙。每年中秋日熏蒸一次，却疾延年，撤上部之火邪，去心肠之宿疾。妇人月经不调、赤白带下，男子下元亏损、遗精白浊、阳事不举，并皆熏之。

【药物】乳香、没药、雄鼠粪（一头有尖者）、青盐、两头尖、川续断各3克，麝香0.6克。

【制法】共为细末，备用。

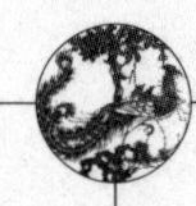

【用法】熏蒸之时，令人饱食，舒身仰卧。用荞麦面水和捏一圈，经过寸余如脐大者三二寸，内入药末，用槐皮一块，去粗皮，只用半分厚，覆圈药之上。如豆大艾炷灸之。百脉和畅，毛窍皆通，上至泥丸，下至涌泉，冷汗如雨，久之觉饥，再食再灸，不可令痛，则反泄真气，灸之行年岁数为止。无病日连日灸之，有病者3日1次，灸至腹内作声作痛，大便有涎沫等物出为止。只服米汤，兼食白肉荤酒以助药力。若患风气有郁热在腠理者，加女子红铅拌匀，则易汗出，而疾随愈。槐皮如觉焦色即易新的。凡灸后容颜不同，效应可验。

【出处】《万病回春》。

五、济众熏脐法

【功用】强身健体，延年益寿。并治虚痨，骨蒸潮热，咳嗽吐血，两颧发红，自汗或盗汗，梦遗，早泄。

【药物】川乌、乳香、没药、雄鼠粪、续断各6克，麝香0.3克。

【制法】除麝香另研外，余药共研细末。

【用法】食饱后，以麝填脐眼，荞面圈脐外，填药盖槐皮。艾炷灸之。勿令痛，反泄真气，每年中秋行一次，隔日一灸，灸至脐内作声、大便下涎物为止。只服米汤，食白粥，黄酒助力。

【出处】《理瀹骈文》。

六、蒸脐却病延年法

【功用】保健强壮，却病延年。

【药物】大附子（去蒂）30克，鹿茸（酥炙）1.8克，茯苓（人乳拌蒸）1.8克，川椒1.8克，莲肉1.8克。

【制法】将附子放童便内浸一日夜，炙干，再与余药共研细末，用人乳调作饼状，如银圆大小。

【用法】将药饼针刺三十孔，放脐内。

【出处】《实验特效灸法》。

七、蒸脐治病法

【功用】强壮脾胃，抗病却疾，长生耐老。

【药物】五灵脂（生用）15克，斗子青盐（生用）15克，乳香3克，没药3克，天鼠粪（即夜明砂，微炒）6克，地鼠粪（微炒）9克，葱头（干者）6克，木通9克，麝香少许。

【制法】上药为细末。

【用法】水和面做圆圈，置脐上，将前药末以6克放于脐内，用槐皮剪钱，放于药上。以艾灸之，每岁一壮，药与钱不时添换。依后开日时，取天地阴阳正气，纳入五脏，诸邪不侵，百病不入，长生耐老，脾胃强壮。

立春巳时，春分未时，立夏辰时，夏至酉时，立秋戌时，秋分午时，立冬亥时，冬至寅时。此乃合四时之正气，全天地之造化，灸无不验。

【出处】《针灸大成》。

八、封脐暖肚膏

【功用】温补脾元，暖丹田，壮元阳，止泻痢，治风寒入肚，腹内冷痛，预防寒邪，贴之无不神效。

【药物】附子、干姜、粟花、土木鳖各60克，生姜、老葱各240克，丁香9克，肉桂60克，麝香3克。

【制法】前6味药用香油2斤熬枯去渣，入黄丹1斤收膏。再入后3味药研末搅匀。

【用法】每取适量药膏贴脐部，3日1换。

【出处】《清太医院选方》《中医外治法类编》。

九、千金封脐膏

【功用】此膏能镇玉池，存精固漏，通二十四道血脉，锁三十六道骨节，贴之气血流畅，阳事不衰，精髓充盈，神气完足。专补虚损，通三关，壮五脏，有返老还童，益寿延年之妙。患人贴之，夜不旋溺。又治男子下淋滑精、肾虚盗汗，兼治小肠疝气、单腹胀满，并一切腰腿骨节疼痛，妇人子宫虚冷、久不受孕、赤白带下、产后肠风，贴之无不神验。

【药物】肉桂、熟地、川附子、金樱子、当归、甘草、巴戟、杜仲、干姜、胡椒、淫羊藿、独活、萆薢各9克，海马6克，鹿茸6克。

【制法】用香油740克，将上药熬枯去渣，入黄丹360克，收成膏；再入麝香、冰片各1.2克，儿茶、硫黄各6克，研细末入之。

【用法】贴脐。

【出处】《清太医院选方》。

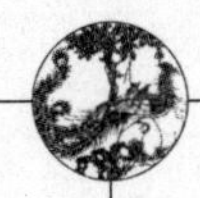

十、毓麟固本膏

【功用】此膏异传秘授，能固玉池，真精不泄，灵龟不死，通二十四道血脉，锁三十六道骨节，气血流畅，精髓充满，保固下元，固本全形，如海水之常盈，通三关，壮五脏。下元虚冷，诸虚百损，五劳七伤，阳痿不举，举不坚固，久无子嗣，下淋白浊，小肠疝气，遗精盗汗，手足顽麻，半身不遂，单腹胀满，腰腿疼痛，强阴健力，种子之功，百胜百效。并治妇人脾胃虚弱，经水不调，赤白带下，气血亏虚，久不孕育，干血痨瘵，或屡经小产。此膏充实血海，能暖子宫，易得孕育，兼崩漏不止，癥瘕血块等症。

男妇如能常贴此膏者，气血充足，容颜光彩，诸疾不生，乌须黑发，固精种子。此膏终身永贴者，体健身轻，返老还童，虽八十老人，阴阳强健，目能远视，行不困乏。如欲种子，其精不走者，可将此膏揭去；如系衰老之人贴至百日之后，其效可验，功效无比，不能尽述。

【药物】杜仲、熟地、附子、苁蓉、牛膝、故纸、续断、官桂、甘草各120克，生地、大茴香、小茴香、菟丝子、蛇床子、天麻子、紫梢花、鹿角各45克，羊腰子1对，赤石脂30克，龙骨30克。

【制法】用香油4000克，熬枯去渣，入黄丹1500克收膏；再入雄黄、丁香、沉香、木香、乳香、没药各30克，麝香0.9克，阳起石1.5克研末拌匀，备用。

【用法】此膏妇人贴脐上，男子贴左右肾俞各1张，丹田穴1张，并用汗巾缚住，勿令走动，半月1换。

【出处】《清太医院选方》。

十一、雄鼠粪填脐灸法

【功用】提高免疫功能，治虚劳百疾，有抗衰老、抗肿瘤和美容作用。

【药物】雄鼠粪（两头尖者）适量，麝香0.1克。

【制法】将鼠粪、麝香各研为细末，分装密封备用。

【用法】取仰卧位，先将麝香末纳入脐孔中央，次将雄鼠粪末填满脐窝（以略高出肚脐表面为度），再以生姜切成薄片（中插数个针孔）铺在鼠粪之上，用黄豆大小艾炷放姜片上点燃灸之。按年龄计算，每岁灸1壮，连续灸至患者腹中温暖，微微汗出为佳。

【出处】《中医外治法类编》。

【备注】此法在古代多用之，如《针灸资生经》载：“有人年老，面颜如童子者，盖每岁以鼠粪灸脐中一壮故也。”又如《针灸集成》载：“本朝韩雍侍郎，讨大藤峡擒一贼，年逾百岁而甚健壮。问其由，曰：少时多疾，遇一异人教令每岁以鼠粪灸脐中，自后健康，益寿至今。”近来也有人对此法进行了研究，如《医学文摘》报道：“鼠粪灸脐，经科学实验证明，可以提高机体免疫系统的效能，有美容、抗衰老作用，因为免疫功能低下是衰老的主要原因。”可见此法确有延年益寿之功。

十二、益寿比天膏

【功用】此药最能添精补髓，保固真精不泄，善助元阳，滋润皮肤，壮筋骨，理腰脉，下元虚冷，五劳七伤，半身不遂，或下部虚冷，膀胱病症，脚膝酸麻，阳事不举。男子贴之，行步康健，气力倍添，奔走如飞；女人贴之，能除赤白带下，沙淋、血崩，兼下生疮疖。能通二十四道血脉，坚固身体，返老还童。专治喘咳。

【药物】蛇床子、鹿茸、附子（去皮脐）、牛膝（去芦）、虎胫骨（酥炙）、菟丝子、川续断、远志肉、肉苁蓉、天门冬（去心）、麦门冬（去心）、杏仁（去皮）、生地、熟地、官桂、川楝子（去核）、山茱萸（去核）、巴戟（去心）、破故纸、杜仲（去心）、木鳖子（去壳）、肉豆蔻、紫梢花、谷精草、穿山甲、大麻子（去壳）各30克，甘草60克，桑槐柳枝各7枚。

【制法】上药研细末，用香油625克浸一昼夜，慢火熬至黑色；用飞过好黄丹250克、黄香1 25克入内，柳棍搅不住手；再下雄黄、倭硫、龙骨、赤石脂各60克，将铜匙挑药滴水成珠不散为度；又下母丁香、沉香、木香、乳香、没药、阳起石、煅蟾酥、哑芙蓉各6克，麝香3克为末，共搅入内；又下黄蜡15克。将膏贮磁罐内封口严密入水中，浸5日去火毒，一个重21克，红绢摊开。

【用法】贴脐上或两腰眼上，每一个贴60日方换，其功不可尽述。

【出处】《万病回春》。

十三、蒸脐补气散

【功用】强身健体，益气补虚。治气虚体倦，肚腹畏寒，下元虚冷症极效。

【药物】五灵脂、夜明砂、枯矾各30克，麝香0.15克。

【制法】除麝香外，余药共为细末，分4包存贮，听用。

【用法】每逢春分、秋分、夏至、冬至先一日，用温水避风先将脐眼洗净，纳麝香于脐内，将荞面为圈烘微温安脐上，用药一包铺圈内。以蕲艾绒做团，每团重0.18～0.3克，放药末上，用香火燃烧，若干岁即烧若干团。烧完用荞面做饼盖圈上，俟药冷缓缓取下。忌茶7日。面圈深寸许，横径一寸六七分，面饼如圈大。如无荞面，即麦面亦可。久久行之，不可间断，受益无穷。

【出处】《增广验方新编》。

下　篇

脐疗古今文献选编

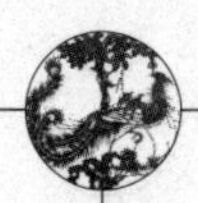

第一章　脐疗古文献选摘

一、《黄帝内经》论脐与脐疗

——伏梁……居脐上为逆，居脐下为从，勿动亟夺。（《素问·腹中论》）

——帝曰：人有身体髀股骱皆肿，环脐而痛，是为何病？岐伯曰：病名伏梁，此风根也。其气溢于大肠而著于肓，肓之原在脐下，故环脐而痛也。不可动之，动之为水溺涩之病。（《素问·腹中论》）

——脏俞五十穴，腑俞七十二穴……脐一穴。（《素问·气穴论》）

——足阳明脉气所发者六十八穴……侠脐广三寸各三，下脐二寸侠之各三。（《素问·气府论》）

——冲脉气所发者二十二穴：侠鸠尾外各半寸至脐寸一，侠脐下傍各五分至横骨寸一。腹脉法也。（《素问·气府论》）

——冲脉者，起于气街，并少阴之经，侠脐上行，至胸中而散。（《素问·骨空论》）

——督脉者，起于少腹以下内骨中央……其少腹直上者，贯脐中央，上贯心入喉，上颐环唇，上系两目之下中央。此生病，从少腹上冲心而痛，不得前后，为冲疝。其女子不孕，癃痔遗溺嗌干。督脉生病治督脉，治在骨上，甚者在脐下营。（《素问·骨空论》）

——帝曰：何谓气交？岐伯曰：上下之位，气交之中，人之居也。故曰：天枢之上，天气主之；天枢之下，地气主之；气交之分，人气从之，万物由之。此之谓也。（《素问·六微旨大论》）

——少阴之胜，心下热善饥，脐下反动，气游三焦。（《素问·至真要大论》）

——气之上下何谓也？岐伯曰：身半以上，其气三矣，天之分也，天气主之；身半以下，其气三矣，地之分也，地气主之。以名命气，以气命处，而言其病。半，所谓天枢也。附：王冰注："当伸臂指天，舒足指地，以绳量之，正中当脐也，故又曰半，所谓天枢也。天枢，正当脐两傍同身寸之二寸也。"张志聪注："夫所谓枢者，上下交互而旋转也。故在天地乃上下气交之中名天枢。在人身以身半之中名天枢也。"（《素问·至真要大论》）

——五脏有六腑，六腑有十二原，十二原出于四关，四关主治五脏。附：树中按：一说四关指肘、膝、膈、脐四关，此说甚是。（《灵枢·九针十二原》）

——肓之原，出于脖胦，脖胦一。凡此十二原者，主治五脏六腑之有疾也。（《灵枢·九针十二原》）

——肾脉急甚为骨癫疾……微大为石水，起脐已下至小腹睡睡然，上至胃脘，死不治。（《灵枢·邪气脏腑病形》）

——大肠病者，肠中切痛而鸣濯濯，冬日重感于寒即泄，当脐而痛，不能久立。与胃同候，取巨虚上廉。（《灵枢·邪气脏腑病形》）

——足太阴之筋……上腹结于脐，循腹里，结于肋，散于胸中，其内者，著于脊。其病……下引脐两胁痛，引膺中脊内痛。（《灵枢·经筋》）

——手少阴之筋……下系于脐。（《灵枢·经筋》）

——故气从太阴出……上行至肝……其支别者，上额，循巅，下项中，循脊，入骶，是督脉也，络阴器，上过毛中，入脐中，上循腹里，入缺盆，下注肺中，复出太阴。此营气之所行也，逆顺之常也。（《灵枢·营气》）

——邪在小肠者，连睾系，属于脊，贯肝肺，络心系。气盛则厥逆，上冲肠胃，熏肝，散于肓，结于脐。故取之肓原以散之。（《灵枢·四时气》）

——身有所伤，血出多，及中风寒，若有所堕坠，四肢懈惰不收，名曰体惰，取其小腹脐下三结交。三结交者，阳明、太阴也，脐下三寸关元也。（《灵枢·寒热病》）

——热病挟脐急痛，胸胁满，取之涌泉与阴陵泉，取以第四针，针嗌里。（《灵枢·热病》）

——腹痛，刺脐左右动脉，已刺按之，立已。（《灵枢·病本》）

——胃中热，则消谷，令人悬心善饥，脐以上皮热；肠中热，则出黄如糜，脐以上皮寒。（《灵枢·师传》）

——小肠后附脊，左环迴周迭积。其注于迴肠者，外附于脐上……迴肠当脐。（《灵枢·肠胃》）

——胸气有街，腹气有街，头气有街，胫气有街……气在腹者，止之背腧，与冲脉于脐左右之动脉者。（《灵枢·卫气》）

——足阳明之下……血多气少则下毛美短至脐。（《灵枢·阴阳二十五人》）

——其著于阳明之经，则挟脐而居，饱食则益大，饥则益小。（《灵枢·百病始

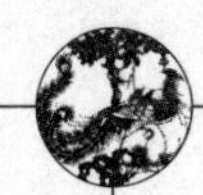

生》)

——胃足阳明之脉……下挟脐入气街中。(《灵枢·经脉》)

——心脉急甚者为瘈疭……微滑为心疝引脐，小腹鸣。(《灵枢·邪气脏腑病形》)

二、《难经》论脐与脐疗

——诸十二经脉者，皆系于生气之原。所谓生气之原者，谓十二经之根本也，谓肾间动气也。此五藏六府之本，十二经脉之根，呼吸之门，三焦之原，一名守邪之神，故气者，人之根本也，根绝则茎叶枯矣。(《难经·八难》)

——脐下肾间动气者，人之生命也，十二经之根本也，故名曰原。三焦者，原气之别使也，主通行三气，经历于五藏六府。原者，三焦之尊号也，故所止辄为原。五脏六腑之有病者，皆取其原也。(《难经·六十六难》)

——假令得肝脉，其外证善洁，面青，善怒；其内证脐左有动气，按之牢若痛，其病四肢满，闭淋(一作"癃")，溲便难，转筋。有是者肝也，无是者非也。

假令得心脉，其外证面赤，口干，喜笑；其内证脐上有动气，按之牢若痛；其病烦心心痛，掌中热而啘。有是者心也，无是者非也。

假令得脾脉，其外证面黄，善噫，善思，善味；其内证当脐有动气，按之牢若痛：其病腹胀满，食不消，体重节痛，怠惰嗜卧，四肢不收。有是者脾也，无是者非也。

假令得肺脉，其外证面白，善嚏，悲愁不乐，欲哭；其内证脐右有动气，按之牢若痛；其病喘咳，洒淅寒热。有是者肺也，无是者非也。

假令得肾脉，其外证面黑，善恐欠；其内证脐下有动气，按之牢若痛；其病逆气，少腹急痛，泄如下重，足胫寒而逆。有是者肾也，无是者非也。(《难经·十六难》)

——三部者，寸关尺也。九候者，浮中沉也。上部法天，主胸以上至头之有疾也；中部法人，主膈以下至脐之有疾也；下部法地，主脐以下至足之有疾也。审而刺之者也。(《难经·十七难》)

——冲脉者，起于气冲，并足阳明之经，夹脐上行，至胸中而散也。(《难经·二十八难》)

——中焦者，在胃中脘，不上不下，主腐熟水谷，其治在脐旁。下焦者，当膀胱上口，主分别清浊，主出而不内，以传道也，其治在脐下一寸。故名曰上焦，其府在气街。(《难经·三十一难》)

——心之积，名曰伏梁，起脐上，大如臂，上至心下。久不愈，令人病烦心，以秋庚辛日得之。(《难经·五十六难》)

三、《针灸甲乙经》论脐与脐疗

晋·皇甫谧

——肾足少阴之脉……从横骨中挟脐，循腹里上行而入肺。(《针灸甲乙经·卷二·十二经脉络脉支别第一上》)

——脐中，禁不可刺，刺之令人恶疡溃，矢出者死不治。灸三壮。(《针灸甲乙经·卷三·第十九》)

——脐疝绕脐痛，冲胸不得息，灸脐中。……脐疝绕脐痛，石门主之。……奔肫……腰背脐痛引阴，腹中窘急欲凑，后泄不止，关元主之。……脐下积，疝瘕，胞中有血，四满主之。脐疝绕脐而痛，时上冲心，天枢主之。(《针灸甲乙经·卷八·第二》)

——水肿，大脐平，灸脐中，腹无理不治。(《针灸甲乙经·卷八·第三》)

——腹中常鸣，时上冲心，灸脐中。(《针灸甲乙经·卷九·第七》)

——绝子，灸脐中，令有子。(《针灸甲乙经·卷十二·第十》)

四、《千金要方》论脐与脐疗

唐·孙思邈

——治子死腹中不出方，以牛屎涂母腹上立出。(卷二·妇人方上)

——凡产后满百日，乃可合会。……凡妇人皆患风气脐下虚冷，莫不由此，早行房故也。凡产后七日内，恶血未尽，不可服汤，候脐下块散，乃进羊肉汤。有痛甚切者，不在此例。(卷三·妇人方中)

——妇人胞落颓，灸脐中三百壮；又灸身交五十壮，三报，在脐下横纹中；又灸背脊当脐五十壮。(卷三·妇人方中)

——治白崩方，灸小腹横纹当脐孔直下百壮。(卷四·妇人方下)

——儿生不能作声者，此由难产少气故也，可取儿脐带向身却捋之。令气入腹，仍呵之至百度，啼声自发。亦可以葱白徐徐鞭之，即啼。……若过一月脐有汁不愈，烧暇蟆灰粉之，日三四度。若脐中水及中冷，则令儿腹绞痛，夭纠啼呼，面目青黑，此是中水之过，当灸粉絮以熨之……脐至肿者当随轻重，重者便灸之，乃可至八九十壮，轻者脐不大肿，但出汁，时时啼呼者，捣当归末和胡粉傅之，灸絮日熨之，至百日愈，以啼呼止为候。若儿粪青者冷也，与脐中水同。(卷五上·少儿婴孺方上)

——相儿命长短法……脐中无血者好，脐小者不寿。(卷五上·少儿婴孺方上)

——治小儿暴痫者，身躯正直如死人，及腹中雷鸣，灸太仓及脐中上下两傍各

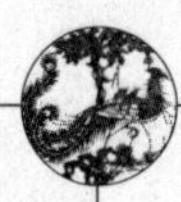

一寸，凡六处。又灸当腹度取背，以绳绕颈下至脐中竭，便转绳向背顺脊下行，尽绳头，灸两旁各一寸五壮。（卷五上·少儿婴孺方上）

——治小儿卒够皮青黑方……又灸脐上下左右去脐半寸，并鸠尾骨下一寸，凡五处各三壮。（卷五下·少儿婴孺方下）

——治小儿脐汁出不止，兼赤肿。白石脂散方：以白石脂细研，熬令微煖以粉脐疮，日三四度。……治小儿脐中生疮方：烧甑带灰和膏傅之。治小儿脐赤肿方：杏仁半两　猪颊车髓十八铢　右二味先研杏仁如指，如髓傅脐中肿上。（卷五下·少儿婴孺方下）

——小儿囟陷，灸脐上下各半寸……小儿脱肛……又灸脐中随年壮。……遗尿，灸脐下一寸半随年壮。（卷五下·少儿婴孺方下）

——反胃食即吐出上气……又灸脐上一寸二十壮。（卷十六·胃腑）

——肠中常鸣，时上冲心，灸脐中。（卷十八·大肠腑）

——泄痢，又灸脐中稍稍二三百壮。（卷十五下·脾脏下）

——肾水者，其人腹大脐肿，腰痛不得溺，阴下湿如牛鼻头上汗，其足逆寒，大便反坚。（卷十九·肾脏）

——少年房多短气，灸鸠尾头五十壮，又盐灸脐孔中二七壮。（卷十七·肺脏）

——霍乱已死，有暖气者，又以盐内脐中，灸二七壮。（卷二十·膀胱腑）

——（气淋），脐中著盐，灸之三壮。（卷二十一·消渴淋闭尿血水肿）

——病寒冷脱肛出，灸脐中随年壮。（卷二十四·解毒并杂治）

——鬼击，灸人中一壮立愈，不差者更灸。又灸脐上一寸七壮及两踵白肉际取差。又灸脐下一寸三壮。……治热暍方，又方仰卧暍人以热土壅脐上，令人尿之，脐中温即愈。又方可饮热汤，亦可内少干姜橘皮甘草煮饮之，稍稍咽勿顿使饱，但以热土及熬灰土壅脐上佳。……治落水死方，又方倒悬解去衣，去脐中垢，极吹两耳，起乃止。……落水死，解死人衣，灸脐中，凡落水经一宿犹可活。（卷二十五·备急）

——（扁鹊华佗察声色要诀），病人脐肿反出者死。（卷二十八·平脉）

——脐中、石门、天枢、气海主少腹疝气，游行五脏，疝绕脐冲胸不得息。（卷三十·针灸下）

五、《针灸资生经》论脐与脐疗

宋·王执中

——久冷伤惫脏腑，泄利不止，中风不知人事等疾，宜灸神阙。

——予尝患痹疼，既愈而溏利者久之。因灸脐中，遂不登溷，连三日灸之，三夕不登溷。若灸溏泄，脐中第一，三阴交等穴，乃其次也。

——神阙，治泄利不止，小儿奶利不绝，腹大绕脐痛。

——神阙……公孙，治虚胀如鼓。

——予旧苦脐中痛，则欲溏泻，常以手中指按之少止，或正泻下，亦按之，则不痛，它日灸脐中，遂不痛矣。

——有老妇人患反胃，饮食至晚即吐出，见其气绕脐而转。予为点水分、气海并夹脐边两穴，即归；只灸水分、气海即愈。

——予久患溏利，一夕灸神阙三七壮，则次日不如厕；连数夕灸，则数日不如厕。

六、《万病回春》论脐与脐疗

明•龚延贤

——夫人禀天地之灵气，赖精血而化生，阴阳交媾，胚胎始凝，知太极之未判，似混沌之未分。男子之左肾，先具外精裹血而阴焉中处；女子之右肾，先具外血裹精而阳焉内存。肾乃生脾，脾次生平肝，肝乃生肺，肺复生平其心。凡在其内，四门皆闭，九窍不通，唯有其脐则与母气相通，母呼则呼，母吸则吸，十月胎定，百神俱备而与母分离。剪脐落地犹恐脐窍不闭，有伤阴儿之真气，随用艾火熏蒸，外固脐蒂之坚牢，内保真气而不漏。渐长成人，四门皆开，九窍俱启，因七情六欲之牵诱，五音五味之感通，真元丧失，真气破倾。人之幼年，血气衰败，精神羸弱，渐觉有患，或生冷厚味伤其六腑，喜怒哀乐损于五脏，致使心肾不交，阴阳偏盛，五劳七伤渐进着体，七癥八瘕陆续沾身，染患日久，损躯丧命，良可惜也。譬诸草木，皆禀天地而生，根壮枝盛，木弱木衰；若水灌土培，根、润而复生矣。人至中年，气血渐衰，疾病易起，止知疗患，不知壮根固本之法，人生尘世，返不如草木而能回生矣。凡人生育之时，脐带一落，用艾火以熏蒸即得坚固，人之中年以后，人不终年而夭丧。持传济世之方，普授延年之妙药（树中按：指彭祖小接命熏脐秘方）。

——溺水者放大凳上卧着，将脚后凳站起二砖，却蘸盐擦脐中，待其水自流出，切不可倒流水出，此数等但心头微热者皆可救治。……又方急解死人衣带，以艾灸脐中即活。

——治阴症冷极，热药救不回者，手足冰冷，阴囊缩入，牙关紧急，死在须臾，用大艾炷灸脐中，预将蒜捣汁擦脐上，后放多艾灸之，其挤上下左右各开四分八分，用小艾炷灸至五壮为度。如玉茎缩入于内，速令人捉定，急将蕲艾丸如绿豆大在龟头马口灸二壮，其茎即出，仍服附子理中汤即效。

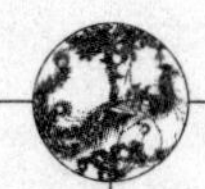

——文蛤散，治自汗盗汗，五倍子为末用津唾调填满脐中，以绢帛系缚一宿即止，加白枯矾尤妙。又方用何首乌末津唾调填脐中即妙。

——腹中如铁石，脐中出水，旋变作虫行之状，绕身咂啄，痒痛难忍，拨扫不尽，用浓煎苍术浴之，以苍术末入麝香少许水调服痊。

七、《本草纲目》论脐与脐疗

明·李时珍

——葱白，阴毒，炒热熨脐；芥子，阴毒，贴脐，发汗。（卷三）

——（寒湿霍乱），小蒜煮汁饮，并贴脐，灸七壮。……芥子，捣末傅脐。……炒盐，霍乱腹痛，熨之。转筋欲死者，填脐灸之。

——泄泻……田螺傅脐。木鳖子同丁香、麝香贴脐上，虚泄。蛇床子同熟艾各一两（30克），木鳖子4个，研匀，绵包安脐上，熨斗熨之。蓖麻仁7个，同熟艾半两（15克），硫黄二钱（6克），如上法用。猪苓同地龙、针砂末，葱汁和，贴脐。……大蒜，贴两足心，亦可贴脐。（卷三）

——痢……木鳖子6个研，以热面饼挖孔，安一半，热贴脐上，少再于换即止。芥子，同生姜捣膏封脐。黄丹，同蒜捣封脐，仍贴足心。水蛙，入麝捣，贴脐。田螺，入麝捣，贴脐。蓖麻，同硫黄捣，填脐。针砂，同官桂、枯矾，水调贴脐。（卷三）

——胀满……半夏，消心腹痰热满结，除腹胀。小儿腹胀，以酒和丸；姜汤下，仍姜汁调，贴脐中。（卷三）

——诸肿……田螺，利大小便，消手足浮肿，下水气；同大蒜、车前贴脐，水从小便出。（卷三）

——转筋……蒜、盐捣敷脐，灸7壮，擦足心，并食一瓣。（卷三）

——诸汗……何首乌，贴脐。……五倍子，同荞麦粉作饼，煨食，仍以唾和填脐中。（卷三）

——癃淋……莴苣，贴脐。茴香，同白蚯蚓贴脐。大蒜，同盐贴脐；蒜、盐、栀子贴脐；同甘遂贴脐，以艾灸二七壮，百药无效，用此极效。……葱白，同盐炒贴脐；葱、盐、姜、豉贴脐；葱、盐、巴豆、黄连贴脐上，灸7壮取利。……苎根，贴脐。……滑石，车前汁和，涂脐阔4寸，热即易。白矾，同麝香贴脐。……田螺，同麝贴脐。（卷三）

——大便燥结……甘遂，下水饮，治二便关格，蜜水服之，亦傅脐。……白矾，利大小肠，二便关格，填脐中，滴冷水。……雄鼠粪，二便不能，水调傅脐。（卷三）

——脱肛……生萝卜，捣贴脐中，束之。（卷三）

——口糜……细辛，醋调贴脐。（卷三）

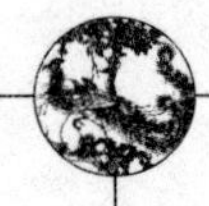

——溺死……食盐，放大凳上，高其后脚，盐擦脐中，待水流出，但心头温者皆活。（卷三）

——胎死……蓖麻子4枚，同巴豆3枚，入麝香，贴脐。伏龙肝，酒服，仍贴脐下。……乌鸡，煮汁服，仍摩脐下。（卷四）

——产后下血过多……艾叶，血不止，同老姜煎服，立止。感寒腹痛，焙熨脐上。（卷四）

——阴脱……蓖麻子，贴顶心及脐。（卷四）

——小儿夜啼……牵牛子、五倍子、牛蹄甲、马蹄、马骨，并贴脐。（卷四）

——小儿脐肿……荆芥，煎汤洗后，煨葱贴之，即消。桂心，炙熨。东壁土、伏龙肝、白石脂、枯矾、牛脂、龙骨、海螵蛸、猪颊车髓，同杏仁捣。（卷四）

——脐风……独蒜，安脐上，灸至口出蒜气，仍以汁嗃鼻。盐、豉，贴脐灸之。枣猫，同诸药贴灸。（卷四）

——盐豉，小儿撮口，贴脐灸之。（卷四）

——小便不通，蚯蚓粪、朴硝等分，水和傅脐下，即通。（卷七）

——妊娠热病，伏龙肝末一鸡子许，水调服之，仍以水和涂脐方寸，干又上。伤寒类要。……横生逆产，灶中心对锅底土，细研。每服一钱（3克），酒服，仍搽母脐中。救急方。胞衣不下，灶下土一寸，醋调，纳脐中，续服甘草汤三四合。产宝。（卷七）

——道中热土，主治夏月暍死，以土积心口，少冷即易，气通则苏。亦可以热土围脐旁，令人尿其中，仍用热土、大蒜等份，捣水去渣灌之，即活。（卷七）

——小便不通，黑铅错末一两（30克），生姜半两（15克），灯心一握，井水煎服，先以炒葱贴脐（圣惠方）。（卷七）

——诸铜器……主治霍乱转筋，肾堂及脐下疰痛，并炙器隔衣熨其脐腹肾堂。（卷七）

——虚寒下痢，肠滑不禁，针砂七钱半（23克），官桂一钱（3克），枯矾一钱（3克），为末，以凉水调摊脐上下，缚之，当觉大热，以水润之。可用三四次，名王抱肚（仁存方）。（卷八）

——水肿尿少，针砂醋煮炒干、猪苓、生地龙各三钱（9克），为末，葱涎研和，傅脐中约一寸厚，缚之，待小便多为度，日二易之。入甘遂更妙。德生堂方。（卷八）

——小便不通，滑石末一升，以车前汁和，涂脐之四畔，方四寸，干即易之，冬月水和。杨氏产乳。（卷九）

——儿脐汁出赤肿，白石脂末熬温，扑之，日三度，勿揭动。韦宙独行方。儿脐血出，多啼，方同上。寇氏衍义。（卷九）

——霍乱转筋，欲死气绝，腹有暖气者，以盐填脐中，灸盐七七壮，即苏。救急

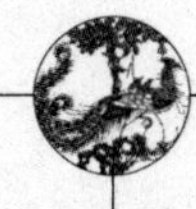

方。……小儿不尿，安盐于脐中，以艾灸之。药性论。……二便不通，盐和苦酒傅脐中，干即易。仍以盐汁灌肛内，并内用纸裹盐投水中饮之。家藏方。（卷十一）

——小儿撮口，盐豉捣贴脐上，灸之。子母秘录。（卷十一）

——二便不通，白矾末填满脐中，以新汲水滴之，觉冷透腹内，即自然通。脐平者，以纸围环之。（卷十一）

——小儿脐肿出汁不止，白矾烧灰傅之。圣惠方。（卷十一）

——小儿脐风、撮口，艾叶烧灰填脐中，以帛缚定效。或隔蒜灸之，候口中有艾气立愈。简便方。（卷十五）

——产后腹痛欲死，因感寒起者。陈蕲艾二斤，焙干，捣铺脐上，以绢覆住，熨斗熨之，待口中艾气出，则痛自止也。杨诚经验方。（卷十五）

——二便不通，甘遂末，以生面糊调傅脐中及丹田内，仍艾三壮，饮甘草汤，以通为度。（卷十七）

——催生下胎，不拘生胎死胎，蓖麻二个，巴豆一个，麝香一分（0.3克），研贴脐中并足心。（卷十七）

——小儿夜啼，黑牵牛末一钱（3克），水调，敷脐上，即止。生生编。（卷十八）

——遍身黄肿，掘新鲜百部根，洗捣，罨脐上，以糯米饭半升，拌水酒半合，揉软盖在药上，以帛包住。待一二日后，口内作酒气，则水从小便中出，肿自消也。（卷十八）

——自汗不止，何首乌末，津调，封脐中。集简方。（卷十八）

——小儿盘肠，内钓腹痛，用葱汤洗儿腹，仍以炒葱捣贴脐上，良久，尿出痛止。汤氏婴孩全书。阴毒腹痛，厥逆唇青卵缩，六脉欲绝者，用葱一束，去根及青，留白二寸，烘热安脐上，以熨斗熨之，葱坏则易，良久热气透入，手足温有汗即瘥，乃服四逆汤。若熨而手足不温，不可治。朱肱南阳活人书。脱阳危症，凡人大吐大泄之后，四肢厥冷，不省人事，或与女子交后，小腹肾痛，外肾搐缩，冷汗出厥逆，须臾不救。先发葱白炒热熨脐，后以葱白三七茎擂烂，用酒煮灌之，阳气即回。此华佗救卒病方也。……大肠虚闭。匀气散：用连须葱一根，姜一块，盐一捻，淡豉三七粒，捣作饼，烘掩脐中，扎定。良久，气通即通，不通再作。杨氏直指方。……急淋阴肿，泥葱半斤，煨热杵烂，贴脐上。外台。小便淋涩或有血者，以赤根楼葱近根截一寸许，安脐中，以艾灸七壮。经验方。（第二十六卷·葱）

——霍乱转筋，入腹杀人。以小蒜、盐各一两，捣傅脐中，灸七壮，立止。圣济录。（卷二十六·蒜）

——葫（树中按：葫即大蒜）……捣膏敷脐，能达下焦消水，利大小便。……水气肿满，大蒜、田螺、车前子等分，熬膏摊贴脐中，水从便漩而下，数日即愈。象山民人患水肿，一人者传此，用之有效。仇远稗史。……小儿脐风，独头蒜切片，安脐上，

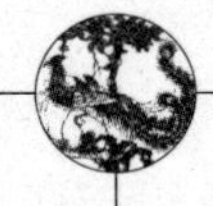

以艾灸之，口中有蒜气，即止。黎居士简易方论。（卷二十六·葫）

——感寒无汗，水调芥子末填脐内，以热物隔衣熨之，取汗出妙。杨起简便单方。……霍乱吐泻，芥子捣细，水和傅脐上。圣济总录。……阴证伤寒，腹痛厥逆，芥菜子研末，水调贴脐上。生生编。（卷二十六·白芥）

——大肠脱肛，生莱菔捣，实脐中束之，觉有疮，即除。摘玄方。（卷二十六·莱菔）

——伤寒脱阳，小便不通，用茴香末，以生姜自然汁调傅腹上，外用茴香末，入益元散服之。摘玄方。（卷二十六·莜香）

——小儿脐疮久不瘥者，马齿菜烧研傅之。千金。（卷二十七·马齿苋）

——小便不通，莴苣菜捣傅脐上即通。卫生易简方。小便尿血，同上方，甚效。杨氏方。……小便不通，莴苣子捣饼，贴脐中，即通。海上仙方。（卷二十七·莴苣）

——二便不通，巴豆（连油）、黄连各半两，捣作饼子，先滴葱、盐汁在脐内，安饼于上，灸二七壮，取利为度。杨氏家藏方。（卷三十五·巴豆）

——子死腹中，取本妇鞋底炙热，熨腹上下，二七次即下。集玄方。（卷三十八·麻鞋）

——自汗盗汗，常出为自汗，睡中出为盗汗。用五倍子研末，津调填脐中，缚定，一夜即止也。……小儿夜啼，五倍子末，津调，填于脐内。杨起简便方。（卷三十九·五倍子）

——毒痢噤口，水蛙一个，并肠肚捣碎，瓦烘热，入麝香五分，作饼，贴脐上，气通即能进食也。（卷四十二·蛙）

——小便不通，蜗牛捣贴脐下，以手摩之，加麝香少许更妙。简易。（卷四十二·蜗牛）

——田螺，捣烂贴脐，引热下行，止噤口痢，下水气淋闭。……噤口痢疾，用大田螺二枚捣烂，入麝香三分作饼，烘热贴脐间，半日，热气下行，即思食矣，甚效。丹溪。（卷四十六·田螺）

——妊娠热病，青羊屎研烂涂脐，以安胎气。外台秘要。（卷五十·羊）

——急肚疼病，用本人头发三十根，烧过酒服。即以水调芥子末，封在脐内，大汗如雨，即安。谈野翁方。（卷五十二·发）

——小儿断脐，即用清油调以灰傅之，不可伤水。脐湿不干，亦傅之。（卷五十二·乱发）

——下元虚冷，日令童男女，以时隔衣进气脐中，甚良。凡人身体骨节痹痛，令人更互呵熨，久久经络通透。（卷五十二·人气）

——小便不通，葛洪方：用大蝼蛄二枚，取下体，以水一升渍饮，须臾即通。寿域方：用土狗下截焙研，调服半钱，生研亦可。唐氏经验方：用土狗后截，和麝捣，纳脐

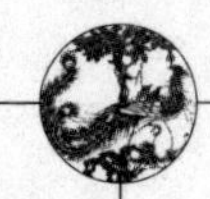

中，缚定，即通。……脐风出汁，蝼蛄、甘草等分，并炙为末，傅之。总录。（卷四十一·蝼蛄）

——胎在母腹，脐连于胞。胎息随母，胎出母腹，脐带既剪，一点真元，属之命门丹田，脐干自落，如瓜脱蒂，故脐者人之命蒂也。（卷五十二·人部）

八、《类经图翼》论脐与脐疗

明·张介宾

——阴寒腹痛欲死。人有房事之后，或起居犯寒，以致脐腹痛极频危者，急用大附子为末，唾和作饼如大钱厚，置脐上，以大艾炷灸之。如仓卒难得大附，只用生姜，或葱白头切片代之亦可。若药饼焦热，或以津唾和之，或另换之，直待灸至汗出体温为止。或更于气海、丹田、关元各灸二七壮，使阳气内通，逼寒外出，手足温暖，脉息起发，则阴消而阳复矣。（十一卷·针灸要览）

——十般鼓肿要先知，切忌脐高凸四围。腹上青筋休用药，阴囊无缝不堪医。……神阙三壮，主水鼓甚妙。（十一卷·针灸要览）

——心积，名伏梁，起脐上，上至心下。脾积，名痞气，横在脐上二寸。肾积，名奔豚，生脐下，或上下无时。……绕济痛，大肠病也。（十一卷·针灸要览）

——凡霍乱将死者，用盐填脐中，灸七壮，立愈。……干霍乱，即俗名搅肠痧也，急用盐汤探吐，并以细白干盐填满脐中，以艾灸二七壮，则可立苏。（十一卷·针灸要览）

——神阙，中气虚寒，腹痛泻痢，甚妙。（十一卷·针灸要览）

——灸腰痛不可俛仰，令患人正立，以竹杖柱地，量至脐中，用墨点记，乃用度背中，即于点处随年壮灸之。（十一卷·针灸要览）

——（疝气），一法令病者合口，以草横量两口角为一折，照此再加二折，共为三折，屈成三角如“△”样，以上角安脐中心，两角安脐下两旁，当两角处是穴，左患灸右，右患灸左，左右俱患，即两穴俱灸，艾炷如麦粒，灸十四壮，或二十一壮即安。（十一卷·针灸要览）

——淋带赤白，命门、神阙、中极，七壮，治白带极效。（十一卷·针灸要览）

——（不孕），一法灸神阙穴，先以净干盐填脐中，灸七壮，后去盐，换川椒二十一粒，上以姜片盖定，又灸十四壮，灸毕即用膏贴之，艾炷须如指大，长五六分许。（十一卷·针灸要览）

——欲绝产，脐下二寸三分，灸三壮，或至七七壮，即终身绝孕。（十一卷·针灸要览）

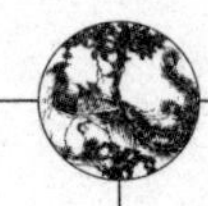

——凡脐风若成，必有青筋一道，自下上行至腹而生两岔，即灸青筋之头三壮截住，若见两岔，即灸两边筋头各三壮，十活五六，不则上行攻心而死矣。（十一卷·针灸要览）

——叶叔文曰：人受生之初，在胞胎之内，随母呼吸，受气而成，及乎生下，一点元灵之气，聚于脐下，自为呼吸，气之呼接乎天根，气之吸接乎地根，凡人之生，唯气为先，故又名气海。（类经附翼·三焦包络命门辨）

——可见天之大宝，只此一丸红日，人之大宝，只此一息真阳。孰谓阳常有余，而欲以苦寒之物，伐此阳气，欲保生者，可如是乎？客曰：至哉！余得闻所生之自矣。然既有其道，岂无其法，欲固此阳，计从安出？曰：但知根本，即其要也。曰：何为根本？曰：命门是也。曰：余闻土生万物，故脾胃为五脏六腑之本；子言命门，余未解也。曰：不观人之初生，生由脐带，脐接丹田，是为气海，即命门也。所谓命门者，先天之生我者，由此而受，后天之我生者，由此而栽也。夫生之门即死之户，所以人之盛衰安危，皆系于此者，以其为生气之源，而气强则强，气衰则病，此虽至阴之地，而实元阳之宅。若彼脾胃者，乃后天水谷之本，犹属元阳之子耳。子欲知医，其母忽此所生之母焉。（类经附翼·大宝论）

——命门居两肾之中，即人身之太极，由太极以生两仪，而水火具焉，消长系焉，故为受生之初，为性命之本。欲治真阴而舍命门，非其治也，此真阴之脏，不可不察也。所谓真阴之用者，凡水火之功，缺一不可。命门之火，谓之元气，命门之水，谓之元精。五液充，则形体赖而强壮；五气治，则营卫赖以和调。此命门之水火，即十二脏之化源。故心赖之，则君主以明；肺赖之，则治节以行；脾胃赖之，济仓廪之富；肝胆赖之，资谋虑之本；膀胱赖之，则三焦气化；大小肠赖之，则传导自分。（类经附翼·真阴论）

——神阙，一名气舍，当脐中。灸三壮，禁刺，刺之令人恶疡溃矢，死不治。一日纳炒干净盐满脐，上加厚姜一片盖定，灸百壮，或以川椒代盐亦妙。

主治阴症伤寒中风，不省人事，腹中虚冷伤惫，肠鸣泄泻不止，水肿鼓胀，小儿乳痢不止，腹大风痫，角弓反张，脱肛。妇人血冷不受胎者，灸此永不脱胎。此穴在诸家俱不言灸，只云禁针。铜人云：宜灸百壮。有徐伻者，卒中不省，得桃源簿为灸脐中百壮始苏，更数月复不起。郑纠云：有一亲卒中风，医者为灸五百壮而苏，后年逾八十。向使徐伻灸至三五百壮，安知其不永年耶？故神阙之灸，须填细盐，然后灸之，以多为良。若灸之三五百壮，不唯愈疾，亦且延年；若灸少，则时或暂愈，后恐复发，必难救矣。但夏月人神在脐，仍不宜灸。（八卷·经络）

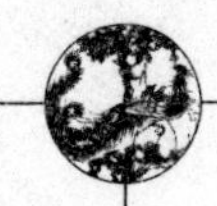

九、《理瀹骈文》论脐与脐疗

清•吴师机

——凡病多从外入，故医有外治法。经文内取外取并列，未尝教人专用内治也。若云外治不可恃，是圣言不足信矣。矧上用嚏（嚏即吐也。在上宜嚏；感邪从口鼻入，宜嚏），中用填（如填脐散之类。又罨脐，敷脐亦是），下用坐（坐药也。即下法。如水肿捣葱坐取气，水自下是也），尤捷于内服。

——膏，纲也；药，目也。膏判上、中、下三焦，五脏六腑，表里、寒热、虚实，以提其纲；药随膏而条分缕析，以为之目。膏有上焦心肺之膏，有中焦脾胃之膏，有下焦肝肾之膏。有专主一脏之膏，脏有清有温；有专主一腑之膏，腑有通有濇。又有通治三焦、通治五脏、通治六腑之膏。又有表里寒热虚实分用之膏、互用之膏、兼用之膏。药则或糁膏内，或敷膏外，或先膏而用洗擦，或后膏而用熏熨。膏以帅药，药以助膏。景嵩厓谓："观《大易》阴阳消长，可知内治之理。"愚谓观一部《周礼》，六官分职，陈殷置辅，敷而精密，水泄不漏，可为用膏用药之法。读书人当识此意（膏内糁药，可取单方验者研末备用。敷药宜作锭。余药皆现制）。

——制膏药者，亦在乎能握其要而已。满屋散钱，以一线贯串百钱可，即千钱万钱亦无不可，是所谓握其要也。一副牙牌不过单双配合，而千变万化，用无穷尽，是亦所谓握其要也。握要之道，一"通"字该之。理通，则治自通矣。然"通"须虚心读书。

——膏中用药味，必得通经走路、开窍透骨、拔病外出之品为引，如姜、葱、韭、蒜、白芥子、花椒，以及槐、柳、桑、桃、蓖麻子、凤仙草、轻粉、山甲之类，要不可少，不独冰、麝也。……须知外治者，气血流通即是补，不药补亦可。膏中用药味，必得气味俱厚者方能得力。虽苍术、半夏之燥，入油则润；甘遂、牵牛、巴豆、草乌、南星之毒，入油则化，并无碍。又炒用、蒸用，皆不如生用。勉强凑用，不如竟换用（如银花换忍冬藤、茯苓换车前子之类）。……膏药热者易效，凉者次之，热性急而凉性缓也。攻者易效，补者次之，攻力猛而补力宽也。然大热之症，受之以凉，其气即爽；极虚之症，受之以补，其神即安。只在对症耳。若夫热症亦可以热者，一则得热则行也，一则以热引热使热外出也，即从治之法也。虚症也可以用攻药，有病当先去，不可以养患也。且以气相感，虚人亦能胜，无虚虚之祸也。此又在临症之斟酌而变通也。

——膏药贴法……若脏腑，则视病所在，上贴心口，中贴脐眼，下贴丹田，或兼贴心俞与心口对，命门与脐眼对，足心与丹田应。外症除贴患处外，用一膏贴心口，以护其心。

——中焦之病，以药切粗末炒香，布包敷脐上为第一捷法（炒香则气易透，且鼻亦可兼嗅）。如古方治风寒，用葱、姜、豉、盐炒热，布包掩脐上；治霍乱用炒盐，布包置脐上，以碗覆之，腹痛即止；治痢用平胃散炒热敷脐上，冷则易之；治疟用常山饮炒热敷脐上，其发必轻，再发再捆，数次必愈是也。此法无论何病，无论何方，皆可照用。昔人治黄疸，用百部根放脐上，酒和糯米饭盖之，以口中有酒气为度。又有用干姜、白芥子敷脐者，以口辣去之。则知由脐而入，无异于入口中，且药可逐日变换也。又治伤寒、食积，寒热不调者，用一寒一热之药为饼置脐上，以熨斗盛炭火熨之，或空中运之。治阴症者用炮姜、附子、肉桂、麝香、吴萸末，绵裹放脐内，上盖生姜片，以葱切成碗粗一大束，扎好放姜上，熨斗熨之，或烙铁烙之，葱烂再易，此是加一倍法，皆所以逼药入肚也。治风痛者，敷药后以桑枝燃火逼之；治乳痈者，捣葱铺乳上以瓦罐盛炭火逼之，汗出而愈，亦是此意。畏炭火者用瓦罐盛热汤，或糠火熨，或手摩之亦可。治大热症不用火，以冷水逼之。治寒热交混者，冷热互熨之，此在临症制宜矣。至背后脾俞、胃俞有须兼治者；又有熏脐、蒸脐、填脐法（太乙熏脐法、附子填脐法），及布包轮熨等法（如脾实者用枳壳、陈皮炒熨，脾虚者用糯米炒熨能助脾运，阴寒症用吴萸、蛇床子炒熨之类），俱见文中，可随症酌用。

——余施诊专以膏药为主，因贫人购药为难，膏药则便也。……中焦郁积，用金仙膏为多，气痛腹痛立效。疟疾……并贴一膏于脐上，再以生姜两块捣敷两膝盖，轻者即愈，重者两张必愈。……痢疾无论老少皆用金仙膏，一贴胸口，一贴脐上，轻症半日腹响泄气，小便通利，胸中廓然即愈。重症逐渐轻减，不过数日亦愈。此二症夏秋最多，余治愈不止万人，特为拈出。……脾虚泄泻者贴脐并对脐皆效。

——（膏药）虑其或缓而无力也，假猛药、生药、香药，率领群药，开结行滞，直达其所，俾令攻决滋助，无不如志，一归于气血流通而痛自己。此余制膏之法也。盖积数十年之苦心，统会前人用药之旨，于汤药外，自为变格，而别开一门者也。

——寒症喜火宜炒熨，热症喜水宜煎抹，然亦不拘。……审是何症，于前胸后背及脐眼，对脐大小腹用之，可发散，可消导，可推盗，可补益。

——嚏法开也，在上在表者也，可以宣发阴阳之气也。坐法阖也，在下在里者也，可以收纳阴阳之气也。炒熨、煎抹与缚之法枢也，在中兼表里者也，可以转运阴阳之气也。经曰：“因于寒，欲如运枢。”谓如枢转运则寒气散也。为炒熨煎抹者，无论寒热，当会此如枢之意，枢利而开阖皆得其宜矣。脐中央名神阙，两旁穴名天枢（为身上下之分），缚脐者亦须识此意。

——嚏法，达之、发之、泄之，可以解木、火、金之郁。坐法，夺之、折之，可以解土、水之郁。炒熨、煎抹与缚之法，抑之、扶之，可以折五郁之气，而资化源。……其郁自解，何病之有？

——嚏法可以升清……坐法可以降浊……炒熨、煎抹与缚之法，可以升降变化，分清浊而理阴阳。营卫气通，五脏肠胃既和，而九窍皆顺（五脏不和，则九窍不

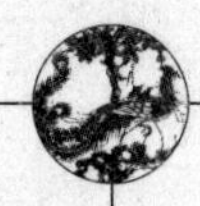

通。又九窍不利，肠胃之所生也），并达于腠理（如皮肤润泽是也。风寒则为解肌也），行于四肢也（如手足温和是也。阴症则为回阳也）。

——炒熨、煎抹与缚之法，中取也，亦可旁取而治中。……脊胞腰脐各随其取，与针灸之取穴同一理，亦可与针灸并用。

第二章 脐疗论文索引

1.周伯如等 试针神阙穴的初步观察 江苏中医 1960;(1):37
2.杨必成 神阙穴常用外治疗法 浙江中医药 1979;(9):346
3.刘正才 脐疗临床应用概况 浙江中医杂志 1980;(5):233
4.李 忠 中医脐疗法 辽宁中医杂志 1980;(11):37
5.杨宗正 五倍子的临床应用 浙江中医杂志 1980;(4):188
6.周明道 神阙穴敷贴疗法 陕西中医 1981;(针灸增刊):39
7.尉迟静 “丹田”应在神阙穴的深部 广西中医药 1981;(5):49
8.李 忠 敷脐疗法的临床运用 浙江中医杂志 1982;(3):131
9.陈俊鸿等 对针刺神阙穴的探讨 上海针灸杂志 1982;(2):40
10.李 忠 理中散加味脐疗临床验例 河南中医 1983;(1):39
11.丛茂滋 透刺神阙穴有显效 辽宁中医杂志 1983;(6):封底
12.李 忠 药物脐疗法机理初探 河南中医 1983;(6):42
13.钱志云 针刺神阙穴的体会 湖北中医杂志 1984;(2):51
14.刘森亭等 简述神阙穴的临床应用和进展(综述) 陕西中医 1984;(11):35
15.龚子夫 外治法概述 江西中医药 1984;(5):42
16.杨汉辉 神阙穴的现代应用进展 中医杂志 1986;(1):37
17.尉迟静等 论脐疗 山东中医杂志 1986;(3):7
18.梁 波 大灸神阙临床运用之我见 陕西中医函授 1986;(3):29
19.纪延龙 敷脐疗法临床应用近况 中医药信息 1986;(5):16
20.吴震西等 吴茱萸在外治法中的应用 浙江中医杂志 1986;(6):282
21.张洪等 外治经验述略 浙江中医学院学报 1986,(3):31

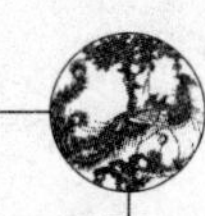

22.李树仁等　浅谈热熨疗法　吉林中医药　1987;(5):35
23.谭俊臣等　外治法验案举隅　湖南中医杂志　1987;(2):33
24.安培祯　神阙穴的综合探究　上海针灸杂志　1987;(3):39
25.吴　琪　不该遗忘的人体黄金点　大众中医药　1987;(4):25
26.王世彪等　敷脐疗法概论　北京中医杂志　1987;(5):17
27.陈德宁等　周小农应用外治法的经验　浙江中医杂志　1988;(1):36
28.李　颖　葱白通阳散结探　陕西中医　1988;(8):369
29.车秀英　药灸神阙穴的临床应用体会　浙江中医杂志　1988;(12):549
30.熊昌华　中药外敷穴位疗法　江西中医药　1988;(5):33
31.顾维明　脐——值得重视的给药途径　吉林中医药　1989;(2):45
32.张连城　葱白熨脐治验　四川中医　1989;(3):12
33.阎俊杰　敷脐疗法的临床应用概况　实用中医内科杂志　1989;(3):15
34.付少云　脐疗的临床应用　四川中医　1989;(12):42
35.徐兆山　脐疗法古代应用综览　杏苑中医文献杂志　1990;(3):34
36.伦西全　敷脐治病便方十则　大众中医药　1990;(4):28
37.林坚等　中药脐敷举隅　上海中医药杂志　1990;(10):25
38.陈贻勋　神阙艾灸分补泻　浙江中医杂志　1990;(10):453
39.徐兆山　外治法在男科临床的应用　浙江中医杂志　1990;(11):521
40.何　敏　五倍子临床研究近况　中医药学报　1990;(4):42
41.贺留儒　吴茱萸外敷临床应用新进展　中医药学报　1990;(5):33
42.郭桃美　敷脐疗法在内科临床上的运用　新中医　1989;(11):46
43.向　楚　肚脐治疗五十法　国医论坛　1986;(4):47
44.杨德彩　方简效捷脐疗法　开卷有益　1988;(4):8
45.赵令成　灸疗与保健　贵阳中医学院学报　1984;(2):58
46.李学武　漫谈保健灸　河南中医　1985;(1):34
46.曹希斌　黄金分割法的魅力　科学大观园　1990;(3):5
47.黎仲慈　敷脐疗法的运用体会　湖南中医杂志　1988;(4):10
48.人体的黄金分割点　健康报　1990年9月16日第4版
49.盛燮荪等　隔药(诸葛行军散)灸神阙穴治疗泄泻、痢疾经验　江苏中医　1963;(12):15
50.周贤清等　止痢散敷脐治疗急性菌痢　四川中医　1989;(9):22
51.吴熙伯　应用膏药外贴穴位治疗疟疾70例　江苏中医　1964;(7):40
52.徐叔衡　截疟膏的防治作用　中医杂志　1981;(7):30
53.广州军区总医院中医科肝炎小组　敷脐治疗肝炎谷丙酶升高患者150例疗

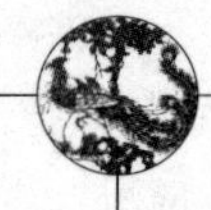

效观察　浙江中医杂志　1978;(3):9

54.刘敬东等　五倍子、飞辰砂敷脐治肺结核盗汗　浙江中医学院学报 1989;(3):18

55.罗早湘　苦楝树皮合剂外敷治疗蛔虫性肠梗阻30例　湖南中医杂志 1986;(2):50

56.周端求　驱蛔散外敷治疗蛔虫病腹痛——附408例疗效观察 湖南中医杂志　1987;(6):31

57.焦新民等　脐丹粉外敷对200例慢性病防治的疗效观察　陕西中医 1989;(1):33

58.李　忠　咳喘脐疗治验　辽宁中医杂志　1982;(9):46,

59.薛德政　中药贴敷脐周穴治疗气管炎320例疗效观察　中国针灸 1988;(3):10

60.冯仁杰等　温肾健脾脐贴膏防治呼吸道易感症70例　陕西中医 1989;(6):249

61.刘跃梅　复方玉屏风糊剂敷脐预防小儿呼吸道感染的临床观察 江西中医药　1989;(6):12

62.刘益斌等　穴贴疗法为主治疗支气管哮喘132例　广西中医药 1984;(1):22

63.王文超　穴位贴治急性肠炎　新疆中医药　1985;(1):60

64.蒋　云　止"呃逆"妙法　气功与科学　1987;(12):31

65.吕玉峰　外敷法治呃逆　山东中医杂志　1988;(4):51

66.金亚城等　药物肚兜治疗胃脘痛75例　浙江中医杂志　1989;(10):443

67.戴荷生　药兜肚治疗胃脘痛的经验介绍　中医杂志　1961;(5):36

68.吴震西　介绍中药兜肚治疗胃寒痛　中医杂志　1981;(6):72

69.张　鹏　中药兜肚治疗胃寒痛验证　中医杂志　1988;(2):68

70.赵荫生　胃下垂敷脐疗法　河北中医　1983;(1):60

71.沙载阳等　使用"泻北敷剂"治疗肝硬化腹水的病例报告　江苏中医 1961;(2):25

72.王根基　介绍郑宝善老中医外治法验方　辽宁中医杂志　1984;(1):47

73.李学清　麝白散治腹水　山东中医杂志　1986;(1):48

74.劳如玉　葱白合剂外敷治疗腹水　浙江中医杂志　1987;(11):497

75.刘光来　马蹄草敷脐治鼓胀　四川中医　1989;(12):14

76.王　磊　药熨神阙穴治疗腹部寒性瘀痛证　吉林中医药　1989;(4):21

77.高国成　中药外敷验案　湖北中医杂志　1985;(6):32

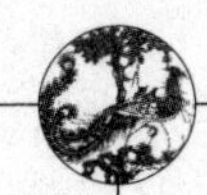

78.伦西全　风油精新用治病多　大众中医药　1988;(3):29

79.李　忠　厚枳散脐疗腹胀验例　辽宁中医杂志　1982;(2):封四

80.耿守绪　伤湿止痛膏贴脐治腹泻　四川中医　1989;(8):25

81.刘邦开　灸法治疗慢性腹泻　四川中医　1987;(9):封三

82.黄宇康　灸法治暴泻、痛经　四川中医　1985;(10):41

83.阎洪臣　针刺“脐中四边穴”治疗腹泻症的经验介绍　江苏中医　1961;(9~10):29

84.李彦奇等　艾敷神阙、药封足三里治疗流行性腹泻200例　中国针灸　1985;(4):30

85.王全仁等　针灸神阙穴与拔火罐治疗泄泻185例　辽宁中医杂志　1990;(5):35

86.王啸天　寒性腹泻用姜膏　云南中医杂志　1985;(4):27

87.李宇俊　脐部敷药治疗五更泻　湖北中医杂志　1986;(2):43

88.彭光连　艾灸神阙关元治疗急慢性腹泻64例　陕西中医　1991;(1):36

89.殷之放　穴位贴灸治便秘　江苏中医　1989;(6):26

90.周进发等　便秘散敷脐治老年习惯性便秘　中国肛肠病杂志　1990;(3):38

91.倪振华　“胀膏”敷脐治病肿胀　绍兴医药卫生　1982;(总11):23(内部资料)

92.田螺外用,利水消肿　浙江中医杂志　1982;(7):326

93.朱择甫等　外治法验案三则　河北中医　1984;(4):16

94.蒋运胜　肾炎水肿外敷方　四川中医　1987;(2):封三

95.官和玉　中药外敷治愈尿潴留7例　湖南中医杂志　1988;(2):50

96.朱　涛　古通关法外治小便不通验证　中医杂志　1983;(9):78

97.喻自成　《频湖集简方》中的外治法　中医杂志　1983;(9):78

98.方鸣谦　古通关法外治小便不通有效　中医杂志　1983;(1):78

99.顾瑞康　脐敷治疗伤后癃闭15例　浙江中医杂志　1988;(6):248

100.张伯勤等　小便不通的外治验方　浙江中医杂志　1964;(10):243

101.聂昭义　鲜青蒿敷脐治疗尿潴留　中医杂志　1982;(4):164

102.梁振山　葱白、白胡椒治疗小便不通　新中医　1984;(9):封四

103.汪增垚等　“盐葱熨法”治疗尿潴留4例的体会　上海中医药杂志　1965;(5):17

104.傅东林　麝香虎骨膏贴穴治疗排尿异常　大众中医药　1987;(2):43

105.李　颖　醋炒葱白熨脐腹,温通二便效非常　陕西中医函授

1984;(4):52

106.李世祥等　白矾、生葱白敷脐治疗尿潴留10例　中医杂志　1991;(2):34

107.纪延龙等　加味生姜膏敷脐治遗尿　江苏中医杂志　1984;(2):封三

108.邱训洁等　麻益散填脐治遗尿38例　江苏中医　1990;(2):37

109.朱长生　遗尿症中药贴脐疗法　中医杂志　1984;(4):59

110.吕秉义　介绍一个治疗遗尿的单方　中医杂志　1981;(12):73

111.吴震西　脐疗治遗精、遗尿　大众医学

112.成积玉　"五白散"敷脐治遗精有效　四川中医　1987;(11):封三

113.黄宇康　五白散敷脐治遗精　四川中医　198;(4):38

114.张春林　蜂白散治疗早泄43例　浙江中医杂志　1991;(2):86

115.熊鹏飞　小茴炮姜敷脐治阳痿　新中医　1985;(12):23

116.张书林等　中药内服贴敷治疗睾丸鞘膜积液36例小结　河北中医　1989;(2):47

117.汪由浩　贴脐散治疗慢性前列腺炎　江西中医药　1984;(2):26

118.田元生　灸神阙穴治疗急性腰痛　上海针灸杂志　1988;(4):45

119.田元生　神阙穴治疗急性腰痛　上海针灸杂志　1988;(1):48

120.宁选等　"脐压散"治疗高血压病116例　新中医　1981;(3):33

121.田元生等　神阙敷药治疗高血压病的对照观察　中国针灸　1990;(2):15

122.李忠等　药物敷脐治疗高血压病　上海中医药杂志　1983;(1):27

123.李　忠　脐疗对面神经麻痹效果观察　辽宁中医杂志　1979;(4):33

124.李　忠　面肌痉挛脐疗治验　辽宁中医杂志　1981;(10):18

125.周永辉　自拟川白石散敷脐治疗偏头痛　浙江中医杂志　1990;(5):198

126.刘国英等　敷脐法治疗中风后遗症31例　辽宁中医杂志　1990;(12):26

127.周保民　中风膏贴敷穴位治疗中风后遗症228例　上海针灸杂志　1991;(2):15

128.张化南等　丹硫膏贴脐治疗失眠　吉林中医药　1989;(3):28

129.巢伯舫　五倍子贴脐治盗汗　中医杂志　1961;(1):27

130.张谟瑞　五倍子粉敷脐治疗多汗症6例　浙江中医药　1979;(9):345

131.沈　超　五倍子粉敷脐治盗汗　四川中医　1987;(4):封三

132.沈　超　五倍子粉敷脐治疗盗汗　中国农村医学　1986;216

133.浦鲁言　五倍子脐疗肿瘤病盗汗212例　辽宁中医杂志　1988;(4):33

134.孙申田等　脐部敷贴五味子治疗重症盗汗　中医药学报　1984;(4):37

135.成志荣　双五子糊剂外治盗汗50例　中药通报　1986;(5):58

136.何世刚　我对艾灸神阙穴的体会　上海针灸杂志　1983;(1):34

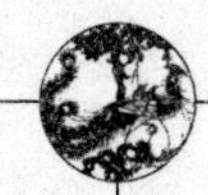

137.张世雄等　脐周三穴治疗痹证　辽宁中医杂志　1986;(11):33
138.张世雄　脐周三穴治疗痹证　中医杂志　1987;(9):50
139.李忠等　糖尿病脐疗法　辽宁中医杂志　1986;(11):35
140.钱　群　脐疗法在妇科的应用　生活百事通　1988;(9):44
141.王世彪等　敷脐疗法在妇科的临床应用　中级医刊　1990;(8):56
142.伦西全　敷脐疗法在妇科临床的应用　时珍国药研究　1990;(创刊号):45
143.张振辉　《妇人科杂证医方》中的脐疗法探析　上海中医药杂志　1989;(11):43
144.李济苍　薰脐法治妇科病　新中医　1986;(1):31
145.阎俊杰　中药敷贴法治疗虚寒性不孕证一得　河北中医　1987;(5):31
146.刘延君等　丹椒茴散贴脐治疗寒性不孕　河北中医学院学报　1989;(2):41
147.陈剑声　白拟芷香外敷散在妇科临床上的应用　云南中医杂志　1987;(1):25
148.杨灵泉　隔盐灸治疗产后癃闭17例　中国针灸　1986;(4):4
149.邬显良　葱白炒热外敷少腹治产后小便难有效　河北中医　1986;(4):12
150.杨灵泉　隔盐灸治疗产后尿潴留17例临床体会　中西医结合杂志　1985;(11):692
151.周自杰　中药外敷治疗产后尿潴留　贵阳中医学院学报　1982;(9):39
152.陈仲海等　产后癃闭治验　四川中医　1986;(11):39
153.刘　晨　产后癃闭治验　四川中医　1986;(11):40
154.冯汉龙　癃闭异治　浙江中医杂志　1983;(11):494
155.陈广道　逐水散外敷治疗产后尿潴留　浙江中医杂志　1983;(11):494
156.葱白热熨脐周围治妇科尿潴留　浙江中医杂志　1978;(3.):封二
157.邱继夫　痛经证中医药治疗近况　黑龙江中医药　1990;(6):46
158.姚石安　外治法妇科临床运用近况　中医药信息　1989;(5):20
159.张承勋　灸法治疗急症　湖北中医杂志　1984;(6):40
160.陈武斌　消通敷脐膏治疗输卵管阻塞115例　陕西中医　1989;(2):65
161.李忠等　脐疗对38例痛经的临床观察　浙江中医杂志　1980;(11):57
162.许曼理　"痛经外敷散"为主治疗痛经　上海中医药杂志　1984;(3):21
163.许曼理　痛经外敷散治疗痛经92例　浙江中医学院学报　1985;(4):25
164.郭明全　痛经外敷散治疗痛经　四川中医　1989;(6):23

165.许仁和　“痛经1号”外敷治疗原发性痛经　上海中医药杂志　1987;(9):34
166.赵玉辰等　痛经外治九法　辽宁中医杂志　1990;(4):13
167.郑益民　温经行气散敷脐加热熨治疗痛经介绍　福建中药　1987;(6):32
168.纪延龙等　理中散加味脐疗临床验证可靠　河南中医　1984;(1):7
169.喻峰等　灸神阙治疗胆囊炎、胆石症腹痛21例　湖南中医杂志　1987;(6):34
170.李世祥等　丁香敷脐治疗麻痹性肠梗阻　中医杂志　1988;(11):52
171.廖健文　葱白食盐熨法治愈电击性肠麻痹　浙江中医杂志　1988;(3):105
172.李世祥等　丁香敷脐治疗麻痹性肠梗阻　中国乡村医生　1990;(12):45
173.王靖民　神阙穴外敷中药为主治疗肠梗阻　陕西中医　1984;(5):39
174.杨梓强　消胀通窍散外敷治疗肠梗阻16例　湖南中医杂志　1988;(2):46
175.储昌炳　隔姜灸脐法治疗肠结证——附33例疗效分析　湖南中医杂志　1985;(1):34
176.吕春禄等　消胀散外敷治疗小儿中毒性肠麻痹80例,中西医结合杂志　1989;(7):421
177.邓宝康　敷脐为主治疗小儿麻痹性肠梗阻23例　上海中医药杂志　1990;(12):17
178.任应波等　乳脐散敷脐治疗乳腺增生病692例　陕西中医　1989;(11):492
179.刘仁勇　麝香回阳膏药加莱菔子穴位敷贴治疗术后腹胀气、尿潴留30例　中西医结合杂志　1986;(6):366
180.龚旭初　桂萸膏敷脐对阑尾切除术后肠功能恢复疗效观察　北京中医杂志　1990;(5):26
181.丁柏林　溃疡性结肠炎证治　中医杂志　1987;(2):9
182.杨建华　小儿泄泻的中药外敷疗法　中医杂志,1990;(4):246
183.沈占尧　填脐疗法在儿科临床的应用　陕西中医　1985;(6):261
184.沈占尧　敷脐疗法在儿科中的应用　四川中医　1985;(10):52
185.周嘉善　外敷法在儿科疾病中的运用　江西中医药　1984;(2):23
186.胡翘武等　外敷法在儿科中的运用　云南中医杂志　1985;(1):30
187.邓朝纲　小儿常见病外治三则　上海中医药杂志　1987;(6):13
188.曾　立　外敷为主治疗小儿内科急症举隅　浙江中医杂志

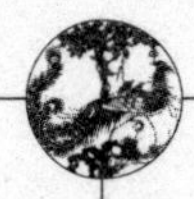

1990;(7):320

189.汤叔良等　对症择外治，小方奏奇功　黑龙江中医药　1990;(6):33

190.周永辉　鸡血、石膏敷脐治疗小儿高热　湖南中医杂志　1988;(3):53

191.罗明察　中医治疗小儿发热310例　中医急症通讯　1985;(6):9

192.陈幼铭等　小儿感冒敷贴疗法　上海中医药杂志　1980;(6):20

193.孙兴大　小儿积滞的外治法　四川中医　1985;(2):47

194.鲍余生等　“疳积散”外敷治疗小儿疳积　江苏中医杂志　1987;(5):14

195.史颖等　中药膏外敷神阙治疗小儿胃肠疾病　辽宁中医杂志　1991;(5):38

196.王知侠等　中药外敷治疗小儿腹泻83例　陕西中医　1991;(1):19

197.徐化文等　外治三法治疗小儿腹泻124例观察　黑龙江中医药　1990;(4):47

198.周素云等　腹泻灵外贴治疗婴幼儿腹泻130例　河北中医　1990;(6):2

199.杨　侃　中药敷脐治疗小儿泄泻　上海中医药杂志　1987;(9):16

200.方春阳　小儿泄泻外治法　上海中医药杂志　1982;(6):18

201.李长远　止泻膏贴脐治婴儿慢性腹泻　山东中医杂志　1985;(5):45

202.李树铨　敷脐散治疗小儿寒性泄泻65例　山东中医杂志　1989;(3):27

203.侯士林　熨脐法治疗小儿腹泻介绍　中医杂志　1987;(2):50

204.高振达　针刺、熨贴法治疗婴幼儿虚寒型腹泻312例　上海中医药杂志　1983;(6):22

205.张化南　穴位贴敷疗法治疗婴幼儿腹泻　中国针灸　1989;(5):32

206.杨玉斌　五倍子膏贴脐治疗小儿腹泻　江西中医药　1981;(3):8

207.姚鹤年　木鳖膏敷脐治疗小儿泄泻50例　湖北中医杂志　1987;(2):56

208.呼延法珩　巴豆末填脐治疗婴儿腹泻　湖北中医杂志　1988;(4):4

209.于德山　止泻散贴脐治疗小儿腹泻　湖北中医杂志　1989;(3):30

210.吴成等　止泻散敷脐治小儿单纯性消化不良腹泻　光明中医

211.何国兴　止泻散敷脐治疗小儿腹泻　江苏中医杂志　1989;(8):25

212.黄开新　脐敷止泻散外敷和中药内服治疗小儿腹泻25例　广西中医药　1984;(5):54

213.孙浩等　中药“覆脐止泻散”外治小儿腹泻212例疗效观察　江苏中医杂志　1988;(12):11

214.方选书　伤湿止痛膏贴敷肚脐治疗婴幼儿腹泻　四川中医　1984;(5):63

215.王家喻　伤湿解痛膏贴脐治疗婴儿腹泻　江苏中医杂志　1980;(5):51

216.陈庚玲 中药敷脐治疗婴幼儿腹泻232例 陕西中医 1990;(8):352
217.董国隆 吴茱萸白术粉敷脐治疗婴幼儿腹泻100例 陕西中医 1990;(8):364
218.左宣恭 脐部敷药治疗小儿腹泻 河南中医 1989;(3):4
219.李秋云 艾灸神阙穴治疗婴幼儿泄泻 辽宁中医杂志 1982;(9):45
220.王自有 艾灸神阙穴治疗小儿泄泻 陕西中医函授 1989;(6):26
221.涂文远 灸神阙穴为主治疗小儿泄泻 四川中医 1983;(2):57
222.张志峰 槟榔良姜填脐治疗小儿消化不良 河南中医 1987;(3):22
223.陈宋娟 应用敷贴法治婴幼儿疾病的体会 广州中医学院学报 1987;(3):46
224.韩奋强等 吴萸散敷脐治疗小儿腹泻200例 中西医结合杂志 1988;(9):565
225.郭敬伦 复方五倍子散治婴幼儿腹泻,中西医结合杂志 1986;(6):344
226.董汉良 暖脐膏加料治疗小儿腹泻 广西中医药 1982;(2):封三
227.尤文俊 丁香散敷脐治疗小儿泄泻321例 广西中医药 1988;(1):13
228.刘 兴 中药外敷腹部治疗婴幼儿腹泻21例 广西中医药 1987;(3):23
229.黄 雷 中药外敷辨治婴幼儿腹泻64例 安徽中医学院学报 1990;(1):39
230.于天耀 敷脐疗法治疗婴幼儿秋季腹泻 实用中医内科杂志 1990;(3):6
231.许 为 香附粉敷神阙加艾灸治疗小儿慢性腹泻 四川中医 1987;(1):18
232.马祥生 脐疗治愈婴儿久泻 四川中医 1989;(1):8
233.李 江 捏脊配合敷脐治疗秋季腹泻110例 陕西中医 1988;(8):366
234.张绍先 温脐散外敷治小儿腹泻 中医杂志 1983;(6):35
235.彭施萍等 温脐散外敷治疗婴幼儿腹泻32例 湖北中医杂志 1988;(3):36
236.张立鹏 吴萸胡椒散敷脐治疗婴幼儿腹泻156例 陕西中医 1988;(1):43
237.严凤山 吴茱萸敷脐治疗婴幼儿泄泻96例 陕西中医 1987;(10):461
238.陈长义 胡椒粉饼敷脐治疗婴幼儿腹泻 陕西中医 1980;(4):6
239.马雅彬等 白胡椒敷脐治疗小儿腹泻209例小结 河北中医

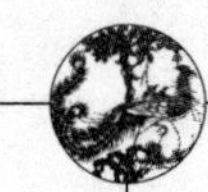

1985;(4):23
240.山素萍　胡椒粉外敷治疗婴幼儿腹泻　陕西中医　1987;(8):36
241.陈鸿立　胡椒外敷治疗迁延性腹泻37例　浙江中医杂志 1987;(12):539
242.文益华　中药敷脐治疗婴幼儿腹泻　传统医药综合信息 1990;(9):1(内部资料)
243.素寿臣　母丁香粉治疗小儿睾丸鞘膜积液　传统医药综合信息 1990;(9):1(内部资料)
244.孙　苏　敷脐法治婴幼儿腹泻　新中医　1990;(10):31
245.陈瑜坤　外敷药治小儿泄泻　新中医　1990;(11):18
246.张子宽等　脐敷治疗婴幼儿腹泻　新疆中医药　1990;(4):封三
247.沈云生　云南白药敷脐治疗秋冬季腹泻40例　中西医结合杂志 1988;(11):670
248.孟玉蓉　云南白药穴位敷贴治疗婴幼儿秋季腹泻52例　中国医药学报 1990;(4):44
249.钱定安　红灵丹外治小儿泄泻　浙江中医杂志　1965;(6):179
250.萧山县坎山卫生院儿科　敷脐法治疗小儿泄泻　浙江中医药 1979;(12):465
251.吕杏芳　朴硝敷脐治疗幼儿消化不良腹泻　浙江中医杂志 1981;(8):380
252.清凉油止小儿腹泻　浙江中医杂志　1982;(5):232
253.高承松　小儿吐泻病的外治法　江苏中医　1964;(3):封三
254.陆承生　针刺神阙穴下缘治疗小儿泄泻210例　浙江中医杂志 1985;(4):56
255.南　红　针刺“脐中四边”穴治疗小儿泄泻疗效分析　光明中医 1989;(5):21
256.杨　侃　中药敷脐治疗小儿腹泻　陕西中医　1986;(5):219
257.孙凤英　敷脐治疗小儿腹胀　四川中医　1990;(12):5
258.张国文　敷脐法治疗新生儿腹胀　新中医　1982;(2):50
259.陈建平　消积散外治新生儿腹胀　中医杂志　1988;(2):8
260.何承湘　蜜葱外敷治愈新生儿臌胀　遂宁医药　1989;(中医药专辑):78
261.韩鼎华　隔蛋壳灸脐法治疗儿疾　湖南中医杂志　1987;(5):56
262.刘相敏　大黄粉外敷治疗小儿便秘30例　浙江中医杂志　1988;(7):305
263.刘相敏　大黄粉外敷治疗小儿便秘30例　辽宁中医杂志　1989;(2):44

264.吴汉民 中药外敷治疗先天性巨结肠 上海中医药杂志 1985;(4):34
265.姜梅英等 消化散敷脐治疗小儿厌食症 山东中医杂志 1986;(1):48
266.姜梅英等 消化散敷脐治疗小儿厌食症122例观察 中医杂志 1986;(2):31
267.聂明鉴 小儿厌食症的外治与时间治疗四法 湖南中医杂志 1990;(5):15
268.何远征等 敷脐膏治疗小儿厌食症300例 辽宁中医杂志 1990;(9):139
269.潘保仁等 脐敷化食丹治疗小儿厌食症200例经验总结 河南中医 1991;(1):40
270.邓德卿 小儿遗尿单方 中医杂志 1982;(12):63
271.孙世福 硫黄外敷疗遗尿 山东中医杂志 1983;(5):42
272.李 忠 遗尿脐疗治验 辽宁中医杂志 1984;(10):30
273.陈长义 胡椒粉敷脐治疗小儿遗尿 中医杂志 1986;(7):28
274.潘万喜 桑益贞丝散加敷脐治疗小儿遗尿5例,陕西中医学院学报 1990;(4):21
275.李德营 黑丑外敷治小儿夜啼 中医杂志 1983;(4):34
276.纪延龙 小儿夜啼敷脐疗法 山东中医杂志 1984;(5):47
277.高树中 小儿夜啼脐疗验方四则 医药信息报 1990年2月8日第6期3版
278.李进如 胡椒粉敷脐治疗小儿腹泻 山东中医杂志 1984;(5):47
279.纪延龙 脐疗治夜啼 四川中医 1984;(6):50
280.韩奋强 朱砂散穴位贴敷治疗小儿夜啼71例观察 中西医结合杂志 1989;(7):422
281.韩奋强 朱砂散穴位贴敷治疗小儿夜啼100例 光明中医 1989;(4):21
282.方郁文 五味敷脐治疗小儿顽固性盗汗118例 陕西中医 1985;(5):209
283.周定洪 五龙散外敷治疗小儿虚汗76例 江西中医药 1987;(6):封底
284.曹正忠 桂香白姜膏敷脐治疗儿童疝 辽宁中医杂志 1981;(12):33
285.张润轩 荔香散加外熨治疗婴幼儿疝气 河南中医 1982;(4):37
286.徐来恩 丁香散填脐治疗儿童疝气32例 陕西中医 1986;(9):412
287.王世彪等 隔药灸脐法治疗小儿口疮34例 辽宁中医杂志 1989;(10):38
289.张玉龙等 灸治小儿鼻眼净中毒验案2则 成都中医学院学报 1988;(4):33
290.贾苍松 婴儿脐疝如何处理 中国农村医学 1990年569页
291.龚高奎 三豆散治疗婴儿脐疝 陕西中医 1981;(6):17

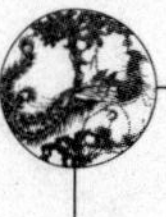

292.艾醋治疗脐疝　浙江中医杂志　1982;(10):475
293.秦　亮　白龙粉治婴儿脐湿　浙江中医杂志　1989;(4):176
294.杨德政　苍术治脐湿　四川中医　1985;(3):46
295.杨国文　云南白药治疗婴儿脐炎10例　中医杂志　1983;(4):77
296.成积玉　冰矾膏治愈婴儿脐部糜烂　四川中医　1989;(12):14
297.曾　冲　脐带粉治疗脐炎　四川中医　1985;(5):5
298.胡劲倍　“烧盐散”治脐孔湿疹　新中医　1990;(5):41、
299.陈厚忠　加压包扎法治婴幼儿脐突　四川中医　1986;(1):10
300.丁雪廷　罕见脐突　湖南中医杂志　1988;(2):44
301.邓启源　尿从脐出1例治验　中医杂志　1982;(1):53
302.邹维德　尿脐瘘治验　江苏中医杂志　1983;(2):25
303.沈晓雄等　脐流黄水伴经期出血治验　上海中医药杂志　1987;(3):14
304.张鹳一　先天性脐不闭合症　新中医　1983;(6):21
305.严明等　内外合法治疗久泄2例　南京中医学院学报　1988;(2):27
306.魏振装等　止汗锭脐疗168例临床观察　中医杂志　1991;(6):41
307.石　海　止泻散敷脐治疗慢性泄泻　实用中医内科杂志　1991;(1):44
308.王凤材　内病外治法在临床上的应用体会　吉林中医药,1991;(3):22
309.张化南　硝栀散外敷治愈顽固便秘1例　吉林中医药　1991;(3):33
310.段锦芝　细辛外敷治疗小儿口舌生疮89例　中医药学报　1991;(3):39
311.王孟柏等　神阙穴654-2注射治疗银屑病　河南中医　1991;(3):31
312.盐熨疗法　江苏中医　1991;(6):48
313.孙冠兰　中药外治法在小儿内科疾病中的应用　山东中医杂志　1991;(3):58
314.高想等　内病外治研究现状和设想　中医药信息　1991;(3):5
315.李子南　外敷法在儿科急症中的应用　湖南中医杂志　1991;(3):15
316.钟　勇　姜萸散敷脐治疗小儿腹泻86例　广西中医药　1991;(3):106
317.莫安庆　气功点按脐八卦止痛法　中国气功　1988;(6):42
318.陶御风　我国第一部外治专书——《急救广生集》评述　上海中医药杂志　1986;(9):38
319.傅平安　外敷药所致皮疹56例分析　四川中医　1987;(7):56
320.张弘强　一分钟脐密功精要　中国气功　1988;(3):40
321.李仕华　我是怎样学练胎息功的　中华气功　1988;(2):37
322.漆浩等　论胎息　气功与科学　1988;(3):27
323.张弘强等　吽脐功　气功与科学　1988;(6):4

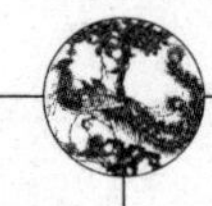

324.高宗明　腹部运气绕脐按摩法治疗习惯性便秘66例　气功与科学 1989;(1):22

325.曹巧莉等　隔盐壮灸神阙穴对正常小鼠NK细胞活性的影响　针灸学报 1990;(4):21

326.曹永康　脐诊法在中医临床上的应用　江苏中医　1965;(6):4

327.曹希和　试论脐诊法　中医杂志　1988;(9):9

328.金良骥　外治退热法及其应用　浙江中医杂志　1983;(5):226

329.贾怀玉等　中药敷脐治疗小儿腹泻　中国中药杂志　1989;(8):51

330.周荣波　灸脐法治疗口腔溃疡104例　新中医　1989;(4):36

331.伍辉民　祛淤散填脐治疗皮肤瘙痒症90例　广西中医药　1984;(4):24

332.刘天峰　神阙穴拔罐治疗荨麻疹　中医杂志　1986;(12):43

333.杨玉玲　神阙穴拔火罐治疗荨麻疹105例　中国针灸　1983;(2):48

334.易建昌　艾灸治疗荨麻疹　湖南中医杂志　1988;(2):45

335.张清华等　去屑丸敷脐治疗银屑病52例　山东中医杂志　1989;(1):21

336.杨恒裕　中药填脐疗法治疗银屑病106例疗效观察　北京中医学院学报 1991;(1):35

337.刘堂隆　摩腹法治疗慢性舌炎　四川中医　1988;(1):43

338.黄喜梅　中药压耳穴加贴脐法治疗化疗胃肠反应148例报告　中医杂志 1989;(1):40

339.赵世通　敷脐疗法儿科应用近况　山东中医杂志　1989;(3):62

340.罗　飞　小儿泄泻中医外治法概述　湖南中医杂志　1990;(5):46

341.卞国本　小儿泄泻外治法应用近况　中医药信息　1989;(6):33

342.郭靠山　穴位敷药疗法在儿科临床的应用概况　北京中医杂志 1989;(2):52

343.张　洪　敷脐疗法在儿科中的应用　新疆中医药　1986;(2):22

344.朱永芳　外治法治疗小儿泄泻近况　中医杂志　1989;(9):52

345.邓宝康　神阙穴外治在儿科临床中的应用　湖南中医杂志　1990;(6):45

346.陈代斌　脐风病源流考　浙江中医杂志　1987;(9):421.

347.吴震西　浅谈中医的外治法　中医杂志　1980;(7):55

348.朱曾柏等　论中医外治法　湖北中医杂志　1982;(1):1

349.章珍珍　穴位贴敷疗法的临床研究概说　中国针灸　1987;(2):41

350.单永华等　药物穴位敷贴临床应用概述　上海针灸杂志　1989;(3):29

351.王昕耀　四关本义刍言　中医杂志　1987;(5):45

352.简便效佳的敷脐疗法　医学科普　1990;(2):37

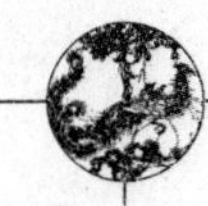

353.黄　雷　中药外敷辨治婴幼儿腹泻64例　安徽中医学院学报　1990;(1):39

354.刘晓梅　盐葱熨脐法治疗产后癃闭　山东省中医外治法学术研讨会论文　1991年6月　青州

355.张桂英　丁香散贴治小儿泄泻52例观察　山东省中医外治法学术研讨会论文　1991年6月　青州

356.陈淑兰　自制丁肉萸散敷脐与推拿合用治疗小儿腹泻　山东省中医外治法学术研讨会论文　1991年6月　青州

357.张英杰　敷脐疗法浅探　山东省中医外治法学术研讨会论文　1991年6月　青州

358.吴　娟　中药敷脐治疗低分子右旋糖酐所致皮肤瘙痒症20例疗效观察　山东省中医外治法学术研讨会论文　1991年6月　青州

359.孙兴等　祖国医学的熨法　山东省中医外治法学术研讨会论文　1991年6月　青州

360.贾怀玉等　敷脐疗法临床应用概况　山东省中医外治法学术研讨会论文　1991年6月　青州

361.吴秀芳等　中药膏穴位敷贴治疗腹泻30例疗效观察　山东省中医外治法学术研讨会论文　1991年6月　青州

362.谢学英等　儿科疾病外治验案举隅　山东省中医外治法学术研讨会论文　1991年6月　青州

363.高树中等　脐中疗法史略　山东省中医外治法学术研讨会论文　1991年6月　青州

364.高树中　《理瀹骈文》外治发汗十四法　杏苑中医文献杂志　1991;(2):16

365.高树中　论孙思邈对灸法的贡献　山东中医杂志　1991;(2):2

366.高树中　脐中疗法介绍　齐鲁中医药情报　1991;(3):25

367.高树中　一穴疗法治呃逆概况　齐鲁中医药情报　1991;(1):27

368.高树中　妇科病敷脐疗法古今应用综览　山东省中医妇科学术交流会论文　1991年10月　威海

369.高树中　药物贴敷神阙穴的临床应用　全国针灸临床经验交流研讨会论文　1992年1月　哈尔滨

370.韩如章等　填脐粉治疗小儿腹泻的临床疗效观察　江苏中医　1991;(9):18

371.刘光荣　神阙穴火罐疗法治疗荨麻疹30例　上海针灸杂志　1991;(3):21

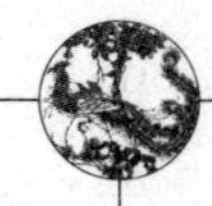

372.王根兴　灸神阙穴治疗尿失禁　上海针灸杂志　1991;(3):45

373.赵东明等　敷脐治疗麻痹患儿盗汗36例疗效观察　黑龙江中医药　1991;(4):40

374.宋宪章　《易经》八卦与肚脐　气功与科学　1991;(8):35

375.李立民　综合疗法治疗乙型肝炎56例　陕西中医　2004年第25卷第1期

376.孙九光　中药加脐敷治疗慢性乙型肝炎81例临床观察　新中医　1998年第30卷第12期

377.吕志平等　清肝散膏剂外敷治疗慢性乙肝61例　中医外治杂志　1999年12月第8卷第6期

378.周立华等　从艾灸治疗艾滋病腹泻看艾灸治艾优势　2005年5月第3期　河南中医学院学报第20卷总第118期

379.黄　星　细辛敷脐预防感冒16例　中医外治杂志　1999，8(3):18

380.姜厚德　复方桂枝散敷脐治疗急性气管—支气管炎　中国民间疗法　1996年第5期

381.张晋华等　回元脐疗法治疗支气管哮喘64例　陕西中医　1995年第16卷第10期

382.王素香等　食盐粒敷脐防治晕动病320例　中医外治杂志　1997年第5期

383.田华等　敷脐镇吐膏治疗晕动病的实验研究　南通医学院学报　2004:24(4)

384.朱会友等　中药敷脐治疗神经性呕吐50例　中国民间疗法　1995年第3期

385.李尚文等　中药敷脐治疗肝硬化腹水16例　新中医　1998年第30卷第3期

386.王尚坷等　自拟消水丹外敷治疗肝硬化腹水　时珍国医国药　1998年第9卷第4期

387.程良斌等　木香顺气丸敷脐治疗顽固性肝性腹胀22例　中国中医药科技　1998年第5卷第1期

388.李佑民等　中药敷脐治疗消化系肿瘤腹胀的疗效观察　中医外治杂志　1999，8(1)

389.邱建成　隔盐灸神阙为主治疗急性尿潴留　中医外治杂志　1995年第1期

390.张秀高　敷脐治疗遗尿症验方　中国民族民间医药杂志　2004年总第68期

391.左　恒　复方五倍子散敷脐治疗遗精的临床体会　安徽中医临床杂志　1994年第6卷第2期

392.庞保珍等　久泄媛乐丹贴脐治疗早泄130例　中医外治杂志

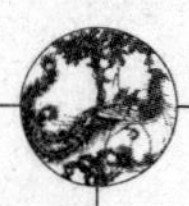

2005年4月第14卷第2期

393.张先俊等　降压通脉袋治疗原发性高血压病91例临床观察　中国中医药科技　2004年9月第11卷第5期

394.曲宝萍等　降压苦芝贴治疗原发性高血压203例总结　甘肃中医　2002年第15卷第2期

395.汪慧敏等　中药贴敷神阙穴治疗腹泻型肠易激综合征　上海针灸杂志　1998年第17卷第3期

396.邓泽潭等　中药脐贴饼治疗慢性结肠炎的初探　中国民间疗法　1995年第5期

397.董宇翔等　肠炎康配合贴脐法治疗慢性结肠炎35例　吉林中医药　2005年8月第25卷第8期

398.高庆华等　中药敷脐法治疗慢性细菌性痢疾36例疗效观察　新中医　2005年4月第37卷第4期

399.张桂明　固真散贴脐治疗胃肠神经官能症临床观察　中国民间疗法　1997年第1期

400.孟凡一　温丹汤配合脐疗治疗心胃综合征　中国民间疗法　1999年6月第6期

401.曹骥翔等　榄香烯乳氟脲嘧啶灸“神阙”方案治疗晚期胃癌疗效观察　中国肿瘤临床　1997年第24卷第7期

402.王宏伟等　交泰丸敷脐治疗心脏神经官能症30例　中国中医药信息杂志　1999年第6卷第10期

403.孟凡一　降脂汤配合脐疗治疗高脂血症54例　光明中医　第14卷第85期　1999年第6期

404.孙淑玲等　中药肾疏通敷脐治疗尿毒症的临床观察　中国中西医结合杂志　1997年第17卷第7期

405.黄明辉等　中药散脐敷疗法治疗慢性肾衰竭疗效观察　中国中西医结合肾病杂志　2003年6月第4卷第6期

406.徐忠星　清凉油涂脐治疗急性尿道综合征临床观察　中西医结合实用临床急救　1996年3月第3卷第3期

407.廖方正等　电热药贴灸对老年人临床衰老症状的影响　中国针灸　2004年3月第24卷第3期

408.段昭侠　温胆汤加减敷脐治疗梅尼埃病62例疗效观察　新中医　2004年12月第36卷第12期

409.杨灵生　中药敷脐法治疗放化疗之胃肠反应　肿瘤研究与临床

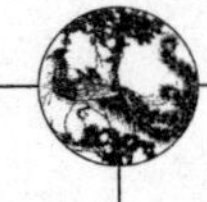

1995年第7卷第3期

410.王慧杰等　脐疗升白散治疗放疗致白细胞减少症183例　新中医 2004年6月第36卷第6期

411.庞保珍等　经少回春丹贴脐治疗月经过少129例　山西中医　22(1996年5月以后)

412.庞保珍等　神功经先散贴脐治疗月经先期126例　陕西中医 1997年6月第18卷第6期

413.赵延虹等　信后如神丹填脐灸治疗虚寒型月经后期106例　浙江中医杂志

414.赵焕云等　定水丹贴脐治疗月经先后不定期108例　吉林中医药 2004年3月第24卷第3期

415.王国明等　脐周四针治疗功能性痛经32例　河北中医 1994第17卷第1期

416.刘福丽等　中药妇笑散敷脐治青春期闭经17例　辽宁中医杂志 1996年8月第23卷第8期

417.赵海燕　肉桂散贴脐治疗寒湿带下15例　湖南中医杂志 1997年3月第13卷第2期

418.张亚丽　经方贴脐治疗妊娠腹痛　新疆中医药　1994年第4期

419.赵玉侠　神阙穴拔罐、温灸、贴药治疗滑胎351例　Shanghai　I　Acu-mox Oct　2001 Vol 20

420.陶履冰等　通癃散敷脐治疗产后癃闭300例　江苏中医 1995年第16卷第7期

421.李巧叶等　甘遂糊敷脐治疗产后尿潴留　北京军区医药 1999年第11卷第1期

422.庞保珍等　促排卵散贴脐治疗无排卵型不孕症122例　广西中医药 2004年4月第27卷第2期

423.庞保珍等　通管胤嗣丹贴脐治疗输卵管炎致不孕症130例 中医外治杂志　2005年2月第14卷第1期

424.庞保珍等　促黄祈嗣丹贴脐治疗黄体不健致不孕症132例 中医外治杂志　2004，13(6)

425.庞保珍等　逐疫种嗣丹贴脐治疗免疫性不孕症112例　中医外治杂志 2005年6月第14卷第3期

426.黄剑美　中药贴穴配合介入治疗输卵管阻塞性不孕症45例疗效观察 新中医　2004年7月第36卷第7期

427.陈耀华　助孕膏敷脐治疗不孕症25例　陕西中医　1994年第15卷第5期

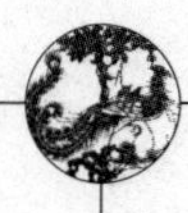

428.王智惠等　解毒止痒散贴脐治疗阴道炎96例　陕西中医
1995年第16卷第6期

429.庞保珍等　洁宫畚斯丹贴脐治疗慢性盆腔炎118例　光明中医
2004年12月第19卷第6期

430.李国辉　自拟妇乐散外敷治疗药流后持续出血25例临床观察
1997年第3期中医外治杂志

431.李芳莉　灸脐治疗女性更年期综合征的临床观察　中国针灸
2004年10月第24卷第10期

432.皮世杰　"化癥膏"敷脐治疗卵巢囊肿浅识　上海中医药杂志
1998年第2期

433.邱根全等　乳脐散治疗乳腺增生疗效观察　实用中西医结合杂志
1994年第7卷第11期

434.达丽卿等　乳脐散抑制家兔乳腺增生的研究　西北药学杂志
1994年2月第9卷第1期

435.刘在梅　针刺配合中药敷脐治疗乳腺增生病69例　中国针灸
1994年增刊

436.刘安等　乐舒宁粉剂贴脐治疗胆囊炎的临床与实验研究
山东中医杂志　1998年12月第17卷第12期

437.李文峰　中药穴位贴敷治疗胆绞痛26例　河南中医
1994年第14卷第4期

438.李军等　神阙袋防治术后肠麻痹20例　中国中医药信息杂志
2001年12月第8卷第12期

439.鞠学教等　消胀散敷脐治疗胸腰椎体压缩骨折后腹胀48例
中医外治杂志　1997年第5期

440.陈本立　芒矾散敷脐治疗老年性前列腺肥大68例　中医外治杂志
1999，8(2)

441.赵克英等　敷脐法治疗慢性前列腺炎106例临床观察　河北中医
1996年第18卷第2期

442.孙洪如等　前列通药袋治疗慢性前列腺炎和前列腺增生症100例
中国新药与临床杂志　1998年1月；17(1)

443.李玉华　前列脐贴的制备与临床应用　中药材
1999年6月第22卷第6期

444.高翔等　中药脐敷治疗慢性前列腺炎81例观察　新中医
1999年第31卷第3期

445.李文丽　丹参敷脐治疗疝气疼痛36例　中国民间疗法　2005年2月第13卷第2期
446.李国栋等　肛泰敷脐治疗痔疮临床观察　山东中医杂志　1997年16卷11期
447.杨平等　中药外敷治疗术后膀胱痉挛的临床研究　陕西中医　2004年10期
448.艾双春等　神阙穴贴药对原发性骨质疏松症超声穿透速度的影响　中国针灸　2003年1期
449.庞保珍等　祛痰衍嗣丹贴脐灸治疗男性不育136例　中医外治杂志　2004年13卷5期
450.庞保珍等　温阳广嗣丹贴脐治疗男性不育120例　国医论坛　2004年19卷4期
451.王福权　秘方蒸脐法治疗男性免疫性不育30例　辽宁中医杂志　1997年5期
452.包桂英等　麦麸、青盐敷脐治疗婴幼儿腹泻24例　内蒙古中医药　1994年1期
453.刘巧凤　云南白药脐周外敷治疗小儿肠炎46例　陕西中医　2002年6期
454.刘慎霞　云南白药敷脐治疗婴幼儿秋冬季腹泻41例　实用中医药杂志　2002年1期
455.刘宁等　云南白药敷脐治疗婴幼儿秋冬季腹泻　中国民间疗法　2005年1期
456.张述玲等　云南白药敷脐治疗婴幼儿腹泻　中国民间疗法　2002年11期
457.耿其臻等　云南白药敷脐治疗小儿秋季腹泻　中国临床医生　2002年9期
458.温东红等　云南白药敷脐治疗小儿腹泻28例临床观察　医学理论与实践　2005年3期
459.李明清　云南白药敷脐治疗慢性结肠炎116例疗效观察　云南中医中药杂志　2004年5期
460.陈惠琴　云南白药敷脐治疗婴幼儿腹泻病的疗效观察　现代中西医结合杂志　2006年8期
461.纪战尚等　中药“脾运膏”辨证敷脐治疗小儿厌食症临床与实验研究　中医外治杂志　2005年2期
462.孙凤英　“厌食一贴灵”治疗小儿厌食症500例　中医儿科杂志　2006年3期
463.张平中等　内外合治小儿夜啼30例临床观察

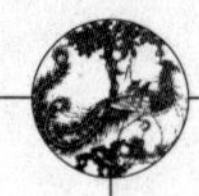

中国中医基础医学杂志　2004年10期
464.霍红芹　中药敷脐治疗小儿夜啼方　中国民间疗法　2006年1期
465.侯万学　葱白混合六神丸敷脐治疗小儿肠麻痹86例　中医外治杂志　1998年6期
466.苗林艳等　中药治疗小儿肠痉挛　实用全科医学　2004年4期
467.孟昭澍等　中药理气祛前膏敷脐治疗小儿肠痉挛临床观察　现代中西医结合杂志　2002年11期
468.陈德林　针刺加制动散贴脐治疗抽动—秽语综合症5例　新中医　1994年7期
469.刘秀顺等　消风导赤散敷脐治疗婴儿湿疹96例　浙江中医杂志　1996年7期
470.詹建丽等　中药敷脐为主治疗小儿急性溃疡性口炎52例　中医外治杂志　1998年2期
471.陈爱本等　中药敷脐缓解红霉素胃肠反应54例　中医外治杂志　1999年2期
472.李名燕　水疝汤治疗小儿睾丸鞘膜积液　中国中医药信息杂志　1998年10期
473.刘卫兵等　中药封脐梗膏治疗荨麻疹临床疗效观察　皮肤病与性病　2000年4期
474.陈分乔等　五积散加味敷脐联合西药治疗小儿荨麻疹疗效观察　四川中医　2005年8期
475.宋修亭等　吴茱萸散敷脐治疗慢性过敏性荨麻疹136例　四川中医　2006年6期
476.孙向英等　中药敷脐、穴位埋线及外用消银膏治疗银屑病　齐齐哈尔医学院学报　1999年3期
477.王东海等　平银糊膏敷脐治疗银屑病118例　中医外治杂志　1999年3期
478.林　红　神阙穴隔药饼灸治疗黄褐斑50例疗效观察　中国针灸　1995年5期
479.刘卫兵　五香粉脐疗治疗带状疱疹　皮肤病与性病　1999年1期
480.郭如冰　药糊填脐合艾灸治疗复发性口疮　安徽医学　1998年3期
481.李　宏　中西医结合治疗闪辉性暗点18例　中医外治杂志　2004年6期
482.翟铜广等　中药敷脐治疗慢性鼻炎体会　新疆中医药　2002年5期
483.张勇等　安息香酊辅佐治疗婴儿脐疝疗效观察　中药材　1997年12期

484.何维柱　贯珠散外治小儿脐炎121例　广州医药　1996年5期

485.马瑞军等　紫草油治疗新生儿脐炎疗效观察　中国中西医结合杂志　2006年4期

附一　膏药的制法

按处方要求，将药物炮制合格，量称足、配齐。除过黄丹及一些细药和贵重药品（如冰片、樟脑、麝香、牛黄、乳香、没药、肉桂、血竭、珍珠、鹿茸、人参、沉香等）外，其余药物全部浸入油内（一般多用植物油，种类不限）。油必须高出药面（包括药物吸足油后，体积增大），油药比例，应按6∶1计算。药物中，质较轻的，如花、叶类较多，则油要多些。相反，质重的矿物质较多的，油可少些。药物浸泡时间是：春、夏季2～4天，秋冬季5～7天。古医籍中，也有春五、夏三、秋七、冬十的记载。然后，把药和油全部置于锅内，用文火熬。熬至药物枯焦呈黑色时（以不失药效为原则），捞去药渣，进行过滤；所过滤的药油，再放锅内熬10多分钟，倒入盆内静置2天，使药渣沉淀，以保持膏药的柔软；然后，将药油再过滤一次，倒入锅内文火熬5～6小时。在熬药时，要防止将水滴入锅内，以免引起暴溅。当熬至滴水成珠时（把药油滴入水内，凝成圆珠不散），再下黄丹。下丹的标准，因季节而异。一般每500克药油用黄丹250克；夏季可加至300克，冬季可减至180克。下丹时，火力要适当地加旺，将黄丹倒入箩子中，徐徐颤动，这样下的黄丹均匀，快慢适中。黄丹入油后，药油暴溢，用鲜柳枝频搅，如有燃烧，迅速盖上盖子以灭火。黄丹下后，先以旺火熬10分钟，即转为弱火，继续熬至药油呈黑色。膏药将近成熟，这时青烟将尽，白烟上冲，开始散出药香，即是熬成。

验膏药的老嫩，一是将药油滴入水中，凝成圆珠不散；二是将药油少许入水中，用手扯之，如有响声断者，是火候正合适。如膏嫩，加黄丹；膏老加油，再继续熬一会。

膏药熬好后，软硬得所，离火，让其慢慢冷却。在膏药中，所加的细药或贵重药物，应事先单另研为极细末，过筛，混合，调均匀，再研一遍；在膏药熬至无烟时，徐徐加入，火候要小。或者离火加入，不停地搅动，力求均匀。也有人主张在临贴时放在膏药上，以增强药物的效力。

膏药熬成后，待冷，将膏药拧成适当的小坨。一般分成500～1500克的小坨，浸入冷水中10～15天。每天换水1～2次，以出火毒。

将去了火毒的膏药，取一定量，摊于纸背（或牛皮纸）、布背或皮背上，对折即成。（摘录自《中医外治法集要》）

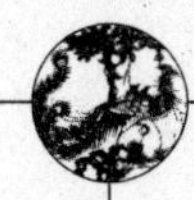

附二　主要参考书目

1.《五十二病方》
2.《黄帝内经·素问》
3.《灵枢经》
4.《难经》　秦越人著
5.《针灸甲乙经》　晋·皇甫谧
6.《肘后备急方》　晋·葛洪
7.《备急千金要方》　唐·孙思邈
8.《千金翼方》　唐·孙思邈
9.《外台秘要》　唐·王焘
10.《针灸资生经》　宋·王执中
11.《扁鹊心书》　宋·窦材
12.《万病回春》　明·龚延贤
13.《类经图翼》　明·张景岳
14.《本草纲目》　明·李时珍
15.《针灸大成》　明·杨继洲
16.《医宗金鉴》　清·吴谦等
17.《串雅内外编》　清·赵学敏
18.《理瀹骈文》　清·吴师机
19.《鲟溪外治方选》　清·陆晋笙
20.《常见病验方研究参考资料》　中医研究院
21.《穴位贴药疗法》　王肖岩
22.《俞穴敷药疗法》　张建德等
23.《中医外治法》　詹永康等
24.《中医外治法集要》　张建德
25.《常见病民间传统外治法》　苏广询
26.《穴敷疗法聚方镜》　莫文丹
27.《系统中医学导论》　祝世讷
28.《中医药物贴脐疗法》　谭支绍
29.《脐疗》　韩文领等

图书在版编目(CIP)数据

中医脐疗大全／高树中主编.—修订本.—济南：济南出版社，2007.1(2021.11 重印)

ISBN 978-7-80710-425-4

(中国传统医学独特疗法丛书／高树中主编)

Ⅰ.①中… Ⅱ.高… Ⅲ.①脐—中药外敷疗法 Ⅳ.R244.9

中国版本图书馆 CIP 数据核字(2007)第034195号

责任编辑 胡瑞成
装帧设计 侯文英

出版发行 济南出版社
地　　址 济南市二环南路 1 号
邮　　编 250002
电　　话 (0531)86131722
网　　址 www.jnpub.com
经　　销 各地新华书店
印　　刷 山东华立印务有限公司
版　　次 2009 年 1 月修订版
印　　次 2021 年 11 月修订版第 8 次印刷
开　　本 710 毫米×1000 毫米 1/16
印　　张 24.5
字　　数 460 千
定　　价 89.00 元